Ginástica Laboral

Ginástica Laboral

Princípios e Aplicações Práticas

3ª edição revista e ampliada

Ricardo Alves Mendes
Neiva Leite

Manole

Copyright © 2012 Editora Manole Ltda., por meio de contrato com os autores.

Capa: Departamento de Arte da Editora Manole
Fotos: Vimo Vídeo Foto Ltda.
Ilustrações: Ricardo Corrêa
Projeto gráfico e diagramação: Departamento Editorial da Editora Manole

Dados Internacionais de Catalogação na Publicação (CIP)
(Câmara Brasileira do Livro, SP, Brasil)

Mendes, Ricardo Alves
    Ginástica laboral : princípios e aplicações práticas / Ricardo Alves Mendes, Neiva Leite. – 3. ed. rev. e ampl. – Barueri, SP : Manole, 2012.

    Bibliografia.
    ISBN 978-85-204-3430-7

    1. Doenças ocupacionais 2. Empregados – Promoção da saúde 3. Exercícios físicos 4. Ginástica 5. Lesões por esforços repetitivos 6. Qualidade de vida no trabalho 7. Trabalhadores – Saúde. I. Leite, Neiva. II. Título.

12-04411   CDD 613.710883317

Índice para catálogo sistemático:
1. Ginástica laboral : Promoção da saúde : Ciências médicas : 613.710883317

Todos os direitos reservados.
Nenhuma parte deste livro poderá ser reproduzida, por qualquer processo, sem a permissão expressa dos editores.
É proibida a reprodução por xerox.

A Editora Manole é filiada à ABDR – Associação Brasileira de Direitos Reprográficos

1ª edição – 2004, 1ª reimpressão – 2005
2ª edição – 2008, 1ª reimpressão – 2010
3ª edição – 2012

Direitos adquiridos pela:
Editora Manole Ltda.
Av. Ceci, 672 – Tamboré
Barueri – SP – Brasil – 06460-120
Tel.: (11) 4196-6000 – Fax: (11) 4196-6021
www.manole.com.br
info@manole.com.br

Impresso no Brasil
Printed in Brazil

Foram feitos todos os esforços para se conseguir a cessão dos direitos autorais das imagens aqui reproduzidas, bem como a citação de suas fontes. As figuras contidas nesta obra foram ilustradas pelo artista acima citado. Caso algum autor sinta-se prejudicado, por favor entrar em contato com a editora.

Sobre os Autores

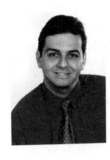

Ricardo Alves Mendes

Licenciado em Educação Física pela Escola de Educação Física da Universidade Federal do Rio Grande do Sul (ESEF-UFRGS) em 1991.

Especialista em:
- Ciências e Medicina do Esporte (ESEF-UFRGS) em 1992;
- Medicina e Saúde do Trabalhador (Universidade Federal do Paraná – UFPR) em 1995;
- Psicomotricidade Geral e Aquática (Universidade Positivo – UP) em 2003.

Mestre em Tecnologia, ênfase em Educação Tecnológica (Programa de Pós-Graduação em Tecnologia – PPGTE da Universidade Tecnológica Federal do Paraná – UTFPR) em 2000.

Docente do:
- Departamento de Educação Física (DEF) da UFPR entre 1995 e 1997;
- Curso de Educação Física da UP entre 1999 e 2001;
- DEF da UFPR entre 2001 e 2003;
- Curso de Educação Física da Faculdade Espírita (Unibem) desde 2009.

Docente da disciplina Ergonomia e Ginástica Laboral da Faculdade Espírita em 2010 e 2011.

Docente convidado do curso de pós-graduação da PUC-PR e IBPEX.

Professor da disciplina (módulo) de Ginástica Laboral nos cursos de pós-graduação (especialização) em Ergonomia da UFPR, desde 2003, e em Aptidão Física e Saúde a partir de 2007.

Professor de Educação Física e coordenador do programa de promoção de saúde na Escola Municipal Michel Khury da Prefeitura de Curitiba (PR) em 2006 e 2007.

Colaborador do projeto de ginástica laboral, integrante do Programa Institucional de Qualidade de Vida (PIQV) da UFPR em 2003.

Coordenador e professor da implantação do programa de ginástica laboral na:
- Secretaria do Estado de Administração (SEAD) do Paraná (1998);
- Divisão de Recursos Humanos (DRHU) da UTFPR (1999);
- Agência Visconde de Guarapuava do Banco do Brasil em Curitiba (1999);
- Indústria de autopeças GAUSS em 2003;
- Indústria de bolsas Danka em 2003 e em outras empresas do Paraná.

Ministrou cursos de ginástica laboral em diferentes estados do País e palestrou em muitas empresas nas Semanas Internas de Prevenção de Acidentes de Trabalho (SIPAT).

Palestrante em cursos e congressos com os temas de ginástica laboral, qualidade de vida e ergonomia em diversas cidades brasileiras.

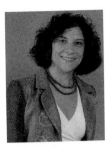

Neiva Leite

Médica (UFRGS) formada em 1984 e professora de Educação Física (ESEF-UFRGS) em 1989.

Residência médica em Pediatria (Hospital de Clínicas de Porto Alegre – HCPA da UFRGS) em 1985 e 1986.

Especialista em:
- Medicina do Esporte (UFRGS) em 1987;
- Medicina do Trabalho (UFPR) em 1995.

Mestre em Reabilitação, Fisiatria (Universidade Federal de São Paulo/ Escola Paulista de Medicina – Unifesp/EPM) em 1997.

Doutora em Saúde da Criança e do Adolescente – ênfase em Medicina do Esporte – pelo Departamento de Pediatria da UFPR em 2005.

Professora universitária da ESEF-UFRGS entre 1990 e 2001.

Professora universitária do DEF da UFPR desde 2001.

Vice-coordenadora do curso de Educação Física da UFPR em 2002 e 2003.

Vice-líder do Núcleo de Pesquisa em Qualidade de Vida (NQV) da UFPR, cadastrado no CNPq.

Docente em pós-graduação *lato sensu* e *stricto sensu* em Educação Física da UFPR.

Coordenadora do Mestrado e do Doutorado em Educação Física da UFPR entre 2006 e 2010.

Coordenadora técnica (1995 e 1996) e ministrante de ginástica laboral (junho de 1996) da produção do vídeo "LER: Lesões por Esforços Repetitivos" para o Banco do Brasil.

Médica do Banco do Brasil em Passo Fundo (RS) e em Curitiba (PR) entre 1992 e 1997.

Ministrou cursos de ginástica laboral em várias cidades brasileiras e palestrou em muitas empresas nas Semanas Internas de Prevenção de Acidentes de Trabalho (SIPAT).

Palestrante em cursos e congressos na área de aptidão física e saúde no tema exercícios físicos para populações especiais e qualidade de vida em diversas cidades brasileiras.

*Dedicamos este livro aos nossos filhos,
Rafael e Eduardo, e aos nossos pais,
pessoas muito especiais que sempre
estiveram ao nosso lado.*

Sumário

Prefácio à 3ª Edição.. XVII
Prefácio da 2ª Edição.. XIX
Prefácio da 1ª Edição.. XXI
Apresentação XXIII
Agradecimentos... XXV

Capítulo 1 – Ginástica Laboral: Histórico, Definição, Classificações e Objetivos 1
1. Histórico 1
2. Definição 2
3. Classificação... 3
   3.1 Classificação da ginástica laboral conforme horário e objetivo de execução 4
      3.1.1 Ginástica laboral preparatória 4
      3.1.2 Ginástica laboral compensatória ou ginástica de pausa......... 4
      3.1.3 Ginástica laboral relaxante 7
      3.1.4 Ginástica corretiva 8
      3.1.5 Ginástica laboral de manutenção ou ginástica de conservação... 9
4. Objetivos da implantação da ginástica laboral...................... 12

Capítulo 2 – Resultados das Pesquisas em Ginástica Laboral......... 14
1. Tipos de pesquisas em ginástica laboral............................ 15
2. Primeiras pesquisas brasileiras.................................... 15
3. Metodologia das aulas e descrição do campo de atuação da ginástica laboral.. 16
4. Respostas fisiológicas e psicológicas dos trabalhadores à ginástica laboral....................................... 18

4.1 Prevenção e auxílio na reabilitação das doenças
relacionadas ao trabalho 20
4.2 Efeitos sobre a qualidade de vida dentro e fora da empresa 31
5. Impressões e sentimentos das pessoas envolvidas
com a ginástica laboral 35

**Capítulo 3 – Modelo de Projeto e Instrumentos de Avaliação
para um Programa de Ginástica Laboral** 40
1. Modelo de projeto 40
2. Instrumentos de avaliação 42
   2.1 Como interpretar e utilizar o QVS-80 43
   2.2 Questionário de topografia e intensidade da dor 47
   2.3 Questionário de avaliação da qualidade de
   vida e da saúde (QVS-80) 48
   2.4 Questionário de avaliação da ginástica laboral para os
   empresários 55
   2.5 Questionário de avaliação da ginástica laboral para os
   trabalhadores 61
   2.6 Questionário de avaliação da ginástica laboral para os
   trabalhadores (adaptado) 65

Capítulo 4 – Implantação de um Programa de Ginástica Laboral 69
1. Por que implantar a ginástica laboral? 69
2. Fases de implantação da ginástica laboral 70
   2.1 Primeira fase – Estruturação 70
   2.2 Segunda fase – Planejamento 70
   2.3 Terceira fase – Execução 72
   2.4 Quarta fase – Avaliação do programa 73
3. Programas de ginástica laboral: custos e retornos financeiros 74
4. Quem ministra as aulas de ginástica laboral? 77
5. Onde praticar a ginástica laboral? 78
6. Qual a roupa ideal para a prática da ginástica laboral? 79
7. Venda do "produto" ginástica laboral na empresa 80
8. Divulgação é a "alma" do negócio 80
9. A ginástica laboral não pode ser implementada sozinha 81
10. Ginástica laboral, tecnologia e humanização no ambiente
    de trabalho 81

Capítulo 5 – Tecnologia, Revolução Industrial e Sedentarismo 84
1. Tecnologia 85
2. Revolução Industrial 86
3. Ergonomia e tecnologia 89

4. Sedentarismo 91
5. Atividade física regular 94

Capítulo 6 – Ginástica Laboral: Promoção de Saúde na Escola 95
1. Estilo de vida atual 95
2. Saúde dos escolares 96
3. Saúde dos professores e funcionários 99
4. Programa de educação e promoção de saúde na escola 101
5. Descrição das atividades de ginástica laboral na escola 103
   5.1 Atividades com balões para um grande grupo 103
   5.2 Exercício para fortalecimento 104
   5.3 Massagear o corpo utilizando bolinha de tênis ou borracha ... 108
   5.4 Tsunami 110
   5.5 Faça diferente 111
   5.6 Atividades de equilíbrio e coordenação 111
   5.7 "Hoje eu também sou instrutor de ginástica laboral" 115

Capítulo 7 – Saúde e Doença no Mundo do Trabalho 116
1. Organização do trabalho 117
2. Saúde 118
3. Doenças cardiovasculares 118
4. Inatividade física 121
5. Efeito da atividade física regular sobre os outros fatores de risco para a doença cardiovascular 122
   5.1 Hipertensão arterial 122
   5.2 *Diabetes mellitus* 124
   5.3 Dislipidemias 124
   5.4 Função endotelial 126
   5.5 Tabagismo 127
   5.6 Obesidade 128
6. Doenças osteomusculares 130
   6.1 Distúrbios osteomusculares relacionados ao trabalho 132
   6.2 Lombalgias 134
   6.3 Estresse e padrão de comportamento 135

Capítulo 8 – Estresse no Ambiente de Trabalho 137
1. Respostas fisiológicas 137
2. Fases do estresse 138
3. Tipos de estresse 139
4. Estresse organizacional 140
5. Técnicas de controle do estresse 142
6. Estratégias de prevenção do estresse 143

Capítulo 9 – Controle do Estresse Ocupacional com a Recreação..... 147
1. Brincar e jogar..149
2. Atividades recreativas empresariais..............................151
   2.1 Você faz parte..151
   2.2 Magia negra..151
   2.3 Mímica...152
   2.4 Jogar fora...152
   2.5 Ordem e sequência..153
   2.6 Iiiihrr, zooom, plac.......................................154
   2.7 Círculos/linhas..154
   2.8 Seguir instruções..156
   2.9 Me lembra..157
   2.10 Palavra no quadro...157
   2.11 Perguntas e respostas.....................................157
   2.12 "Pá!"...158
   2.13 Jornada nas estrelas......................................158
   2.14 Jogo das virtudes...159
   2.15 Caixa de fósforos...160
   2.16 Quem vai à Lua?...160
   2.17 Nomes parecidos...160
   2.18 Joquempô da floresta......................................161
   2.19 Cruzado ou descruzado.....................................161
   2.20 Corrida dos desenhos......................................162
   2.21 Discurso..162
   2.22 Baralho de história.......................................162
3. Sugestões de charadas e enigmas.................................163

Capítulo 10 – Qualidade de Vida nas Empresas.................. 170
1. Definição de qualidade..170
2. Programas de qualidade total....................................171
3. Qualidade de vida...172
4. Qualidade de vida no trabalho...................................173

Capítulo 11 – Planejamento das Aulas de Ginástica Laboral......... 176
1. Estratégias utilizadas nas aulas de ginástica laboral...........178
2. Materiais que podem ser utilizados nas aulas de ginástica laboral.....179
3. Exercícios para o equilíbrio....................................180
4. Exercícios de coordenação.......................................181
   4.1 Exercícios de coordenação com balão........................183
      4.1.1 Atividades individuais...............................183
      4.1.2 Atividades em duplas.................................184
      4.1.3 Atividades em trios..................................185

4.2 Exercícios de coordenação com malabares 186
4.3 Exercícios de agilidade e coordenação oculomanual 186
    4.3.1 Atividades individuais 186
    4.3.2 Atividades em duplas 187
5. Exercícios de alongamento 188
6. Exercícios respiratórios (ginástica respiratória) 197
    6.1 Atividades realizadas na posição em pé 197
        6.1.1 Exercícios respiratórios 197
    6.2 Atividades realizadas na posição sentada 199
    6.3 Atividades realizadas na posição deitada em decúbito dorsal 199
7. Série de exercícios de criatividade 201
8. Exemplo de plano de aula de ginástica laboral 204

Capítulo 12 – Considerações Finais 206

Referências Bibliográficas 211

Índice Remissivo 225

Prefácio à 3ª Edição

A necessidade da prática de exercícios físicos no local de trabalho remonta à Revolução Industrial (Inglaterra, século XVIII). A partir desta época, o número de trabalhadores com lesões por esforços repetitivos (LER) e distúrbios osteomusculares relacionados ao trabalho (DORT) aumentou consideravelmente. Os novos processos de produção trouxeram mudanças consideráveis no ambiente de trabalho e, recentemente, a era da informática acentuou estas mudanças. Essa situação impôs uma nova rotina aos trabalhadores, que geralmente têm uma vida sedentária, passam muitas horas na mesma posição e quase sempre repetindo o mesmo movimento milhares de vezes por dia.

Com base no sucesso das edições anteriores, tenho a satisfação de apresentar aos pesquisadores e estudiosos da área a terceira edição revisada e atualizada do livro *Ginástica Laboral: Princípios e Aplicações Práticas* do Professor Ricardo Mendes e da Doutora Neiva Leite que tem mais de 5 mil exemplares vendidos.

Limito-me a dizer que o livro me agradou tanto que aceitei prefaciá-lo. Em primeiro lugar, os autores desta importante obra, profissionais éticos e competentes, atuantes há vários anos na área, tratam a questão da Ginástica Laboral a partir de sua contextualização histórica, seguida de sua definição, classificações e objetivos de implantação, mostrando que a necessidade da prática de exercícios físicos no local de trabalho remonta à Revolução Industrial e que a partir desta época o número de trabalhadores com LER/DORT aumentou consideravelmente. Discutem, também, como os novos processos de produção trouxeram mudanças consideráveis no ambiente de trabalho e como, recentemente, a era da informática acentuou estas mudanças.

Os vários capítulos que compõem o livro oferecem uma base teórica e prática para quem atua e para quem deseja se introduzir nessa área, apresentando resultados de pesquisas já realizadas com os objetivos de prevenir e auxiliar na reabilitação de doenças ocupacionais (LER/DORT), combate ao estresse ocupacional, diminuição do absenteísmo e acidentes de trabalho, melhora da qualidade de vida para os trabalhadores e maior rentabilidade direta e indireta aos empresários.

O segundo ponto que desejo destacar é o modelo de projeto de ginástica laboral apresentado no Capítulo 3 que pode ser utilizado como proposta de trabalho em empresas e alguns instrumentos de avaliação que podem ser aplicados no ambiente de trabalho para auxiliar o processo de diagnóstico na fase inicial e na reavaliação dos resultados após a implantação da Ginástica Laboral.

Por tudo isso, considero que o livro do Professor Ricardo e da Doutora Neiva vem ao encontro das necessidades reais dos profissionais especialistas da área, e também para administradores de empresas e aqueles que fazem do exercício físico uma de suas prioridades na manutenção da saúde.

Finalmente, os autores – com quem tive a oportunidade de conviver em vários momentos acadêmicos – trazem em sua obra uma preocupação constante, incessante, em oferecer aos profissionais da área da saúde um material que os ajude, que verdadeiramente facilite suas vidas, que seja útil para a manutenção da qualidade de vida.

Herivelto Moreira
Doutor em Educação pela Universidade
de Exeter – Inglaterra.
Professor e pesquisador do Programa de Pós-graduação
em Tecnologia (PPGTE) da Universidade Tecnológica
Federal do Paraná (UTFPR).

Prefácio da 2ª Edição

Segundo Domenico Di Masi, o homem de três gerações passadas vivia cerca de 400 mil horas e trabalhava 50% delas. Hoje, o homem vive cerca de 750 mil horas e trabalha cerca de 10% delas com muito mais produtividade e eficiência. Entretanto, esse aumento de produtividade aliado à moderna tecnologia, especialmente, com o advento da informática, elicitou o aparecimento de inúmeras doenças relacionadas ao trabalho. Em contrapartida, sabemos que a prática de exercícios físicos e de atividades físicas regulares é um importante instrumento de prevenção de diversas doenças crônico-degenerativas, inclusive daquelas relacionadas ao trabalho.

Pensando em todos esses aspectos, os autores desta magnífica obra, *Ginástica Laboral: Princípios e Aplicações Práticas*, o Professor Ricardo Mendes e a Doutora Neiva Leite, profissionais que têm atuado nessa área há vários anos com ética e competência, vislumbraram a possibilidade de abordar a utilização de técnicas de ginástica laboral na manutenção e otimização da saúde do trabalhador e na prevenção de patologias, especialmente as mio-ósteo-articulares. O resultado deste projeto pode ser traduzido pelo grande sucesso da primeira edição que se esgotou rapidamente (2 mil exemplares), sucesso esse que certamente se repetirá com a atual edição, totalmente revisada e atualizada.

Esta obra, fruto da grande experiência profissional de seus autores e calcada em pesquisas recentes, constitui-se em leitura não só recomendável, mas também obrigatória, para médicos, fisioterapeutas, educadores físicos e profissionais de recursos humanos e indubitavelmente deve ser incorporada como referência bibliográfica essencial para os cursos de graduação e pós-graduação dessas áreas.

Doutor Marcos Aurélio Brazão de Oliveira
Especialista em Medicina do Esporte pela Sociedade
Brasileira de Medicina do Esporte e em Cardiologia
pela Sociedade Brasileira de Cardiologia.
Mestre em Cardiologia pela Universidade Federal Fluminense.
Ex-presidente da Sociedade de Medicina do Esporte
do Rio de Janeiro (1993-1999) e da Sociedade
Brasileira de Medicina do Esporte (1999-2001).

Prefácio da 1ª Edição

Os avanços na área do exercício físico, surgidos nos últimos anos, levam à conscientização cada vez maior na área da prevenção e manutenção da saúde, gerando repercussões em diversas atividades do ser humano. Não poderia ser diferente na área da ginástica, na qual especialistas de Educação Física, Medicina do Esporte, Medicina Ocupacional e Fisiologia do Trabalho buscam não apenas incrementar o desempenho do trabalhador, mas, sobretudo, prevenir eventuais lesões profissionais, surgindo assim a ginástica do trabalho ou ginástica laboral.

O livro *Ginástica Laboral: Princípios e Aplicações Práticas*, escrito pelo Professor Ricardo Alves Mendes e pela Doutora Neiva Leite, profissionais da saúde com grande vivência prática nesta área, é leitura obrigatória e de excelente utilidade não só para profissionais especialistas da área, que incluem professores de Educação Física e médicos em geral, mas também para fisioterapeutas, terapeutas ocupacionais, administradores de empresas e aqueles que fazem do exercício físico uma de suas prioridades na melhora e na manutenção da saúde.

Valorizo, ainda, esta obra pela disposição dos assuntos na área da ginástica laboral, sua classificação de acordo com os diversos critérios e a implantação de um programa deste tipo em uma empresa, apresentando ainda as principais pesquisas na área. Ademais, esses colegas mostram uma abrangência maior em seu texto, pois além de abordarem aspectos da saúde e da doença no mundo do trabalhador, eles discutem a Revolução

Industrial e as suas consequências sobre o sedentarismo e as patologias hipocinéticas.

Professor Doutor Eduardo Henrique De Rose
Doutor em Medicina do Esporte pela Deutsche Sporthochschule Koeln, DSHS, Alemanha.
Professor Titular de Medicina do Esporte da Universidade Federal do Rio Grande do Sul.
Membro da Comissão Médica do Comitê Olímpico Brasileiro.
Membro da Comissão Médica do Comitê Olímpico Internacional.
Ex-presidente da Federação Internacional de Medicina do Esporte.

Apresentação

O tema ginástica laboral (GL) tem nos acompanhado e fascinado na última década, tanto pelo contato com as pessoas no mundo do trabalho, que ocupa a maior parte do tempo da vida de qualquer pessoa, como pela possibilidade de alterar essa rotina diária com a GL.

Quando começamos a trabalhar com a GL e a saúde do trabalhador, a nossa experiência prática foi pautada em boas intenções, nas escassas publicações específicas da área, nos conhecimentos da Educação Física e da Medicina. Depois de algum tempo, fizemos o curso de especialização em Medicina e Saúde do Trabalhador na Universidade Federal do Paraná (UFPR) tentando responder parte dos nossos questionamentos.

O livro *Ginástica Laboral: Princípios e Aplicações Práticas* traz as nossas experiências científicas e práticas com a intenção de facilitar o caminho daqueles que hoje iniciam a trajetória das particularidades da saúde e da atividade física do mundo laboral, e também com o intuito de dividi-las com aqueles que já se aventuram, há algum tempo, como nós.

Além disso, ele também pretende trazer algumas questões do mundo do trabalho para serem discutidas no meio acadêmico, como nos cursos de graduação – de Educação Física, Fisioterapia, Terapia Ocupacional, Psicologia, Medicina e outras áreas afins –, de pós-graduação – Medicina e Saúde do Trabalho, Engenharia e Segurança do Trabalho, Enfermagem do Trabalho e Ergonomia –, nos cursos técnicos – Técnico em Segurança Ocupacional, Técnico em Higiene Ocupacional, Técnico em Enfermagem Ocupacional – e nos demais cursos que abordam a qualidade de vida do trabalhador e a ginástica laboral.

O Capítulo 1 conceitua a GL, define seus objetivos e traz as classificações mais utilizadas em nosso meio. As principais pesquisas realizadas no Brasil sobre essa modalidade são abordadas no Capítulo 2.

No Capítulo 3 é apresentado um modelo de projeto para a implantação de um programa de ginástica laboral (PGL) e de instrumentos para sua avaliação. A implantação de um PGL consta no Capítulo 4.

O Capítulo 5 traz o conceito e a evolução da tecnologia até a Revolução Industrial e a relação do ser humano com a tecnologia e a ergonomia, ressaltando a involução do movimento e o crescimento do sedentarismo.

O Capítulo 6 apresenta a GL inserida na escola como forma de promoção de saúde e prevenção.

O Capítulo 7 discute sobre a saúde e as doenças no mundo do trabalho, ressaltando os fatores de risco das doenças cardiovasculares e osteomusculares, que são as doenças que mais comprometem a saúde do trabalhador.

O Capítulo 8 aborda o estresse em geral e o estresse ocupacional, um dos principais agentes que aceleram as doenças encontradas nas organizações.

O Capítulo 9 aborda aspectos de recreação e lazer no mundo do trabalho, sugerindo atividades práticas para reduzir o estresse ocupacional.

A qualidade de vida dentro e fora do trabalho é tratada no Capítulo 10, que traz a questão da importância de a GL estar inserida em um programa de qualidade de vida no trabalho e sua influência nos momentos de lazer.

O planejamento das aulas e as sugestões de séries de exercícios para PGL nas empresas são apresentados no Capítulo 11.

O Capítulo 12 traz as considerações finais, orientando como atingir as principais etapas e alcançar o sucesso na implementação de PGL.

Aproveite este livro como uma ferramenta para desenvolver um estilo de vida ativo dentro e fora do trabalho, tanto para humanizar o ambiente como para prevenir doenças e o estresse ocupacionais.

Professor Ricardo Alves Mendes
Doutora Neiva Leite

Agradecimentos

A todos os funcionários das empresas e demais modelos que participaram voluntariamente das fotos, demonstrando alegria e disposição espontâneas na execução dos exercícios físicos.

Aos integrantes do Núcleo de Pesquisa em Qualidade de Vida (NQV) que colaboraram direta ou indiretamente na realização deste livro.

A todas as pessoas que contribuíram e acreditaram na elaboração e produção deste livro.

Agradecimentos especiais

Aos prefaciadores deste livro:

• Professor Doutor Eduardo Henrique De Rose, que gentilmente escreveu o "Prefácio da 1ª Edição" deste livro e tem incentivado e acompanhado nossa trajetória desde a Faculdade de Educação Física na ESEF/UFRGS.

• Professor Mestre Marcos Aurélio Brazão de Oliveira que prefaciou a segunda edição deste livro e que tem compartilhado em outras produções acadêmicas.

• Professor Doutor Herivelto Moreira, que solicitamente aceitou prefaciar a 3ª edição. Foi orientador no Mestrado do Professor Ricardo Mendes, tem sido exemplo de colega de área (Educação Física) e tem acompanhado a nossa vida profissional. O nosso muito obrigado!

À colaboradora deste livro, pela gentileza de escrever o Capítulo 9, "Controle do estresse ocupacional com a recreação":

• Professora Ana Claudia V. Osiecki.

Ginástica Laboral: Histórico, Definição, Classificações e Objetivos

A ginástica laboral (GL) é um programa de qualidade de vida no trabalho (QVT), de promoção de saúde e lazer realizado durante o expediente de trabalho e é também considerada programa de ergonomia que utiliza atividades físicas planejadas visando à prevenção de lesões por esforços repetitivos e/ou distúrbios osteomusculares relacionados ao trabalho (LER/DORT).

Este capítulo inicia-se com um breve histórico, seguido de definição, classificações e objetivos de implantação da GL.

1. Histórico

A ginástica laboral, que parece uma atividade nova, surgiu em 1925 – como uma ginástica de pausa para operários – inicialmente na Polônia, depois na Holanda, Rússia, Bulgária, Alemanha Oriental e em outros países, na mesma época.

No Japão, a GL foi implantada no início do expediente com os trabalhadores do correio. Segundo Lima,[1] a GL se consolidou em 1928 como a ginástica pelo rádio (Rádio Taissô), em comemoração à posse do Imperador Hirohito. A GL (Rádio Taissô) foi adotada como prática diária por empresas, serviços e escolas, visando à descontração e ao cultivo da saúde.

Após a Segunda Guerra Mundial, o programa se espalhou por todo o país; e hoje mais de um terço dos trabalhadores japoneses se exercitam nos pátios das fábricas e cantam os hinos de suas empresas. Em horário pré-

---

1 LIMA, Valquíria de. *Ginástica Laboral*: atividade física no ambiente de trabalho. 3.ed. São Paulo, Phorte, 2007, 349p.

determinado, liga-se o rádio e as pessoas seguem os exercícios rítmicos de forma orientada.

Nos anos de 1960, países como França, Bélgica e Suécia também adotaram a GL e realizaram pesquisas quantitativas e qualitativas, visando avaliar os benefícios dessa prática. No mesmo período, nos Estados Unidos, as empresas começaram a investir no condicionamento físico dos funcionários, incentivando a prática de exercícios dentro e fora dela por meio da implantação de academias (*corporate fitness*).

No Brasil, a ginástica laboral, que precedia a ida dos funcionários aos postos de trabalho,[2] foi introduzida em 1969 pelos executivos nipônicos da Ishikavajima Estaleiros, uma indústria de construção naval no Rio de Janeiro. Os diretores e os operários dividiam-se em grupos de 20 a 30 pessoas para se dedicarem a exercícios físicos voltados à coluna vertebral, ao abdome e ao aparelho respiratório. Os 8 minutos de ginástica laboral preparatória eram a primeira tarefa do dia que o trabalhador realizava, executada de forma obrigatória e remunerada.

Em 1973, foram iniciados estudos sobre GL na Escola de Educação Física da Federação de Estabelecimentos de Ensino Superior de Novo Hamburgo (ESEF/FEEVALE), no Rio Grande do Sul. Em 1979, um programa de ginástica laboral compensatória (GLC) foi implantado por professores e acadêmicos da ESEF/FEEVALE em cinco indústrias no Vale dos Sinos (RS). Essa iniciativa, pioneira no Brasil, permitiu acompanhar 292 trabalhadores que praticaram GLC durante 4 meses. Somente duas das cinco indústrias deram continuidade ao programa e contrataram professores de educação física.[3]

Atualmente, o programa de ginástica laboral já é considerado ferramenta de potencial forte com o objetivo de humanizar o meio empresarial (indústria, comércio, prestação de serviços e escolas em geral) e prevenir doenças ocupacionais.

2. Definição

A ginástica laboral é planejada e aplicada no ambiente de trabalho durante o expediente. Também é conhecida como atividade física na em-

---

[2] PULCINELLI, Adauto João. "A visão das empresas gaúchas sobre as atividades físico-desportivas na empresa". Santa Maria, 1994. Dissertação (Mestrado em Educação Física). Faculdade de Educação Física, Universidade Federal de Santa Maria.

[3] KOLLING, Aloysio. "Ginástica laboral compensatória: uma experiência vitoriosa da FEEVALE". *Revista de Estudos*, Novo Hamburgo, v.3, n.2, 1980, p.47-52.

presa, ginástica laboral compensatória, ginástica do trabalho ou ginástica de pausa.

A GL busca criar um espaço, no qual os trabalhadores, por livre e espontânea vontade, exercem várias atividades e exercícios físicos, que são muito mais do que um condicionamento mecânico, repetitivo e autômato. A GL deve ser muito bem planejada e variada, por se tratar de uma pausa ativa no trabalho e servir para quebrar o ritmo da tarefa que o trabalhador desempenha, funcionando como ruptura da monotonia.

Por ser uma ginástica global, a GL trabalha o cérebro, a mente, o corpo e estimula o autoconhecimento, visto que amplia a consciência e a autoestima e proporciona um melhor relacionamento consigo mesmo, com os outros e com o meio, levando a uma verdadeira mudança de comportamento interno e externo das pessoas.

Embora o ser humano apresente diversos sistemas corporais interligados que o possibilitam executar movimentos globais, as condições de trabalho atuais, com alto grau de repetição e monotonia, limitam a natureza humana.

Dessa forma, a GL além de recuperar e/ou manter a capacidade de amplitude de movimentos que as pessoas possuem naturalmente, ela oferece um novo espaço de qualidade de vida, saúde e lazer, por ser realizada de maneira espontânea e criativa pelo trabalhador no próprio ambiente e horário de trabalho. Portanto, os objetivos da GL estão envolvidos na prevenção e em auxiliar na reabilitação das doenças que o trabalho repetitivo, monótono e estressante pode acarretar aos trabalhadores.

3. Classificação

A GL pode ser classificada quanto ao horário de execução e quanto ao seu objetivo.[4] A primeira classificação divide o expediente do trabalho em três momentos: o preparatório (no começo do expediente), o compensatório (no meio do expediente) e o relaxante (no fim do expediente).

A segunda classificação da GL diferencia os objetivos para aplicação da ginástica em: ginástica laboral preparatória (prepara o trabalhador para atividades de força, velocidade ou resistência), ginástica de compensação (previne a instalação de vícios posturais), ginástica corretiva (restabelece o equilíbrio muscular e articular) e ginástica de conservação ou manutenção (mantém o equilíbrio fisiomorfológico).

---

4 LEITE, Neiva. "Projeto de ginástica laboral compensatória no Banco do Brasil S/A". Porto Alegre, 1992.

A partir da apresentação desses dois tipos de classificações da GL, pode-se aprofundar e explicitar cada uma delas.

3.1 Classificação da ginástica laboral conforme horário e objetivo de execução

3.1.1 Ginástica laboral preparatória

A ginástica laboral preparatória (GLP) é ministrada no começo do expediente do turno em que o empregado trabalha. Ou seja, no início do turno da manhã, da tarde ou da noite; normalmente, é realizada no posto de trabalho, após o rápido ritual de entrada, como passar o cartão de ponto, trocar de roupa etc. A GLP ministrada no horário da manhã possui o objetivo principal de despertar os trabalhadores. Pode ser realizada em praças de lazer ou outros locais semelhantes, quando as empresas possuem tal privilégio e optam por um local mais descontraído.

A GLP classificada quanto ao objetivo de execução consiste em uma série de exercícios físicos que prepara o trabalhador para atividades de velocidade, força ou resistência. Essa categoria da GL visa ao aquecimento e à preparação da musculatura e das articulações que serão utilizadas no trabalho,[5] o que previne acidentes, distensões musculares e doenças ocupacionais.

Além disso, a GLP proporciona melhores condições físicas e mentais aos funcionários, pois os prepara para reagirem aos estímulos externos, principalmente quando há risco de erro, de acidente ou necessidade de manuseio de equipamentos e máquinas que exijam muita atenção, velocidade, força e/ou muita repetição dos movimentos durante a execução das tarefas.

A Figura 1.1 apresenta uma sessão de GLP utilizando exercícios físicos dinâmicos antes de iniciar o expediente, com o objetivo de despertar os trabalhadores para as tarefas diárias.

Alguns profissionais, por falta de padronização de termos, utilizam outras denominações como ginástica preparatória pré-aplicada ou generalizada. Todas as denominações incluem a modalidade da GL que precede a ida dos trabalhadores aos postos de trabalho.

3.1.2 Ginástica laboral compensatória ou ginástica de pausa

Popularmente, e até no meio acadêmico, a GL é denominada de ginástica de pausa ou de ginástica laboral compensatória (GLC), independentemente do

---

[5] TARGA, Jacintho F. *Teoria da educação físico-desportiva-recreativa.* Porto Alegre, ESEF-IPA, 1973.

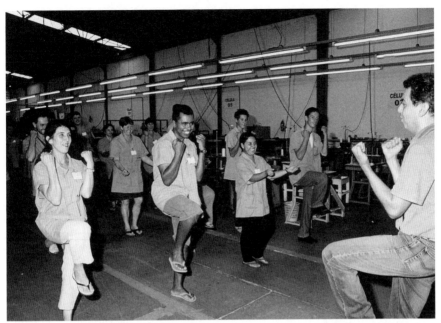

Figura 1.1 – *Execução*: Em pé, em posição anatômica, iniciar o exercício realizando simultaneamente flexão dos dois cotovelos, do quadril e do joelho (membro inferior) direito. Retornar à posição inicial, estendendo os cotovelos e o membro inferior direito. Em seguida, novamente flexionar os dois cotovelos acompanhados, desta vez, do membro inferior esquerdo. Repetir o exercício 10 vezes para cada lado.

horário ou de seu objetivo. Para melhor padronização e definição, entende-se que o termo "ginástica de pausa" faz referência à ginástica que interrompe a tarefa que está sendo executada; é aplicada no meio do expediente ou no horário de pico de fadiga. Neste livro, será adotada a terminologia "ginástica laboral compensatória" para referir-se à ginástica laboral aplicada no meio do expediente de trabalho – uma pausa ativa após 3 ou 4 horas do início do trabalho; em algumas empresas a GLC é ministrada antes ou após o maior intervalo do turno (almoço ou jantar). Assim, ela é a segunda na classificação de GL, conforme o horário e o objetivo de execução, para não haver confusões com as outras denominações ou classificações da GL.

Segundo o objetivo de execução, a GLC visa a impedir que se instalem os vícios posturais das atividades de vida diária (AVD) e do ambiente de trabalho. A GLC utiliza exercícios físicos que trabalham as musculaturas pouco solicitadas e relaxam aquelas que trabalham em demasia.[6]

---

6 Ibidem.

Na Figura 1.2, os trabalhadores executam a GLC. Para isso, eles realizam um exercício para alongamento da região dorsal com a finalidade de relaxar a musculatura trabalhada durante o expediente.

A GLC também objetiva a prevenção da fadiga. A pausa ativa deve utilizar atividades compensatórias específicas para cada setor da empresa, de acordo com as características do ambiente de trabalho. Os exercícios prescritos na GLC variam de acordo com as tarefas executadas pelo trabalhador e com as queixas de maior prevalência, sendo indicados para as pessoas que desenvolvem movimentos repetitivos, atividades com sobrecarga muscular ou estão submetidas a ambientes de trabalho considerados estressantes. Com isso, a GLC visa alcançar o equilíbrio físico e mental para a execução das tarefas, bem como diminuir as tensões musculares provocadas pelas posturas estáticas e unilaterais e a interromper a fadiga.

Neste livro, destacam-se a fadiga muscular ou periférica e a fadiga mental ou central. A fadiga muscular ou periférica reduz a capacidade do trabalhador em continuar a tarefa. Ela ocorre nas situações de aumento abrupto da solicitação muscular ou de forma cumulativa durante os movimentos repe-

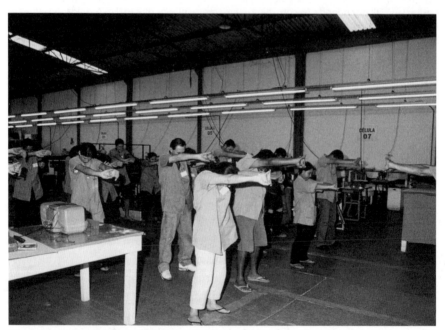

Figura 1.2 – *Execução*: Em pé, joelhos semiflexionados e pés afastados na largura dos ombros, iniciar o alongamento com flexão bilateral de ombros a 90°. Com os dedos das mãos entrelaçados e a cabeça flexionada para baixo à frente, manter em posição alongada máxima por 15 segundos. Repetir o exercício 3 vezes.

titivos. Manifesta-se como dor local e aguda na musculatura do trabalhador e pode ser explicada de forma fisiológica, principalmente pelo acúmulo de ácido láctico. Durante a contração muscular, ocorre a transformação de energia química em energia mecânica e, se a intensidade da tarefa ultrapassa a necessidade de ressíntese de adenosina trifosfato (ATP) por rota energética aeróbia, existe a complementação de energia por rotas anaeróbias. Dependendo do tempo e da velocidade de execução da atividade, há a formação de ácido láctico como produto final da glicólise, o que ocasiona a sensação de fadiga até que o seu excesso seja removido completamente pelo corpo.

A fadiga mental ou central é uma sensação subjetiva que pode ocorrer em ambientes com grandes cargas emocionais – onde há sentimentos fortes, como raiva, medo, pressão temporal e excesso de responsabilidade pela segurança de pessoas e objetos – principalmente em trabalhadores suscetíveis ao estresse. Está ainda relacionada a sobrecargas de tarefas com exigência de atenção, vigilância e controle, de condução de veículos e de processos de alto grau de automação. Estas últimas situações resultam da pobreza de estímulos, pela passividade obrigatória do trabalhador, nos casos em que a tarefa consiste em manter alto nível de atenção sem fazer nada, ou quase nada, agindo apenas nos momentos críticos.

Em geral, a fadiga está relacionada a maior risco de erros e acidentes na tarefa executada, o que justifica a implementação de GLC em ambientes com grandes índices de acidentes de trabalho e estresse.

3.1.3 Ginástica laboral relaxante

A ginástica laboral relaxante (GLR) é classificada somente conforme o horário de execução, pois é ministrada no fim do expediente e deve ser iniciada 10 a 15 minutos antes do término do expediente de trabalho. Indica-se esse tipo de ginástica para os trabalhadores que atendem ao público, como bancários e atendentes de informações ou do serviço de atendimento ao cliente (SAC). Esses trabalhadores necessitam relaxar o corpo e extravasar as tensões acumuladas nas regiões dorsal, cervical, lombar e plantar dos pés e nos ombros.

As atividades de relaxamento ou massagem podem ser executadas durante a GLR, como exemplificadas na Figura 1.3. Nela, a massagem está sendo aplicada na região do braço e do antebraço, podendo ser expandida para outras partes do corpo, como o abdome, o dorso e as pernas.

Os exercícios de alongamento são bem indicados na GLR, com duração mínima de 15 segundos na posição alongada máxima. Executar alongamentos

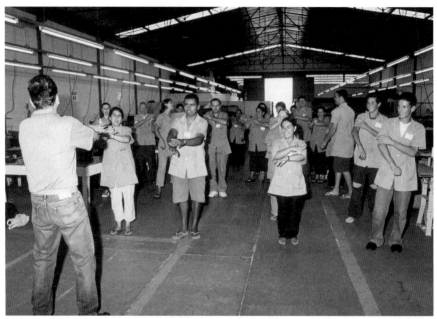

Figura 1.3 – *Execução*: Em pé, joelhos semiflexionados e pernas afastadas na largura dos ombros, utilizar uma bolinha de borracha ou de tênis para realizar uma automassagem no braço e no antebraço. Repetir 10 vezes.

passivos ou ativos com essa duração e com várias repetições estimula o órgão tendinoso de Golgi (OTG) e promove o relaxamento muscular pretendido.

3.1.4 Ginástica corretiva

A ginástica corretiva (GC) é classificada conforme o objetivo da execução e visa restabelecer o equilíbrio muscular e articular, utilizando exercícios físicos específicos para alongar os músculos que estão encurtados e fortalecer os que estão enfraquecidos.

Destina-se a um grupo reduzido de 10 a 12 pessoas que apresentem a mesma característica postural ou álgica e é realizada em um momento diferente da sessão comum de GL.[7] A GC pode ser executada durante o expediente de trabalho ou em horário diferente. Em nossa avaliação, os profissionais mais qualificados para ministrar a GC são o terapeuta ocupacional e o fisioterapeuta. Se o trabalho de alongamento tiver o objetivo de prevenção de encurtamentos e não tiver característica álgica, a aula poderá ser ministrada pelo profissional de educação física.

---

7 Ibidem.

3.1.5 Ginástica laboral de manutenção ou ginástica de conservação

A ginástica laboral de manutenção (GLM) busca o equilíbrio fisiomorfológico do indivíduo, o que permite manter as funções fisiológicas em níveis adequados. A GLM caracteriza-se por um programa de condicionamento físico que visa prevenir e/ou reabilitar as doenças crônico-degenerativas como *diabetes*, cardiopatias, obesidade, sedentarismo, doenças respiratórias e outras. Por conhecer os diversos aspectos relacionados à prática de exercícios físicos, o professor de educação física é o profissional mais indicado para ministrar a GLM.

Essa GL pode ser realizada antes do início do expediente de trabalho, durante o intervalo do almoço, após o expediente ou em outro intervalo equivalente fora do expediente, pois exige maior tempo total na execução. O ideal é que ocorra em sessões com duração de 30 a 60 minutos, no mínimo 3 vezes por semana. O tempo total também pode ser dividido em 2 a 3 sessões diárias de 10, 15 ou 20 minutos de duração. As sessões da GLM podem ser compostas de exercícios aeróbios e/ou localizados semelhantes aos executados em academias, clubes ou associações das empresas. As atividades físicas aeróbias mais frequentes são: caminhada, corrida, bicicleta e esteira ergométricas. Na Figura 1.4 são mostrados alguns trabalhadores praticando exercícios físicos aeróbios na academia da associação dos funcionários da empresa.

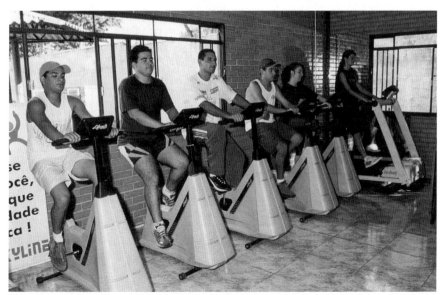

Figura 1.4 – Trabalhadores em uma sessão de glm, praticando exercício aeróbio na bicicleta e na esteira ergométricas, na academia da associação da empresa.

As melhorias dos condicionamentos aeróbio e muscular repercutem de maneira favorável na autoestima e na autoimagem do trabalhador e, consequentemente, nas tarefas desempenhadas no trabalho. A GLM tem sido estimulada pelas empresas e, no meio administrativo, é conhecida também como *corporate fitness* ou *fitness* corporativo.

Além de atividades aeróbias, os trabalhadores podem praticar exercícios físicos localizados de forma isolada ou em associação às atividades aeróbias. Das atividades localizadas, as sessões de musculação ganham espaço dentro das empresas por atenderem às necessidades de cada um e por exercerem um excelente efeito sobre a massa muscular e a densidade óssea (Figura 1.5).

O Quadro 1.1 apresenta o resumo da classificação da GL, dividida conforme o objetivo, o tipo de exercício e o horário de execução.

Os trabalhadores começam participando das ginásticas laborais conhecidas como tradicionais (preparatória, compensatória, corretiva e relaxante) e evoluem para a GLM. A participação em um tipo de ginástica laboral não exclui a prática das outras, pois o ideal é o envolvimento em todas.

Segundo a Organização Mundial da Saúde (OMS), preconiza-se um mínimo de 30 minutos de atividade física de 5 a 7 dias (vezes) na semana para

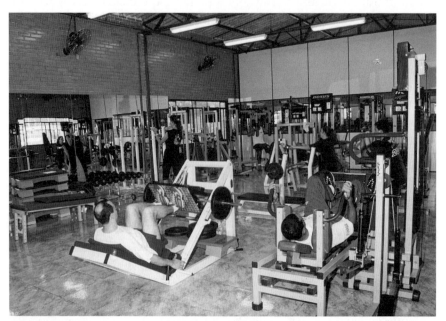

Figura 1.5 – Academia da associação da empresa, onde os trabalhadores realizam exercícios localizados, conforme a prescrição do professor de educação física.

Quadro 1.1 – Classificação da ginástica laboral conforme o objetivo, o tipo de exercício e o horário de execução.

Classificação	Objetivos	Tipo de Exercício	Classificação	Horário de Execução
Preparatória (GLP)	Preparar o trabalhador para atividades de velocidade, força ou resistência; aquecer a musculatura e as articulações utilizadas no trabalho; prevenir acidentes, doenças ocupacionais e distensões musculares	Aquecimento, trabalho de força e de velocidade, ativação neuromuscular, orientação corporal no tempo e no espaço	**Preparatória (GLP)**	Início do turno da manhã, da tarde ou da noite
Compensatória ou de pausa (GLC)	Impedir vícios posturais, evitar as fadigas central e periférica, buscar os equilíbrios físico e mental, compensar posturas estáticas e unilaterais, aumentar a sociabilização e a integração do grupo	Trabalhar os músculos não solicitados e relaxar os solicitados, ministrar brincadeiras e jogos não competitivos	**Compensatória (GLC)**	Meio do expediente de trabalho
Corretiva (GC)	Restabelecer o antagonismo muscular	Alongamento, força e relaxamento	**Relaxante (GLR)**	Final do expediente
Manutenção (GLM)	Manter o equilíbrio fisiomorfológico, prevenir e/ou combater doenças crônico-degenerativas, como *diabetes*, cardiopatias, obesidade, sedentarismo, doenças respiratórias, osteoporose e outras	Programa de condicionamento físico-aeróbio: caminhada, corrida, ciclismo, natação, hidroginástica, localizado (como musculação) etc.		

prevenção de doenças crônico-degenerativas. Por isso, o ideal é fazer a GL no início, no meio e no final do expediente, todos os dias, com sessões de 10 a 15 minutos.

A cada 3 horas trabalhadas o funcionário começa a entrar em estado de fadiga.[8] Por isso a importância de se fazer a pausa ativa a cada 3 horas, preferencialmente antes de se completar esse tempo, com o intuito de se fazer prevenção da fadiga e trazer melhor condição de trabalho para os trabalhadores, evitando a ocorrência de acidentes ocupacionais.

4. Objetivos da Implantação da Ginástica Laboral

A tendência mundial de busca de melhor qualidade de vida fez surgir nas empresas a necessidade da implementação de vários programas voltados para seus funcionários. Os programas de ginástica laboral ou ginástica na empresa apareceram em paralelo aos programas de qualidade de vida, promoção de saúde e lazer no ambiente ocupacional ou, ainda, os programas de ergonomia que visam a amenizar os efeitos deletérios que o mau uso da tecnologia pode acarretar; porém, a GL possui diferentes objetivos, voltados tanto para os trabalhadores como para as empresas.

Os principais objetivos para os trabalhadores são: melhorar a postura e os movimentos executados durante o trabalho, aumentar a resistência à fadiga central e periférica, promover o bem-estar geral, melhorar a qualidade de vida, combater o sedentarismo e diminuir o estresse ocupacional. Para as empresas, os principais objetivos são: diminuir os acidentes de trabalho, reduzir o absenteísmo e a rotatividade, aumentar a produtividade, melhorar a qualidade total, prevenir e reabilitar as doenças ocupacionais, como tendinites e distúrbios osteomusculares relacionados ao trabalho (DORT).

Os profissionais que implantam a GL podem apresentar os objetivos divididos dessa forma ou em conjunto, já que interessam às duas classes. A GL é uma alternativa para contrabalançar o ritmo de trabalho atual, visto que ao aumentar a sua produção para manter uma situação mais competitiva no mundo globalizado, as empresas intensificaram a pressão organizacional, o tempo de jornada de trabalho e as exigências sobre os trabalhadores. A busca de resultados finais colocou em segundo plano o processo de trabalho, de modo que o corpo do trabalhador passou a ser utilizado de forma inadequada. Ao permanecer por muito tempo em posturas estáticas e defeituosas durante a execução da tarefa ocupacional, o funcionário pode prejudicar sua saúde física e mental.

O mundo está vivendo a era da tecnologia. O estilo de vida do homem tecnológico está associado ao sedentarismo. Em casa, nos deslocamentos,

---

8 PULCINELLI, op. cit.

na escola e no trabalho, as tecnologias restringiram o movimento corporal, transformando o esforço muscular em um simples apertar de botões. As inovações tecnológicas vieram para facilitar a vida das pessoas, diminuindo o tempo de execução de qualquer tarefa a ser realizada. Todavia, quando utilizada de maneira excessiva e errônea, transforma em sedentário o estilo de vida do homem em todas as atividades da vida diária.

As atividades físicas e desportivas dentro das empresas, bem como os programas de qualidade de vida e de promoção de saúde, atuam como uma forma de neutralizar os efeitos negativos do trabalho e da utilização inadequada da tecnologia sobre o corpo humano, prevenindo a progressão para as doenças ocupacionais.

A GL é uma importante ferramenta alternativa, desde que aliada a iniciativas como a ergonomia, o rodízio de funções e outras. O professor ou o instrutor de GL deverá incentivar a implantação dessa prática, juntamente dessas ferramentas. Para isso, ele também necessita buscar novos conhecimentos, domínio e competência para implantar essas novas técnicas.

No próximo capítulo serão abordados os resultados das principais pesquisas realizadas em ginástica laboral.

2

Resultados das Pesquisas em Ginástica Laboral

O professor ou instrutor de ginástica laboral (GL), ao elaborar projetos e planejar as suas atividades, deve se basear nos resultados (banco de dados) da própria empresa (antes e após a implantação da GL) e de outras pesquisas (artigos científicos), pois os empresários e os gerentes precisam receber argumentos claros, objetivos e convincentes sobre a importância da implementação e do desenvolvimento do programa de ginástica laboral (PGL) para a companhia e para os funcionários.

Algumas empresas (principalmente aquelas de médio e grande porte) possuem base de dados ou levantamentos sobre os funcionários, como: número de acidentes de trabalho, absenteísmo, afastamentos por dispensa médica e outros. Pode-se comparar como eram esses dados 6 ou 12 meses antes da implantação do programa e como ficaram esses dados após esse período de adoção da GL. Normalmente, o número de acidentes, o absenteísmo e os afastamentos médicos diminuem, ou seja, o PGL, quando bem planejado, traz ótimos resultados para o empresário, para os trabalhadores, enfim, para toda a empresa.

Apesar de existirem várias iniciativas de desenvolvimento de GL nas empresas brasileiras, poucas foram transformadas em trabalhos científicos ou divulgadas para a comunidade externa ao mundo corporativo por meio de relatos de experiência, estudos de campo quantitativos e/ou qualitativos e estudos de casos. Os dados obtidos servem como fonte de argumentação concreta para os empresários.

Assim, este capítulo aborda os resultados de pesquisas em programas de GL realizados com os objetivos de prevenir e auxiliar na reabilitação de doenças ocupacionais (como LER/DORT), combate ao estresse ocupacional, diminuição do absenteísmo e acidentes de trabalho, melhora da qualidade de vida para os trabalhadores e maior rentabilidade direta e indireta aos empresários.

1. Tipos de Pesquisas em Ginástica Laboral

Na área de ginástica no trabalho, as pesquisas científicas podem ser classificadas em três tipos de estudo. O primeiro tipo investiga a metodologia das aulas e a descrição do campo de atuação da GL; o segundo avalia as respostas fisiológicas do trabalhador à GL, incluindo estudos sobre a fadiga e as condições físicas no ambiente de trabalho; o terceiro investiga os aspectos psicológicos dos trabalhadores, abordando as impressões e os sentimentos das pessoas envolvidas na GL.

Embora a maioria dos autores não divida em categorias, a classificação dos tipos de pesquisa é uma forma didática de apresentar os estudos em GL. Por esse motivo, neste livro, os estudos científicos foram separados de acordo com esses três tipos de pesquisa. Inicialmente, serão mostradas as primeiras implantações de GL divulgadas em nosso país, depois cada tipo de pesquisa em GL.

2. Primeiras Pesquisas Brasileiras

As primeiras iniciativas de implantação da GL no Brasil e em outros países surgiram no setor de indústrias e hoje elas já atingem os setores de comércio, prestação de serviços e serviço público, bem como universidades e escolas públicas e particulares.

Kolling,[1] que realizou o estudo pioneiro no Brasil, foi responsável em 1979 pela implantação da ginástica laboral compensatória (GLC) em cinco empresas industriais da região do Vale do Rio dos Sinos, no Rio Grande do Sul, envolvendo 292 trabalhadores durante 4 meses.

A GLC era ministrada todos os dias, durante 10 minutos, no meio da tarde, por monitores (licenciados e acadêmicos de educação física), com a supervisão técnica de professores. O processo de avaliação se deu por meio de observação, entrevistas e levantamentos. O estudo apontou como resultado a evidência de que, das cinco indústrias, três continuaram desenvolvendo a GLC e contrataram os monitores de ginástica laboral ao seu quadro de pessoal.

---

1 KOLLING, Aloysio. "Ginástica laboral compensatória: uma experiência vitoriosa da Feevale". *Revista de Estudos*, Novo Hamburgo, v.3, n.2, 1980, p.47-52.

Conforme o autor, isso prova que os empresários passaram a acreditar nos benefícios advindos dessa iniciativa.

Em outro estudo, Kolling[2] realizou uma pesquisa experimental que consistiu em determinar se a prática da GLC influenciava nos índices da fadiga central e periférica, nos acidentes de trabalho e na produtividade de um grupo de operários da indústria. Nesse sentido, a GLC era planejada e conduzida por meio de exercícios físicos conforme a função desempenhada pelos trabalhadores durante 6 semanas, todos os dias, por 10 minutos durante 30 dias úteis.

De acordo com o autor, a determinação da fadiga central (sistema nervoso) ocorreu por meio de exames laboratoriais da creatinúria, do ácido vanilmandélico e das catecolaminas. Já a fadiga periférica (sistema muscular) foi avaliada pelos exames de sódio, potássio, ureia e pH urinários. A amostra de trabalhadores desse estudo foi dividida em dois grupos, um experimental e um de controle, em indústrias distintas. Os principais resultados desse estudo mostraram que a ginástica laboral diminuiu o índice de fadiga periférica e aumentou em 21,8% o índice de produtividade, e não houve diferença no índice de fadiga central, entre os dois grupos. Conforme o pesquisador, em razão do reduzido tempo do estudo e boa integração dos trabalhadores com a empresa, não foi possível verificar se a ginástica laboral diminuiu o índice de acidentes de trabalho, pois não houve acidente algum nesse período.

Possivelmente, esses dois estudos foram os primeiros a serem publicados em moldes científicos, mas, apesar de já terem se passado três décadas da publicação do primeiro trabalho, poucas pesquisas foram divulgadas em nosso país desde então.

A seguir serão ressaltadas algumas pesquisas que tiveram o objetivo de realizar uma descrição do campo de atuação e a preocupação com a metodologia de aula da GL.

3. Metodologia das Aulas e Descrição do Campo de Atuação da Ginástica Laboral

A partir de 1990, foram publicados mais estudos sobre a GL no meio científico; alguns focalizaram a metodologia de aula, outros traçaram o perfil das indústrias quanto à existência de GL e de locais dentro das empresas para pra-

---

2 Idem. "Estudo sobre os efeitos da ginástica laboral compensatória em grupos de operários de empresas industriais". Porto Alegre, 1982. Dissertação (Mestrado em Educação). Faculdade de Educação, Universidade Federal do Rio Grande do Sul.

ticar atividades físicas. Esses estudos apresentaram resultados discretos, porém contêm informações importantes tanto para preparar os instrutores de GL e facilitar a implantação do programa, bem como para divulgar a GL entre os empresários e os trabalhadores.

O estudo de Faria Junior[3] buscou alguns parâmetros para fundamentar uma metodologia de ginástica de pausa para datilógrafos. Para isso, ele considerou e levantou os fatores psíquicos, sensoriais e físicos, a habilidade, as atitudes, o nível de responsabilidade e as condições de trabalho e utilizou análises biomecânicas, observação sistemática, entrevista e filmagem da experiência dos datilógrafos. Nesse estudo, a maior preocupação do autor foi criar uma metodologia de aula de GL para datilógrafos que partisse de um trabalho preventivo. O autor não deixou claro quais foram os resultados encontrados neste estudo, preocupou-se somente em descrever a metodologia da aula utilizada na pesquisa.

Os tempos mudaram, e hoje a função de datilógrafo não é um problema de saúde no mercado de trabalho. No entanto, a profissão atual de digitador substituiu essa função, acarretando para este último problemas de saúde em maior intensidade, pela facilidade de execução. As horas dedicadas ao novo ofício, além das atividades realizadas fora do horário de expediente, tornaram os digitadores mais suscetíveis a doenças relacionadas ao trabalho repetitivo.

O perfil dos órgãos empregadores, quanto às convicções e às atitudes em relação à utilização de programas físico-desportivos no processo de trabalho, foi estudado por Pulcinelli.[4] O autor mostrou que na maioria das 144 empresas estudadas as tarefas musculares moderadas predominaram sobre os demais tipos de trabalho, e que existiam instalações para as práticas desportivas em 35% das empresas com mais de 300 funcionários. A GL apareceu em 1% das empresas, o que evidenciou o baixo percentual de empresas com implantação da GL. Contudo, a adoção de prática desportiva apareceu em 45% das empresas e os horários mais utilizados eram o período após o expediente e os fins de semana.

---

3   Faria Junior, Alfredo G. "Educação física no mundo do trabalho: ginástica de pausa, em busca de uma metodologia". In: Quintas, Geraldo. *Esporte e lazer na empresa*. Brasília, MEC/SEED, 1990, p.105-18.

4   Pulcinelli, Adauto João. "A visão das empresas gaúchas sobre as atividades físico-desportivas na empresa". Santa Maria, 1994. Dissertação (Mestrado em Educação Física). Faculdade de Educação Física, Universidade Federal de Santa Maria.

Já os objetivos propostos para essas atividades, sob o ponto de vista do empregador, estavam voltados para os aspectos sociais atribuídos às práticas físico-desportivas, como a melhora das relações entre os funcionários, maior integração entre eles e a empresa e a união dos dois itens anteriores.

A responsabilidade pela coordenação dessas práticas era atribuída principalmente aos funcionários voluntários (61,54%), às associações de funcionários (16,92%) e aos estagiários e professores de educação física (10,77%). Entre as modalidades de práticas físico-desportivas mais adotadas estavam as competições externas (campeonatos, torneios etc.) e os jogos esportivos-recreativos (atividades de lazer).

Nota-se que os percentuais encontrados neste estudo na implantação da GL (1%) e a coordenação de práticas desportivas (10,77%) por profissionais de educação física foram muito baixos nas empresas, o que aponta um próspero espaço de trabalho ainda a ser ocupado por esse profissional nessas áreas.

4. Respostas Fisiológicas e Psicológicas dos Trabalhadores à Ginástica Laboral

Os trabalhadores, quando submetidos a um PGL, passam por respostas fisiológicas e psicológicas. Essas alterações são diferentes de acordo com o horário em que a aula de GL é ministrada, ou seja, se no início, no meio ou no final do expediente.

Quando a GL é ministrada no início do expediente, observa-se que a temperatura corporal do trabalhador aumenta, a frequência cardíaca (FC) se eleva, a oxigenação nos tecidos melhora, a contração muscular aumenta, a produção do líquido sinovial se ativa melhorando a lubrificação das articulações e a taxa metabólica basal aumenta.

Quanto aos aspectos psicológicos, observa-se que o estado de vigília melhora, o que favorece o aprendizado técnico, a precisão dos movimentos e a capacidade de coordenação; a capacidade de concentração e a atividade mental aumentam; e os efeitos dos fatores estressantes acumulados fora do ambiente de trabalho diminuem.

As aulas de ginástica também podem ser ministradas no meio do expediente de trabalho. As principais modificações fisiológicas observadas são: reorganização da coordenação motora, melhoria da postura corporal e das solicitações físicas, diminuição da fadiga muscular e aumento da vascularização, o que dispersa o ácido láctico. A GL de pausa apresenta algumas modificações psicológicas, como: recuperação da concentração, aumento da motivação e diminuição da fadiga mental; sensação de retomada do fôlego e, ainda, favorece o autoconhecimento e a socialização.

A GL ministrada no final do expediente diminui a fadiga, a tensão muscular, a frequência cardíaca e a pressão arterial; aumenta a vasodilatação, o que melhora a oferta de oxigênio nos tecidos, alonga e promove o relaxamento corporal.

As alterações psicológicas da GL ministrada no final do expediente ajudam na redução do estresse acumulado durante a jornada de trabalho, restabelece o equilíbrio da fadiga mental, melhora a autoestima e a autoimagem e o ambiente de trabalho fica com aquela sensação de "missão cumprida".

Sabe-se que as alterações fisiológicas podem ser avaliadas durante e após um PGL e essas modificações podem assumir diferentes situações. A abordagem da pesquisa avaliará as doenças resultantes das tarefas dos trabalhadores, e como será a influência da GL sobre as dores, a prevenção e o auxílio na reabilitação de doenças ocupacionais, como os distúrbios osteomusculares e, ainda, o estresse ocupacional.

Alguns autores ou pesquisadores utilizam nos congressos e nos artigos da área de saúde do trabalhador duas importantes classificações que de forma didática reúnem as diferentes patologias osteomusculares e psicológicas relacionadas ao trabalho repetitivo, monótono e estressante. Didaticamente, estas patologias são denominadas de distúrbios osteomusculares relacionados ao trabalho (DORT) e distúrbios psicológicos relacionados ao trabalho (DPRT). As principais doenças relacionadas a DORT são: tendinite e tenossinovite dos tendões e músculos dos antebraços, compressão dos nervos ulnar e radial, síndrome da tensão cervical, lombalgia e bursites de ombro e cotovelo. E os principais DPRT são: estresse organizacional, fadiga mental, síndrome de Burnout e depressão.

Existem, ainda, outros objetivos que podem ser contemplados nas pesquisas realizadas com os PGL sobre a qualidade de vida dos trabalhadores (dentro e fora da empresa): levantar e combater o sedentarismo, elevar o nível de aptidão física e trabalhar a prevenção das doenças cardiovasculares. A seguir, tem-se uma divisão das respostas fisiológicas da GL em dois tópicos principais: a prevenção das doenças relacionadas ao trabalho e os efeitos sobre a qualidade de vida.

4.1 Prevenção e auxílio na reabilitação das doenças relacionadas ao trabalho

As origens dos problemas que afetam a saúde do trabalhador, a relação homem–máquina e a necessidade de estudos que focalizassem a melhoria da qualidade de vida, dentro e fora do ambiente do trabalho, foram apontadas por Francischetti.[5] O autor desenvolveu atividades que podem ser classificadas como ginástica laboral de manutenção (descrita no Capítulo 1), para 28 funcionárias sedentárias divididas em dois grupos: controle e experimental. As participantes do grupo controle não fizeram atividade física e as do grupo experimental praticaram exercícios de força nos membros inferiores. As aulas tiveram duração de 60 minutos, 3 vezes por semana, em um total de 32 sessões. O autor utilizou a eletromiografia para avaliar os resultados antes e após o programa de atividades físicas com peso. O grupo experimental teve um aumento da força muscular do reto anterior da coxa, enquanto o grupo controle demonstrou diminuição da força muscular em relação à primeira avaliação.

A prescrição de exercícios físicos, visando a aumentar a força muscular, é uma tentativa de reforçar regiões musculares específicas. Os reforços musculares, associados a um trabalho ergonômico, diminuem a possibilidade de os trabalhadores apresentarem lesões por esforços repetitivos (LER). As LER são atualmente denominadas distúrbios osteomusculares relacionados ao trabalho (DORT) ou alterações musculoesqueléticas relacionadas ao trabalho (AMERT), porque as LER ocorrem também em tarefas repetitivas fora do ambiente de trabalho. Todos os DORT são LER, mas nem todas as LER são DORT. Neste livro, as abreviaturas LER e DORT serão utilizadas como sinônimos. Vale ressaltar que os resultados da GL na prevenção de LER/DORT dependem da comparação por meio de avaliações entre os trabalhadores e as condições iniciais encontradas no ambiente de trabalho e as encontradas após um determinado período da implantação e desenvolvimento de um PGL. Isso possibilitará que os trabalhadores sejam constantemente acompanhados e que sejam quantificadas as modificações que ocorreram no ambiente de trabalho durante a sua implantação.

Nesse sentido, Pereira,[6] após fazer um levantamento dos afastamentos e das sintomatologias decorrentes das LER de membros superiores em 44

---

5 FRANCISCHETTI, Antonio C. *Trabalho sedentário: um problema para a saúde do trabalhador.* Campinas, Unicamp, 1990.

6 PEREIRA, Tony Izaguirre. "Atividades preventivas como fator de profilaxia das lesões por esforços repetitivos (LER) de membros superiores". Porto Alegre, 1998. Dissertação (Mestrado em

funcionários (programadores, analistas e gerentes de sistemas), implementou um programa de atividades físicas no início do expediente e ministrou palestras orientadoras quanto à postura e a adequações ergonômicas dos postos de trabalho. As queixas iniciais de LER desapareceram ou diminuíram em 72,2% dos funcionários sintomáticos após 4 meses do PGL. Segundo o autor, outros benefícios foram relatados pelos participantes, como diminuição da tensão, do estresse e de outras queixas, e aumento da integração do grupo e da disposição para as atividades diárias.

Os efeitos da GL para a prevenção da LER foram avaliados também no estudo de Pampuch,[7] avançando um pouco mais a discussão sobre a frequência com que a GL deve ser ministrada para a prevenção de LER. Nesse estudo, realizado entre 1994 e 1998 com uma amostra de 241 funcionários de ambos os sexos, averiguou-se que a LER/DORT acometeu em maior proporção os trabalhadores do sexo feminino, semelhante a outros estudos da área, apesar de serem praticantes da GL desde 1995.

Constatou-se também que a GL praticada 3 vezes por semana nos setores de bobinas e registradores foi insuficiente para a prevenção de LER. Em contrapartida, a GL, quando praticada diariamente pelos funcionários do setor de medidores, preveniu as LER. Outrossim, a autora ressaltou que a GL proporcionou aumento do interesse pelo trabalho, maior integração entre os trabalhadores e diminuição do estresse físico e mental, promovendo assim uma relação harmoniosa do homem com o seu trabalho e maior qualidade de vida do trabalhador.

A abordagem da LER/DORT é multifatorial. A ginástica laboral tem a sua contribuição comprovada, principalmente quando incluída de forma regular no expediente de trabalho; fato evidenciado na comparação da frequência da GL, de 3 vezes por semana, em relação às atividades desenvolvidas diariamente. A frequência semanal da GL é um dos aspectos mais questionados pelos empresários. Eles almejam a diminuição no custo da contratação de um profissional da área de GL por meio da diminuição do número de práticas semanais.

Quando se discute a frequência semanal da GL, é preciso imaginar que ela significa a dose necessária, por exemplo, para a prevenção de doenças

---

Ciências do Movimento Humano). Escola de Educação Física, Universidade Federal do Rio Grande do Sul.

7 PAMPUCH, Danielle Cristine Guimarães. "A prevenção da LER através da prática da ginástica laboral compensatória nos setores de medidores elétricos, bobinas e registradores da empresa Landys Gyr Inepar S/A". Curitiba, 1999. Monografia (Especialização em Ciências do Esporte e Medicina Desportiva). Pontifícia Universidade Católica do Paraná.

ocupacionais. Traçando um paralelo com as medicações, se for utilizado um analgésico em dose menor do que a indicada no receituário médico, provavelmente o efeito será menor ou até ineficaz. Os empresários têm de ser alertados para a situação dose-efeito: ao economizar no profissional de GL, eles estarão utilizando um recurso de GL em frequência insuficiente, ou seja, desperdiçando seus recursos financeiros.

Portanto, os profissionais que apresentarão projetos de GL devem estar atentos aos objetivos da implantação. Se visarem a um trabalho preventivo, o ideal para o caso de LER/DORT é o trabalho diário por vários meses, para promover adaptações musculares – deve-se salientar que uma frequência semanal menor talvez não obtenha o efeito desejado. Além da frequência semanal da GL, a associação com abordagens ergonômicas adequadas é essencial para a prevenção e a reabilitação da LER.

A interferência da pausa ativa (PGL) sobre a produtividade dos trabalhadores é um outro aspecto questionado pelos empresários. O profissional de GL deve verificar se na empresa existe uma forma de mensurar a produtividade média dos trabalhadores para, posteriormente, exercer controles antes, durante e após o trabalho continuado da GL. Isso porque os PGL que abordaram a produção provaram que as pausas ativas não prejudicaram a produtividade, e sim provocaram aumento na execução das tarefas. Como é o caso da comparação da prática da GL mais abordagem ergonômica (GPE) com a ginástica laboral convencional que foi avaliada em um estudo de Lima, Pavan e Michels[8] em duas empresas alimentícias do sul do país. Nesse estudo, ficou evidenciado que a empresa que implantou a GPE aumentou a produção em 27% (passou de 30 para 38 frangos por minuto). Após 12 semanas de implantação, o programa de GPE revelou resultados excelentes na diminuição de 40% nos acidentes de trabalho e, provavelmente, das algias, reveladas pela diminuição de 20% do uso de analgésicos e anti-inflamatórios pelos trabalhadores.

Nesse estudo, a GL associada à abordagem ergonômica se mostrou mais eficaz, demonstrando a importância de ações e intervenções associadas ao programa de ginástica ocupacional.

As modificações das dores de forma geral e a relação com a prática da GL são abordadas de forma indireta pela avaliação do uso de medicamentos e diretamente pela mensuração subjetiva da dor. A dor é uma situação clínica de difícil mensuração, porque o limiar doloroso varia de pessoa para pessoa.

---

8 LIMA, Deise Guadalupe; PAVAN, André L. & MICHELS, Glaycon. "Estudo comparativo de implantação de ginástica de pausa em empresas alimentícias do sul do país". *Anais do II Congresso Sul Brasileiro e II Congresso Paranaense de Medicina Desportiva*, Curitiba, SMDP, 1998, p.29.

Entretanto, as sensações dolorosas podem ser verificadas por instrumentos específicos para avaliação das algias.

Leite[9] adaptou dois instrumentos existentes em um instrumento único, que consta no próximo capítulo, utilizando a topografia corporal e a escala da dor. A tentativa da autora foi unir, em um mesmo instrumento, a localização da dor na representação gráfica do corpo (boneco de algias), utilizando a intensidade de dor pela escala de 0 a 10, o que facilita a interpretação do trabalho de GL realizado. Isso porque, na reavaliação, a dor pode persistir no mesmo local, mas a sua intensidade pode modificar durante e após a GL. Esse instrumento foi utilizado em vários estudos que serão descritos a seguir.

Proença, Mendes e Leite[10] verificaram as queixas de algias e o nível de encurtamentos musculares nos principais grupos musculares antes e após um PGL em 40 funcionárias públicas. O programa foi considerado um PGL porque era executado durante o expediente de trabalho, teve duração de 7 meses, com 3 sessões semanais, de 30 minutos, compostas de alongamento, mobilização articular, exercícios localizados e relaxamento. Embora o trabalho de GL não tenha sido executado diariamente, o tempo de duração da sessão foi maior do que em outros estudos.

As algias tiveram diminuição significativa em todas as partes do corpo – de 57% para 14% ($p < 0,01$). A quantificação da diminuição das dores após o período da GL foi facilitada pelo uso do instrumento de avaliação de algias adaptado por Leite. Todos os grupos musculares avaliados apresentaram diminuição nos encurtamentos musculares, com redução significativa para o músculo peitoral menor ($p < 0,05$). O interesse na continuidade do programa foi de 81%, e os motivos mais frequentes foram, em 47% dos casos, o aumento na sensação do bem-estar geral alcançado e, em 35%, a diminuição do estresse.

Um outro estudo que utilizou instrumento semelhante para mensurar as dores dos trabalhadores foi realizado por Kozak, Leite e Ladewig.[11] A amostra foi constituída de 61 indivíduos (41 no grupo controle e 20 no grupo experimental), de ambos os sexos, que recebiam e transmitiam mensagens por meio da digitação. O grupo experimental executou a GL diariamente e, após

---

9 LEITE, Neiva. "Projeto de ginástica laboral compensatória no Banco do Brasil S/A". Porto Alegre, 1992.

10 PROENÇA, Lucas J. L.; MENDES, Ricardo Alves & LEITE, Neiva. "Os efeitos de um programa de ginástica implantado no ambiente de trabalho". *Anais do II Congresso Sul Brasileiro e II Congresso Paranaense de Medicina Desportiva,* Curitiba, SMDP, 1998, p.29.

11 KOZAK, Carlos G.; LEITE, Neiva & LADEWIG, Iverson. "A prevenção das lesões por esforços repetitivos (LER) através de exercícios físicos orientados". *Anais do IV Congresso Latino Americano,* Quito, ICHPER.SD, 1998, p.147-54.

um período de 2 meses, observou que as dores nas regiões de ombro e braço anteriores direitos e cotovelo esquerdo melhoraram, quando comparado com o grupo controle ($p < 0,05$).

O tempo de execução dos exercícios físicos foi pequeno nesse estudo, porém, mesmo assim foram obtidos bons resultados em relação ao ombro e ao braço direitos, regiões de acometimento de LER. Os resultados das pesquisas longitudinais apresentam melhor aplicabilidade quanto maior for a duração do PGL. Logo, os programas de implantação da GL deveriam ter uma duração mínima de 6 meses para a obtenção de resultados que melhor justifiquem os investimentos dos empresários.

Mendes et al.[12] verificaram a influência do PGL sobre as queixas de algias de trabalhadores de uma indústria de bolsas da cidade de Curitiba (PR), utilizando estudo longitudinal em 29 funcionários de ambos os sexos. O PGL era ministrado 5 vezes por semana, à tarde, durante 15 minutos de pausa ativa. Foi utilizado questionário validado que verificou a topografia e a intensidade da dor, sendo aplicado no início do PGL e após 8 meses da implantação.

Quanto aos principais resultados: 41,4% dos trabalhadores não relataram dor nem antes nem após o PGL, no entanto, 58,6% apresentaram alguma algia corporal. Desses, 44,4% apresentaram dor na coluna (cervical, torácica ou lombar), 29,7% relataram dor nos membros superiores (MMSS – ombro, braço ou punho) e 25,9% nos membros inferiores (MMII – coxa, joelho ou pé). Após 8 meses de PGL, os trabalhadores relataram redução de dores nos MMSS e MMII, principalmente na coluna (cervical, torácica ou lombar) houve diminuição significativa ($p < 0,05$), o que demonstra, assim, influência positiva da atividade física laboral. Além disso, após a sessão de GL, os trabalhadores realizaram pausa de 15 minutos para o lanche.

O tempo de afastamento da realização do trabalho resulta em 30 minutos (pausa ativa + pausa para lanche) e possivelmente proporcionou melhoria na qualidade de vida e no bem-estar dos trabalhadores, resultando em redução de algias e/ou doenças ocupacionais, proporcionando, assim, melhores condições de trabalho às pessoas desse estudo.

Cabe ressaltar que o trabalho muito sedentário é prejudicial à saúde dos trabalhadores, por isso, fazer atividade física melhora a aptidão física e a saúde desses praticantes.

---

12 MENDES, Ricardo Alves et al. "A influência de um programa de ginástica laboral sobre as algias corporais de trabalhadores de indústria de bolsas de Curitiba/PR". *Revista Brasileira de Ciência e Movimento*, v.17, n.4, supl. especial, 2009, p.257.

Mendes et al.[13] avaliaram a flexibilidade de trabalhadores administrativos após 2 meses de GL por um estudo longitudinal, com 24 funcionários, de ambos os sexos, em dois grupos: o experimental (GE), que fez a GL, e o controle (GC), que não fez a GL. A flexibilidade foi avaliada pelo teste de sentar-alcançar (Banco de Wells) e as amplitudes articulares pelo flexímetro.[14] Os movimentos avaliados foram: abdução de ombro, flexão de punho e do joelho, extensão do cotovelo, do quadril e do joelho. O GE participou de 24 sessões de GL, 3 vezes por semana, por 10 minutos, no meio do expediente de trabalho.

Os grupos GE e GC estavam semelhantes na flexibilidade na fase inicial, mas depois de 2 meses de GL, o GE apresentou aumento significativo na flexibilidade em todas as articulações avaliadas ($p < 0,01$) e no teste sentar-alcançar ($p = 0,0033$). No GC houve diminuição de amplitude em todas as articulações ($p < 0,05$), com exceção do teste sentar-alcançar que não apresentou modificação significativa. Neste estudo, a GL beneficiou a saúde dos trabalhadores do GE, ao melhorar de forma significativa a flexibilidade e diminuir os encurtamentos musculares. Em contrapartida, a flexibilidade do GC diminuiu significativamente, aumentando os encurtamentos musculares no grupo não praticante de GL. Em consequência, a prática da GL poderá trazer a médio e a longo prazo benefícios para a empresa, ao diminuir a progressão das alterações musculares relacionadas ao trabalho administrativo, em geral sedentário, bem como possibilitar maior produtividade aos trabalhadores.

Em um estudo longitudinal com duração de 6 meses, Santos e Ribeiro[15] avaliaram a presença de dores nos segmentos corporais mais solicitados nas atividades profissionais em 300 trabalhadores de uma fábrica de confecções. A amostra foi composta de 85% de mulheres e 15% de homens, com faixa etária entre 16 e 50 anos. Todos foram avaliados no período inicial e no final, após 6 meses de implantação do PGL, ministrado 2 vezes ao dia (10 sessões semanais) com duração de 8 a 12 minutos cada sessão.

Os autores encontraram reduções das dores próximas a 50% em todos os segmentos corporais avaliados. Para exemplificar, destacam-se as modificações nas regiões com maior prevalência: na região lombar passou de 50% para 27% e na perna, de 61% para 21%. Eles concluíram que as práticas de

---

13 MENDES, Ricardo Alves et al. "Ginástica laboral e a flexibilidade em trabalhadores administrativos". *Revista Brasileira de Ciência e Movimento*, São Paulo, v.13, n.4, 2005, p.48.
14 ACHOUR JUNIOR, Abdallah. *Avaliando a flexibilidade*. Londrina, Editora Midiograf, 1997.
15 SANTOS, Keila Donassolo & RIBEIRO, Roberto Regis. "Os benefícios da prática regular de ginástica laboral no ambiente de trabalho". *Anais do XXIV Simpósio Internacional de Ciências do Esporte*, São Paulo, CELAFISCS, 2001, p.111.

exercícios físicos específicos em ambiente de trabalho reduziram significativamente as dores localizadas, o que contribuiu para a melhoria de qualidade de vida, trazendo benefícios para a empresa, como aumento de produtividade e diminuição de absenteísmo.

Na avaliação da prevalência das dores por segmentos corporais é importante dividi-los em lados direito e esquerdo. Dessa forma, fica mais fácil interpretar os resultados, porque é possível verificar se o trabalho está sobrecarregando determinada região, como o efeito da GL na prevenção de dores e de LER/DORT. As caracterizações da rotina de trabalho, dos segmentos corporais mais utilizados e dos setores de trabalho considerados de risco facilitam o atendimento mais especializado com a GL.

Além dos objetivos de prevenção e reabilitação das dores produzidas por LER/DORT, outros dois fatores são muito evidenciados para a implantação da GL: a busca da qualidade de vida e a redução dos níveis de estresse no ambiente de trabalho.

Reis Júnior, Mendes e Leite[16] avaliaram os resultados e os benefícios da implantação e manutenção de um programa de qualidade de vida e/ou promoção de saúde voltado para os alunos de uma escola municipal de Curitiba (PR). A amostra foi de 272 crianças, 215 do grupo experimental (GE) e 57 do grupo controle (GC). O programa de qualidade de vida constou de diferentes ações/atividades, como: ginástica laboral, com música, 2 vezes por semana; palestras educativas; confecção e fixação de cartazes feitos pelos alunos sob orientação dos professores de educação física; entrega de panfletos; e apresentação de teatro. Na maioria das ações foram abordados assuntos sobre a saúde e qualidade de vida, como: a importância da prática de atividade física, o combate à obesidade e ao sedentarismo e os hábitos de vida saudáveis. O instrumento utilizado foi o Inventário de Qualidade de Vida,[17] adaptado e validado pelos pesquisadores para crianças de 6 a 10 anos, que avaliou 4 aspectos/dimensões: escolar, social, afetivo e saúde, transversalmente. Na comparação das 4 dimensões (escolar, social, afetivo e saúde) dos 2 grupos não houve diferença significativa. Entretanto, quando os alunos foram questionados se iam ao médico regularmente, a proporção foi maior nos escolares do GE (75,3%) em relação ao GC (54,4%, $p < 0,05$). Os autores desse estudo referiram que,

---

16 REIS JÚNIOR, Dálcio Roberto dos; MENDES, Ricardo Alves & LEITE, Neiva. "Programa de qualidade de vida em escolares de escola municipal de Curitiba". *Revista Brasileira de Ciência e Movimento*, v.16, n.4, supl. especial, 2008, p.27.

17 LIPP, Marilda E. N. & ROCHA, J. C. *Stress, hipertensão e qualidade de vida*. 2.ed. Campinas, Papirus, 1996.

possivelmente, essa diferença seja por causa do programa de qualidade de vida. Todas as ações incentivavam e instruíam as crianças sobre a importância dos cuidados com a saúde. Esse programa de qualidade de vida, entre outros resultados, aumentou o conhecimento dos alunos sobre os diferentes temas: importância da prática regular de atividade física, promoção de saúde, hábitos saudáveis e qualidade de vida. Isso ficou evidente na participação e no interesse da maioria dos alunos em todas as ações realizadas.

A GL também é indicada para combater o estresse ocupacional. Quando as tarefas são executadas em ambiente competitivo ou de muita pressão, as pessoas se tornam mais agressivas ou com a sensação de estarem sendo agredidas. Esse ambiente de trabalho provoca mudanças de comportamento nos indivíduos, que instintivamente lutam ou fogem para dentro de si, evitando a exteriorização de uma reação primitiva do estresse (luta ou fuga), que auxiliaria no equilíbrio. Os resultados dessa interiorização dos sentimentos hostis são revelados nos adoecimentos por estresse excessivo.

O nível de estresse pode ser avaliado de forma subjetiva pela observação do comportamento do trabalhador nas atividades diárias. A avaliação do estresse de forma mais objetiva pode ser realizada por meio do Inventário dos Sintomas de Stress (ISS) de Lipp e Guevara,[18] que quantifica o número e a duração dos sintomas presentes. Esse instrumento propõe a associação da presença dos sintomas com as fases do estresse. Dessa forma, o trabalhador pode ter uma pontuação insignificante ou ser classificado em fases de alerta, resistência ou exaustão.

Moraes et al.[19] conduziram um estudo transversal com o objetivo de avaliar se existiam diferenças entre os funcionários que participaram de um PGL e aqueles que não participaram, quanto aos aspectos relacionados às dores e ao estresse. A amostra foi constituída de 57 mulheres distribuídas em 2 grupos: 39 participantes do PGL e 18 pertencentes ao grupo controle (não participantes do PGL). Todas foram avaliadas pela Topografia da Dor[20] e pelo ISS. A GL foi implantada durante 30 minutos, 2 a 3 vezes por semana.

As mulheres que optaram pela prática da GL eram mais velhas e apresentavam significativamente menor hábito de tabagismo ($p < 0,01$), maior prática de exercícios físicos fora do expediente e menos sintomas de estresse

---

18 LIPP, Marilda E. N. & GUEVARA, Arnaldo J. H. "Validação empírica do Inventário de Sintomas de Stress (ISS)". *Estudos de Psicologia*, Campinas, v.11, n.3, set.-dez./1994b, p.43-9.

19 MORAES, Andreza Caramori et al. "Qualidade de vida no trabalho". *Anais do IV Congresso Latino Americano*, Quito, ICHPER.SD, 1998, p.200-7.

20 LEITE, Neiva. op. cit.

($p < 0,05$) em relação ao grupo controle. Nesse estudo, as pessoas que optaram pela prática da GL possuíam hábitos mais saudáveis, ligados a uma melhor qualidade de vida. No entanto, apresentavam mais dores durante o trabalho, as quais diminuíram com a prática de GL.

Com o objetivo de diagnosticar os sintomas de estresse e a sua relação com a jornada de trabalho, Oltmann[21] comparou os praticantes de atividades físicas dentro da empresa (ginástica laboral de manutenção) com os não praticantes (sedentários) utilizando o ISS. A amostra foi composta de 55 funcionários de ambos os sexos, com idade entre 19 e 42 anos, divididos em: 20 praticantes de exercícios físicos aeróbios e localizados na academia da empresa por no mínimo 2 meses; e 35 pessoas no grupo controle, que não praticavam exercícios físicos.

Nesse estudo, os praticantes de atividade física apresentaram menor pontuação de estresse em relação aos não praticantes de exercício físico. O ISS mostrou que 70% das pessoas do grupo ativo ficaram com uma pontuação insignificante em relação a 34% do grupo controle, que apresentou menor disposição física e se mostrou mais afetado pelo estresse em relação aos indivíduos do grupo ativo. Contudo, por ser uma pesquisa transversal, não habilita concluir que o menor índice de estresse encontrado no grupo ativo foi decorrente somente da prática regular de exercício físico, porque pode ter ocorrido uma seleção natural.

Bergamaschi, Deutsch e Ferreira[22] investigaram os efeitos do PGL em trabalhadores de uma indústria utilizando um questionário elaborado por pesquisadores, o qual verificou as condições físicas, emocionais (psicológicas) e sociais dos participantes. A amostra ficou subdividida em 80 participantes no grupo controle (GC) e 41 no grupo experimental (GE) que utilizaram o PGL durante 4 meses. A GL era ministrada 10 minutos no início e 10 minutos no final do expediente. As aulas realizadas no início dos turnos eram compostas de exercícios de alongamento muscular, mobilização articular, na parte inicial; a parte principal variava de acordo com o objetivo do dia, podendo ser alongamento em dupla, fortalecimento muscular, exercícios compensatórios e dinâmicas de grupo. Na parte final, eram planejados exercícios de alonga-

---

21 OLTMANN, Cláudio. "Estresse, jornada de trabalho e atividade física". Curitiba, 1999. Monografia (Graduação em Educação Física). Setor de Ciências Biológicas, Universidade Federal do Paraná.

22 BERGAMASCHI, Elaine Cristina; DEUTSCH, Silvia & FERREIRA, Eliane Polito. "Ginástica laboral: possíveis implicações para as esferas física, psicológica e social". *Revista Atividade Física & Saúde*, v.7, n.3, 2002, p.23-9.

mento da musculatura mais utilizada durante a atividade laboral. Um profissional de educação física foi treinado para ministrar as sessões. Nas aulas de GL foram utilizados materiais como: halteres de 1 kg, bastões, bolinhas de fisioterapia, colchonetes, *rubber band* e caneleiras de 1 kg. Durante as aulas foram utilizadas músicas de diferentes estilos de acordo com a aula planejada para aquele dia: *dance music*, axé, *country*, rock, pop e músicas relaxantes. O planejamento do programa foi baseado nos fatores levantados pela avaliação diagnóstica (questionário do início) e na identificação dos grupos musculares mais exigidos no trabalho, a partir disso o GE foi submetido às aulas. Estas foram ministradas no próprio local de trabalho, no início e no final de cada turno. Ao final das 16 semanas, o GE respondeu ao instrumento. Os autores observaram modificações significativas em vários parâmetros ($p < 0,001$), ou seja, redução de dores nos braços, mãos, ombros e coluna; no aspecto psicológico se verificou a redução na depressão, na irritação, na angústia e nas mudanças bruscas de humor; e no aspecto social se obteve a redução dos problemas de relacionamento familiar e de trabalho. A GL, neste estudo, proporcionou modificações positivas, melhorando o bem-estar e a qualidade de vida dos participantes do programa.

No estudo de Ampessan,[23] a GL foi aplicada em sessões de 10 minutos, 5 vezes por semana, em um grupo de 13 professores da Rede Estadual de Ensino durante 4 meses. Os resultados foram comparados com um grupo controle formado por 13 professores com média de idade semelhante. Todos foram avaliados quanto a topografia da dor e ISS.

Os resultados encontrados no primeiro grupo mostraram a diminuição significativa do nível de dor na região dos pés e região anterior da cabeça ($p < 0,05$) e um maior número de indivíduos sem dor ($p < 0,01$), em relação à primeira avaliação e ao grupo controle.

Os níveis de estresse diminuíram, mas não apresentaram variação em relação ao grupo controle. Neste estudo, os resultados do efeito da GL são expressivos considerando a classe trabalhadora avaliada – professores – que geralmente apresentam tensões no pé – pela necessidade de ficar muito tempo em pé – e na região da cabeça – pela grande exigência intelectual.

Outro estudo com educadores que também tiveram diminuição de estresse ocupacional, diminuição de dor corporal e fadiga após 4 meses de

---

[23] AMPESSAN, Yael Picolo Alves. "A ginástica laboral e sua contribuição à saúde dos trabalhadores". Curitiba, 2002, 59p. Monografia (Pós-graduação em Exercício e Qualidade de Vida). Departamento de Educação Física, Universidade Federal do Paraná.

ginástica laboral foi o de Salibian e Mendes.[24] Os autores pesquisaram os principais resultados e benefícios que a GL trouxe para os educadores e servidores dos Centros Municipais de Educação Infantil (CMEI) de Curitiba (PR). Os participantes responderam ao questionário de Mendes[25] modificado pelos pesquisadores, após 4 meses de prática de GL. A amostra foi composta de 94 funcionários (educadores e servidores) de 7 CMEI, com um representante de cada núcleo regional de educação. Os resultados e benefícios mais relevantes, na visão dos pesquisados, após 4 meses de GL, foram: redução de dores corporais (27%), diminuição de fadiga (51%), melhora na flexibilidade (50%) e na consciência corporal (56%). Os funcionários relataram, também, diminuição de estresse ocupacional (81%), aumento da autoestima (36%), melhoria do humor (48%) e do relacionamento com colegas de trabalho (59%). A GL proporcionou modificações positivas para os educadores e servidores dos CMEI. Por isso, pode-se inferir que o PGL no ambiente escolar pode ser considerado programa de prevenção de doenças relacionadas ao trabalho, promoção de saúde, melhoria de bem-estar e qualidade de vida no trabalho.

Ao elaborarem uma proposta de GL, os profissionais se preocuparam com a duração da sessão necessária para diminuição dos níveis de estresse. As pesquisas avaliadas apresentaram uma variação de tempo de GL entre 8 e 15 minutos diários. Todos os estudos com esta duração de sessão e tempo total de prática da GL de 4 a 6 meses apresentaram resultados positivos. A discussão da duração da GL deve ser efetivada junto à empresa, de acordo com os resultados dos estudos científicos e com a disponibilidade da empresa e dos trabalhadores.

Algumas pesquisas avaliaram o impacto da GL sobre a qualidade de vida, o estresse ocupacional e as algias, fazendo uma conexão entre os diferentes fatores que possam interferir no ser humano e em seu ambiente de trabalho. A relação do homem com seu trabalho é apresentada pelas regras explícitas de trabalho e também pelo contrato psicológico ocupacional, constituído das expectativas que cada um apresenta na execução de suas tarefas, das relações interpessoais e do ambiente ocupacional. O trabalhador que não está satisfeito com esse contrato psicológico tende a adoecer mais, além de apresentar

---

24 SALIBIAN, Juliane & MENDES, Ricardo Alves. "Ginástica laboral: resultados de um programa para educadores e servidores dos Centros Municipais de Educação Infantil de Curitiba". *Revista Brasileira de Ciência e Movimento*, v.14, n.4, supl. especial, 2006, p.114.

25 MENDES, Ricardo Alves. "Ginástica laboral (GL): implantação e benefícios nas indústrias da Cidade Industrial de Curitiba (CIC)". Curitiba, 2000, 165p. Dissertação (Mestrado em Tecnologia). Programa de Pós-graduação em Tecnologia, Centro Federal de Educação Tecnológica do Paraná.

alterações no sono e na alimentação. Essas interferências são mais visíveis à medida que o trabalhador avalia seu trabalho como um fardo ou um sofrimento, apresentando modificação em sua qualidade de vida.

4.2 Efeitos sobre a qualidade de vida dentro e fora da empresa

"Qualidade de vida" é uma expressão muito ampla que apresenta infinitas definições por variar de indivíduo para indivíduo, grupos sociais para grupos sociais, entre trabalhadores de diferentes funções, enfim, não existe unanimidade. Os estudos que abordam a qualidade de vida focalizam tanto os aspectos que os pesquisadores acreditam ser importantes como as sensações dos trabalhadores avaliados.

A avaliação longitudinal dos efeitos da GL sobre a qualidade de vida e as dores corporais foi realizada por Alves.[26] O estudo foi realizado com 67 funcionários de uma empresa federal de processamento de dados, sendo 42 participantes da GL e 32 não participantes. Todos os indivíduos foram avaliados antes e após 6 meses de GL, com o uso de instrumentos de escala de topografia da dor e um questionário sobre qualidade de vida.

A pesquisadora encontrou melhora significativa nas queixas de insônia e distúrbios do sono ($p < 0,005$) e diminuição do mau humor ($p < 0,001$) entre os praticantes de GL em relação aos não praticantes. Além disso, houve diminuição na intensidade das dores corporais nos praticantes de GL ($p < 0,001$) em relação à fase inicial. A GL aplicada durante 6 meses modificou de forma favorável os hábitos de vida e a intensidade das dores dos praticantes, o que proporcionou uma sensação de melhor qualidade de vida aos trabalhadores.

A influência da GL sobre a aptidão física foi avaliada por Martins,[27] após 4 meses de sessões de 15 minutos, 3 vezes por semana, em 26 funcionários da Universidade Federal de Santa Catarina. Todos foram avaliados quanto a flexibilidade, força, capacidade aeróbia, percentual de gordura, massa corporal e pressão arterial. Após o programa de exercícios físicos, houve melhora significativa no percentual de gordura, na pressão arterial e na flexibilidade ($p < 0,05$).

---

26 ALVES, Evanise Angela. "A ginástica laboral relacionada a aspectos da qualidade de vida e dores corporais". Curitiba, 1999, 50p. Monografia (Graduação em Educação Física). Setor de Ciências Biológicas, Universidade Federal do Paraná.

27 MARTINS, Caroline Oliveira. "Efeitos da ginástica laboral em servidores da reitoria da UFSC". Florianópolis, 2000. Dissertação (Mestrado em Ergonomia). Engenharia de Produção e Sistemas, Universidade Federal de Santa Catarina.

Apesar de a atividade física não ser diária para estabelecer uma quebra de ritmo, nem apresentar uma duração suficiente para desenvolver o condicionamento cardiovascular, ela provocou mudanças significativas nos trabalhadores.

Mendes et al.,[28] em um estudo transversal, encontraram benefícios para os trabalhadores praticantes da GL na Cidade Industrial de Curitiba (CIC) como: melhora da qualidade de vida (33%), melhora do bem-estar geral (17%), aumento da saúde (17%), diminuição da fadiga muscular (17%) e aumento no desempenho do trabalho (16%). Quanto aos benefícios das indústrias, constataram uma diminuição das doenças ocupacionais dos trabalhadores (33%) e diminuição dos acidentes de trabalho (50%).

Os pesquisadores concluíram que ainda há pouco interesse das indústrias da CIC em investir na GL, talvez porque os benefícios sejam mais relevantes e diretos sobre a qualidade de vida e melhora da saúde para os trabalhadores, e indiretos e a longo prazo para as indústrias.

Mendes, Reis Júnior e Leite[29] avaliaram os resultados e os benefícios da implantação e do desenvolvimento de um programa de qualidade de vida no trabalho (QVT) para 44 funcionários e professores de uma escola municipal de Curitiba (PR). Vinte e cinco formavam o grupo experimental (GE) e 19, o grupo controle (GC). Configurou-se o programa de QVT quando foram realizadas ações ou atividades na escola, como: ginástica laboral, palestras, colocação de cartazes e entrega de panfletos. Neste estudo foram utilizados dois instrumentos: o Inventário de Qualidade de Vida[30] e o Questionário de Topografia e Intensidade de Dor (questionário descrito no Capítulo 3). Em geral, as atividades ou as ações ressaltaram a importância da prática regular de atividade física, melhoria da saúde e hábitos saudáveis vislumbrando qualidade de vida no trabalho. Comparando o GE com o GC, nas quatro dimensões (profissional, social, afetivo e saúde) não houve diferença significativa entre os grupos. Quanto à avaliação da dor: 26% (GE) tiveram diminuição ou não tiveram mais dores, entretanto, nenhum do GC conseguiu reduzir as dores corporais; 10,5% (GE) tiveram aumento das dores em relação ao início do programa, em contrapartida, 45,4% (GC) tiveram aumento da intensidade

---

28 MENDES, Ricardo Alves et al. "A ginástica laboral na visão dos representantes das indústrias". *Revista Brasileira de Medicina do Esporte*, **v.**7, n.3, I, 2001, p.103.

29 MENDES, Ricardo Alves; REIS JÚNIOR, Dálcio Roberto dos & LEITE, Neiva. "Programa de qualidade de vida no trabalho para funcionários e professores de uma escola municipal de Curitiba". *Revista Brasileira de Ciência e Movimento*, v.16, n.4, supl. especial, 2008, p.195.

30 LIPP & ROCHA, op. cit.

das dores em relação ao início do programa (p < 0,05); 37% (GE) e 27,3% (GC) mantiveram-se com a mesma intensidade de dor; 26,5% (GE) e 27,3% (GC) mantiveram-se sem dor.

Os autores dessa pesquisa inferiram que o programa de QVT implantado trouxe benefícios relevantes para os servidores e professores desta instituição de ensino. As ações ressaltaram a importância da prática de atividade física, da promoção de saúde e de hábitos saudáveis, melhorando a qualidade de vida no trabalho. Ressalta-se que a melhoria da qualidade de vida dos trabalhadores neste estudo ficou evidente com a diminuição de algias de forma significativa dos participantes do programa, por isso, possivelmente, houve melhoria da saúde, diminuição dos desconfortos corporais e aumento da atividade física e qualidade de vida.

A proposta de implementação de um PGL a uma empresa, além de ressaltar os benefícios aos trabalhadores, deverá focalizar os resultados positivos à empresa, como a melhora na saúde ocupacional e a diminuição de acidentes de trabalho, que acarretam em diminuição de licenças-saúde e de rotatividade. A partir da implementação de um PGL em uma empresa imagina-se que haverá maior produtividade ou pelo menos que acontecerá manutenção da produção. A qualidade de vida dos trabalhadores será valorizada se os empresários considerarem a saúde e o tipo de lazer de seus funcionários.

Pinheiro e Silva[31] verificaram se as atividades físicas laborais melhoraram a saúde, o lazer e a produção dos trabalhadores de uma empresa de bebidas da cidade de Montes Claros (MG). As atividades físicas laborais foram ministradas a 12 trabalhadores do setor de vendas e 11 do setor de distribuição. As aulas de GL foram oferecidas durante 3 meses, 2 vezes por semana, com duração de 20 minutos cada sessão. As aulas foram planejadas e executadas de acordo com as características biomecânicas de cada setor. A cada 30 dias era organizado um evento de lazer e recreação entre todos os trabalhadores da empresa. Para avaliação do efeito da GL nas variáveis estudadas (saúde, lazer e produção do trabalhador) foi aplicado o questionário de avaliação da GL proposto por Mendes[32] no final do terceiro mês de treinamento da GL.

As respostas do questionário foram tratadas e apresentadas em percentuais. Os principais resultados são: 83% (vendas) e 81% (distribuição) passaram a ter lazer mais ativo; 53% (vendas) e 72% (distribuição) tiveram

---

31 PINHEIRO, Carla Tatiani Mendes & SILVA, Rodrigo Pereira. "Atividades físicas laborais na melhoria dos aspectos de saúde, lazer e produção dos trabalhadores de uma empresa de bebidas". *Revista Brasileira de Ciência e Movimento*, v.15, n.4, supl. especial, 2007, p.105.

32 MENDES, 2000, op. cit.

diminuição de cansaço; 58% (vendas) e 63% (distribuição) começaram a cuidar mais da própria saúde; 75% (vendas) e 63% (distribuição) melhoraram o humor; 50% (vendas) e 63% (distribuição) tiveram diminuição de dores corporais; 58% (vendas) e 54% (distribuição) apresentaram diminuição do estresse; 41% (vendas) e 81% (distribuição) aumentaram a produtividade; 83% (vendas) e 90% (distribuição) aumentaram o desempenho no trabalho; 66% (vendas) e 72% (distribuição) melhoraram o nível de atenção no trabalho e 41% (vendas) e 45% (distribuição) aumentaram sua satisfação com a empresa. Neste estudo, as atividades da GL melhoraram os aspectos de saúde, de lazer e da produção dos trabalhadores dos setores de vendas e de distribuição da empresa pesquisada.

Em outra pesquisa, Mendes, Nascimento e Quadros[33] verificaram as mudanças e os benefícios da GL em quatro diferentes indústrias da Cidade Industrial de Curitiba (CIC) na visão de 257 trabalhadores a partir de estudo de campo, transversal, quantitativo e descritivo. Foi utilizado como instrumento um questionário validado, estruturado com respostas fechadas e abertas.[34] A GL foi ministrada todos os dias, 5 vezes por semana e com duração de 15 minutos a sessão. Os trabalhadores praticavam a GL há 1,30 ± 1,28 anos, 46% a realizavam pela manhã, 44% à tarde e 10% a faziam de noite e de madrugada. A maioria dos trabalhadores realizava atividades de linha de montagem (47%) e 26% realizavam trabalhos pesados (levantamento de pesos). Cinquenta e três por cento dos respondentes relataram que a GL influenciou o momento de lazer (fora da empresa), as atividades de lazer ficaram mais ativas após a GL (42%), 75% consideraram a GL como parte de lazer, mesmo sabendo que ela era ministrada no ambiente de trabalho e 14% começaram a praticar atividade física. A prática da GL foi considerada boa e muito boa (90,4%) pelos respondentes. Quanto aos objetivos para implantar a GL nas indústrias: prevenir e reduzir as doenças ocupacionais (22%), diminuir o estresse ocupacional (21%), diminuir o tempo e a quantidade de afastamentos por doenças ocupacionais (19%), começar e continuar programas de qualidade de vida no trabalho (16%), aumentar a produtividade (12%), reduzir os acidentes ocupacionais (11%), iniciar ou continuar programas de ergonomia (4%) e quebrar o ritmo de trabalho (4%).

---

33 MENDES, Ricardo Alves; NASCIMENTO, Vitor Bertoli & QUADROS, Luciana de. "Mudanças e benefícios da ginástica laboral (GL) na percepção de trabalhadores de indústrias da cidade industrial de Curitiba-PR". *Revista Brasileira de Ciência e Movimento*, v.18, n.4, supl. especial, 2010, p.83.

34 MENDES, 2000, op. cit.

O resultado final para o empresário é a diminuição dos gastos trabalhistas e, indiretamente, o aumento de produtividade.

Alguns benefícios da GL estão relacionados à diminuição das doenças ocupacionais, das algias e do estresse e melhora de qualidade de vida, outros estudos surgiram com o objetivo de questionar as percepções dos indivíduos envolvidos com a GL, tanto os empresários como os trabalhadores.

5. Impressões e Sentimentos das Pessoas Envolvidas com a Ginástica Laboral

A realização de exercícios físicos durante o expediente de trabalho ainda não é tão frequente em nosso país. Em alguns estados do Brasil existem maiores incentivos às práticas de PGL. Sendo assim, as empresas que implementam os PGL observam resultados que podem estar relacionados a percepções, impressões e/ou sentimentos de seus praticantes e de todas as pessoas envolvidas. Resultados benéficos ou não que podem ser de aceitação ou de rejeição tanto dos empresários como dos trabalhadores.

A GL busca minimizar os efeitos deletérios da tecnologia, compensar movimentos repetitivos, promover uma pausa ativa para combater a fadiga central e periférica, entre outros. Esses benefícios traduzem-se em maior produtividade para o empresário e melhor qualidade de vida para o trabalhador. Em contrapartida, essa visão está possivelmente distorcida, pois os empresários só conseguem ver os benefícios para os trabalhadores e os empregados, na maioria das vezes, visualizam somente os benefícios destinados aos seus patrões.

As impressões e os sentimentos dos indivíduos envolvidos na implantação de um PGL servem para dirimir as dúvidas sobre o processo e sobre a vitalidade do mesmo para a sua continuidade. Os resultados fisiológicos e a prevenção de LER/DORT são importantes, mas se as sensações da experiência da GL forem negativas para uma ou para ambas as partes, o processo já estará comprometido desde o seu início.

Para avaliar a experiência com a GL nas empresas do Rio Grande do Sul pertencentes aos segmentos metal-mecânico, comunicação e calçadista, Escobar[35] realizou um estudo exploratório acerca do impacto da implantação da GL sobre a saúde do trabalhador. Foram entrevistados os funcionários

---

35 ESCOBAR, Maria Ingrid Cañete. "A experiência com a ginástica laboral nas empresas do Rio Grande do Sul". Porto Alegre, 1995. Dissertação (Mestrado em Administração). Faculdade de Administração, Universidade Federal do Rio Grande do Sul.

de diferentes níveis hierárquicos e setores profissionais das diversas áreas envolvidas, como: gerentes, técnicos e engenheiros de segurança, médicos do trabalho, professores de educação física e outros.

Como resultado, esse estudo mostrou que as empresas visavam mais ao aumento da produtividade do que à melhora da qualidade de vida dos trabalhadores, quando adotaram o PGL. Mesmo assim, a autora encontrou vários benefícios com a prática da GL que superaram as expectativas e foram surpreendentes para os indivíduos e para as organizações estudadas. A autora desse estudo dividiu os resultados encontrados em "esperados" e "não esperados". Os resultados esperados foram: reduções dos acidentes de trabalho, das dores e dos afastamentos do trabalho; aumento da produtividade; e melhora da saúde física. Os principais resultados não esperados foram: melhora das condições de trabalho e saúde geral (física, mental e espiritual); aumento da disposição e da motivação para o trabalho; redução dos erros/falhas e do número de faltas (absenteísmo); aumento da integração, do espírito de equipe, da união e da cooperação; redução do estresse, alívio de tensão e relaxamento; melhora da qualidade de vida; cultivo de hábitos saudáveis extensivos a familiares e comunidade; melhoria da imagem da empresa; humanização do ambiente de trabalho; e liberação da criatividade.

As abordagens de mudanças no ambiente de trabalho de qualquer pessoa provocam percepções diferentes, que adicionam ou subtraem sensações na sua vida de acordo com a sua visão do porquê ser implantado determinado programa. Nesse sentido, Mendes[36] investigou as indústrias da CIC que possuíam um PGL e verificou os benefícios que este trouxe às indústrias e aos trabalhadores na percepção dos representantes das indústrias e dos trabalhadores.

O estudo foi realizado em duas partes. Na primeira, o pesquisador entrou em contato (por telefone) com todas as indústrias instaladas na CIC – e averiguou que, das 257 indústrias, a GL era ministrada somente em 8 (3,11%), para as quais foi aplicado um instrumento para todos os seus empresários e representantes. Na segunda, foi aplicado um questionário com questões fechadas que recebeu validação de conteúdo por três profissionais da área e por um estudo piloto efetuado em somente duas indústrias. Esses questionários estão apresentados no Capítulo 3. Um deles foi aplicado nos representantes das indústrias, e o outro, em 411 trabalhadores das 8 indústrias que possuíam o PGL.

---

36 MENDES, 2000, op. cit.

A avaliação dos dois grupos apontou objetivos semelhantes e diferentes da prática da GL. Os objetivos diferentes demonstraram o que separa os patrões dos empregados. Os representantes das indústrias referiram-se ao "aumento da produtividade", retratando, assim, o verdadeiro desejo dos empresários. Em contrapartida, os trabalhadores responderam: "implantação de um programa de qualidade de vida", o que retrata o anseio da classe trabalhista.

No entanto, ao fazer uma análise comparativa quanto à distribuição percentual dos benefícios mais significativos, notou-se que houve uma inversão nos dois grupos em relação aos objetivos percebidos para a implantação da GL. Os benefícios relacionados à execução do trabalho e à produtividade atingiram 33% das respostas dos representantes das indústrias e aproximadamente 63% das dos trabalhadores, enquanto 67% das respostas dos representantes estavam relacionadas à vida e à qualidade de vida do trabalhador; na percepção dos trabalhadores esses benefícios ficaram em torno de 37%.

Ao analisar esses resultados, nota-se que os representantes das empresas e os trabalhadores perceberam os benefícios do outro grupo com maior nitidez, como se os seus olhares não estivessem direcionados para o grupo a que pertencem. A forma de enxergar os benefícios, ou os "óculos" das classes patronal e trabalhista estão embaçados ou trocados, o que não permite aos indivíduos avaliar com clareza e visualizar os benefícios próprios a seu grupo.

Neste estudo, os trabalhadores consideraram a GL como parte de seu lazer (74%), porque a consideraram como um momento de descontração, relaxamento e/ou distração, bem como uma forma de se exercitarem.

Mendes e Pianaro[37] verificaram os benefícios de um PGL em uma empresa de telefonia em Curitiba, na visão dos trabalhadores, por meio de estudo de campo transversal, quantitativo-descritivo, com amostra de 50 praticantes do programa. A GL foi implantada aproximadamente há dois anos, com 3 sessões semanais de 15 minutos. Os trabalhadores praticavam a GL há 1,63 ± 0,26 anos, 50% pela manhã e 50% à tarde. A maioria dos trabalhadores realizava atividades de computação e controle visual (60%) e 28% realizavam trabalhos burocráticos e administrativos. A média de idade era de 38,78 ± 13,4 anos. Sessenta e seis por cento dos trabalhadores consideraram que a GL (mesmo sendo realizada no ambiente de trabalho) fazia parte do lazer; consideraram que a GL influenciou os momentos de lazer (fora da empresa)

---

37 MENDES, Ricardo Alves & PIANARO, Suzana. "Resultados e benefícios de um programa de ginástica laboral (GL) em uma empresa de telefonia de Curitiba". *Revista Brasileira de Ciência e Movimento*, v.15, n.4, supl. especial, 2007, p.86.

(58%); as atividades de lazer ficaram mais ativas após a GL (42%); começaram a praticar atividades físicas (fora da empresa) (25%). A GL foi considerada muito boa e boa (94%). Quando ministrada com música, 84% gostavam de música, 10% eram indiferentes e 6% não gostavam. Sessenta e seis por cento dos trabalhadores gostariam de fazer a GL todos os dias da semana. Quanto às mudanças ocorridas com os trabalhadores: houve aumento da produtividade (10%), do desempenho (9%) e do nível de atenção no trabalho (9%), melhora da integração com os colegas (30%) e aumento da disposição para o trabalho (28%). Os trabalhadores perceberam automudanças, após a GL: começaram a cuidar mais da saúde (16%), a praticar atividade física (5%), melhoraram a qualidade de vida (16%) e o humor (10,5%). Houve também diminuição: do estresse (14,5%); das dores corporais (13%); da fadiga (12%); e das doenças ocupacionais (6%). Os pesquisadores ressaltaram que a maioria dos benefícios que a GL tem trazido é na saúde e na qualidade de vida para o trabalhador e na produtividade para a empresa. Percebe-se, neste estudo, a importância cada vez maior de programas de promoção de saúde no trabalho, de forma que o colaborador se sinta prestigiado pela empresa e em consequência sinta-se mais motivado.

Em outro estudo, descritivo e longitudinal, Azevedo et al.[38] avaliaram os resultados e as mudanças a partir da percepção de 29 trabalhadores, de ambos os sexos, participantes de PGL em uma indústria de bolsas de Curitiba. As aulas foram 5 vezes por semana, 1 vez ao dia, no período da tarde, durante 15 minutos e com música. Foi utilizado o questionário de Mendes[39] que foi respondido pelos trabalhadores no início do programa e após 8 meses. Depois desse período de GL, 65,5% dos trabalhadores praticantes responderam que a GL influenciou seu momento de lazer, 18% relataram que iniciaram uma atividade física fora do ambiente de trabalho em virtude da GL. Os trabalhadores perceberam a GL como muito boa (41,4%), boa (51,7%) e regular (6,9%). Os trabalhadores indicaram os três principais motivos/objetivos de a empresa implementar a GL, como: prevenir e/ou reduzir doenças ocupacionais (29,9%), diminuir o estresse ocupacional (23%) e diminuir o tempo e a quantidade de afastamentos do trabalho por causa de doenças ocupacionais (16,1%). Quanto às mudanças percebidas pelo trabalhador nele próprio: começaram a cuidar mais da saúde (21,6%), diminuíram as queixas de dores

---

38 AZEVEDO, Maurício Dias de et al. "Mudanças encontradas nos trabalhadores participantes de programa de ginástica laboral em indústria de bolsas de Curitiba/PR". *Revista Brasileira de Ciência e Movimento*, v.17, n.4, supl. especial, 2009, p.276.

39 MENDES, 2000, op. cit.

corporais (18,9%) e perceberam diminuição de estresse (17,3%). Os trabalhadores responderam sobre as mudanças ocorridas em relação à empresa e aos colegas de trabalho: maior integração com colegas (32,8%), maior disposição para o trabalho (26,9%) e nível maior de atenção no trabalho (16,4%). Quanto à prática de atividade física fora do ambiente de trabalho, os funcionários responderam positivamente (antes da GL = 37,9% e após a GL = 55,2%) e demonstraram ainda que apesar de a GL ser ministrada durante o expediente de trabalho, eles a consideravam como parte do lazer (antes da GL = 79,3% e após a GL = 86,2%).

Pode-se inferir que após 8 meses de prática de GL, os trabalhadores perceberam mudanças relevantes que impactaram positivamente na qualidade vida no trabalho e lazer, no estilo de vida e no comportamento em relação à empresa e aos colegas de trabalho, porque possivelmente ficaram com lazer mais ativo, começaram a cuidar mais da própria saúde, perceberam menos dores corporais, menor estresse ocupacional, maior integração com os colegas, disposição para trabalhar e mais atentos com a tarefa desempenhada.

O questionário de Mendes[40] encontra-se no Capítulo 3, bem como o questionário adaptado pelo próprio autor visando facilitar a aplicação e a tabulação dos resultados.

A busca da informação pelos profissionais da área e o aumento de publicações sobre o tema no Brasil impulsionam a GL para uma situação de maior divulgação e aceitação entre os empresários das áreas industriais, comerciais e outros.

Em resumo, nota-se que o tema ginástica laboral, apesar de novo, busca embasamento em diferentes áreas, como na tecnologia, no sedentarismo, no histórico da Revolução Industrial, na qualidade de vida no trabalho e nas relações de saúde e trabalho. Esse apoio facilita a elaboração de uma proposta e, ao mesmo tempo, disponibiliza um maior número de recursos para a implantação de PGL.

O modelo de projeto de GL e alguns instrumentos de avaliação serão abordados no próximo capítulo.

---

40 Ibidem.

3

Modelo de Projeto e Instrumentos de Avaliação para um Programa de Ginástica Laboral

Neste capítulo será apresentado um modelo de projeto de ginástica laboral (GL), que pode ser utilizado como proposta de trabalho em empresas, e alguns instrumentos de avaliação que podem ser aplicados no ambiente de trabalho para auxiliar o processo de diagnóstico na fase inicial e na reavaliação dos resultados após a implantação da GL. Durante esse processo, é importante envolver toda a equipe multidisciplinar, como o pessoal de recursos humanos, do ambulatório médico, engenheiros, técnicos de segurança e médicos do Serviço Especializado de Segurança e Medicina do Trabalho (SESMT), para que haja um trabalho em equipe.

1. Modelo de Projeto

O modelo de projeto apresentado no Quadro 3.1 está organizado em cinco tópicos descritos a seguir. Esse modelo pode ser adaptado a cada empresa de acordo com as suas características e realidades.

O resumo é o **primeiro tópico** do projeto. Nele deverá constar, de forma clara e concisa, a importância da implantação da GL na empresa a que se destina, enfatizando os benefícios para os empresários. O **segundo tópico** introduz o tema GL e aborda tanto o seu impacto positivo sobre a empresa e os trabalhadores como a sua repercussão nos meios de comunicação. Pode-se aproveitar esse espaço para relatar, de forma resumida, os principais resultados obtidos com a GL em outros locais de trabalho.

A definição da GL, os seus objetivos na empresa, a forma de prescrição, a execução das atividades físicas no ambiente de trabalho e os principais resultados obtidos são explicados no **terceiro tópico**. Os empresários, o setor de recursos humanos e outros setores não precisam adivinhar o que o profissional de GL pretende. É importante estabelecer no projeto qual é o tipo de GL que se pretende implantar na empresa (ver Capítulo 1). Os objetivos, tanto o geral como os específicos, devem ser atingíveis e escritos de forma clara. Os resultados em outras pesquisas ou a experiência pessoal do profissional justificam os objetivos do projeto, mas estes devem apresentar subsídios técnicos e precisos para evitar impressões pessoais vazias ou de senso comum.

O **quarto tópico** do projeto pode ser desenvolvido em quatro fases, que serão descritas no Capítulo 4. Nessa etapa são estruturadas as funções do grupo de trabalho, avaliadas as características dos setores (acidentes de trabalho, afastamentos do trabalho e produção individual e setorial) e composta a população-alvo (setores, praticantes e não praticantes) para a prática da GL.

As aulas de GL são planejadas e organizadas quanto à seleção dos exercícios, à duração e ao horário da pausa ativa. A execução da GL engloba a pausa ativa com exercícios físicos no ambiente de trabalho, as reuniões teóricas com a abordagem de temas de educação para a saúde e a retroalimentação por meio de instrumentos que avaliem o desenvolvimento e a participação dos trabalhadores.

Quadro 3.1 – Modelo de projeto ou de proposta de ginástica laboral.

1. Resumo
2. Introdução

3. Ginástica laboral (GL):
  3.1 Definição
  3.2 Objetivos
  3.3 Prescrição dos exercícios
  3.4 Resultados obtidos

4. Desenvolvimento do projeto:
  4.1 Primeira fase: Estruturação
    4.1.1 Composição do grupo de trabalho
    4.1.2 Obtenção da estatística dos setores
    4.1.3 Composição da população-alvo
  4.2 Segunda fase: Planejamento
    4.2.1 Seleção dos tipos de exercício
    4.2.2 Organização dos horários de pausa ativa
  4.3 Terceira fase: Execução
    4.3.1 Pausas ativas
    4.3.2 Reuniões teóricas
    4.3.3 Retroalimentação
  4.4 Quarta fase: Avaliação

5. Referências

No processo de diagnóstico dos trabalhadores, deve-se observar as questões éticas envolvidas nessa avaliação, garantindo ao trabalhador o sigilo de suas respostas. Apesar do registro por escrito por meio de instrumentos de avaliação, os resultados são divulgados sem a identificação individualizada de cada trabalhador, pois eles devem caracterizar um grupo de pessoas.

Os estudos diagnósticos podem enfatizar aspectos globais ou específicos sobre a situação da saúde dos trabalhadores e do ambiente ocupacional, o que inclui um estudo qualitativo e quantitativo dos riscos ambientais, das condições de saúde dos indivíduos e a identificação de procedimentos para melhorar a organização do trabalho. Esta última pode ser avaliada por uma análise ergonômica dos postos de trabalho, de preferência na fase de concepção desse ambiente, ou seja, antes de a empresa adquirir os móveis e organizar as tarefas de trabalho.

O **quinto tópico**, a última etapa do projeto de GL, inclui o referencial teórico no qual o profissional de GL se baseará para traçar suas metas de trabalho, acompanhar e demonstrar os resultados para os empresários. O preparo profissional adequado desperta maior atenção e confiança nos empresários que buscam qualidade na implantação do programa de GL.

A implantação de um programa de qualidade de vida e de GL permitirá conhecer e acompanhar o perfil de saúde das pessoas envolvidas no ambiente de trabalho, por meio de uma avaliação contínua, que poderá detectar precocemente desvios da saúde possivelmente associados à forma de organização do trabalho.

2. Instrumentos de Avaliação

A avaliação serve para verificar o impacto dos resultados para o empresário, o trabalhador e todos os envolvidos no processo. Com o diagnóstico das pessoas e do ambiente de trabalho fica fácil reelaborar estratégias, acompanhar a evolução do programa e dar ênfase à educação continuada.

Portanto, o ideal é escolher instrumentos que possam ser aplicados antes e depois do início de um programa de GL para avaliar a presença de dores corporais e dos fatores de risco cardiovasculares, a percepção do ambiente ocupacional e da qualidade de vida, bem como as modificações percebidas por empresários e trabalhadores com a prática regular da GL.

Neste capítulo foram incluídos cinco instrumentos, elaborados e adaptados pelos autores, que apresentam conteúdos validados. Com o questionário de topografia e intensidade da dor é possível avaliar a localização e a intensidade das algias simultaneamente, porque as dores podem persistir na mesma localização, porém com menor intensidade após a prática regular da GL.

O questionário de avaliação de qualidade de vida e da saúde (QVS-80) é composto de 80 questões que abordam as áreas da saúde, da atividade física, do ambiente ocupacional e da percepção da qualidade de vida. Para avaliação dos resultados e mudanças após a implantação da GL, tem-se uma abordagem direcionada ao empresário e outra aos empregados. Esses três últimos instrumentos podem ser aplicados após um período mínimo de prática de GL – sugere-se em torno de 6 meses – para melhor observação das sensações despertadas pela atividade física durante o expediente de trabalho.

2.1 Como interpretar e utilizar o QVS-80

O QVS-80 contém 80 questões, sendo 13 abertas e 67 estruturadas na Escala Lickert, as quais são consideradas para contabilizar o escore do QVS-80 (pontuações: mínima = 67 e máxima = 335). Esse questionário é analisado pela divisão das questões em quatro domínios, são eles: Domínio da saúde (D1), Domínio da atividade física (D2), Domínio do ambiente ocupacional (D3) e Domínio da percepção da qulidade de vida (D4).[1]

O Domínio da saúde (D1) é composto de 30 questões, sendo as 13 iniciais uma anamnese relativa à existência de doenças crônicas familiares e na história pessoal (hipertensão, *diabetes*, obesidade, dislipidemias, bronquite, rinite alérgica e câncer). São contabilizadas as 17 questões restantes deste domínio no escore do QVS-80 (pontuações: mínima = 17 e máxima = 85). As questões referem-se aos estilos e hábitos de vida, como qualidade do sono, tabagismo e consumo de álcool.

O Domínio da atividade física (D2) é composto de 15 questões sobre a atividade física no tempo livre, ou seja, fora do ambiente ocupacional (pontuações: mínima = 15 e máxima = 75).

O Domínio do ambiente ocupacional (D3) é composto de 11 questões relativas ao local de trabalho e à atividade física executada durante a tarefa de trabalho (pontuações: mínima = 11 e máxima = 55).

O Domínio da percepção da qualidade de vida (D4) é composto de 24 questões, as quais foram adaptadas a partir do instrumento WHOQOL-breve (pontuações: mínima = 24 e máxima = 120).

---

1 VILELA JÚNIOR, Guanis B. & LEITE, Neiva. "Qualidade de vida e saúde: avaliação pelo QVS-80". In: VILARTA, Roberto & GUTIERREZ, Gustavo Luís (orgs.). *Qualidade de vida no ambiente corporativo*. Campinas, IPES Editorial, v.1, 2008, p.71-80.

As primeiras 13 questões do QVS-80 são dependentes da informação que os colaboradores têm sobre a sua saúde, quanto à presença ou não dos fatores de risco cardiovasculares, o que possibilita avaliar a prevalência das doenças crônicas e de suas inter-relações com o ambiente ocupacional. Assim, o QVS-80 pode subestimar a ocorrência de doenças, pelo desconhecimento do próprio trabalhador de seus problemas de saúde ou pela avaliação preventiva e sistemática dos exames periódicos de saúde realizada de forma insatisfatória, a qual muitas vezes é realizada apenas para cumprir a obrigatoriedade das leis trabalhistas.[2]

O QVS-80 pode ser utilizado para avaliar a presença de fatores de risco de doenças cardiovasculares (DCV) em trabalhadores. Em uma empresa de Curitiba (PR), detectou-se que 54,2% dos funcionários eram sedentários, 40,9% apresentavam excesso de peso e 14,4% referiram o hábito de fumo (15% homens; 12,5% mulheres).[3] Os resultados de sobrepeso ou obesidade foram semelhantes aos divulgados pelo último relatório do Instituto Brasileiro de Geografia e Estatística (IBGE/Pesquisa de Orçamentos Familiares – POF, 2004) em que 40,6% dos brasileiros acima de 18 anos apresentam excesso de peso. O estudo de Silva et al.,[4] que utilizou o QVS-80, revelou que 56,3% dos trabalhadores de uma empresa da região metropolitana de Campinas (SP) realizavam exercícios físicos regularmente e 60% já fumaram ou permanecem com o hábito do tabagismo.

A consistência interna relativa às respostas das 67 questões do QVS-80 estruturadas na escala de Lickert pode ser aferida pelo coeficiente de Cronbach. A aplicação do QVS-80 demonstrou boa consistência interna, apresentando coeficiente de Cronbach de 0,88.[5] O impacto de cada um dos domínios do QVS-80 foi obtido através de uma sintaxe, que demonstra percentualmente a contribuição dos diferentes domínios sobre a qualidade de vida da população estudada. Foi estabelecido pelos autores do QVS-80 que, a partir do ano de 2010, quanto maior o percentual, maior é a contribuição do domínio de forma favorável sobre a qualidade de vida. Portanto, ressalta-se que em estudo preliminar publicado pelo grupo, a sintaxe estava invertida, ou seja, quanto

---

2 Ibidem.

3 ALBUQUERQUE, André Martins et al. "Fatores de risco cardiovasculares em trabalhadores de uma empresa de Curitiba (PR)". *Anais do 6º Congresso Brasileiro de Atividade Física e Saúde*, 2007, p.108.

4 SILVA, T. P. et al. "Qualidade de vida e saúde no trabalho: ganhos para a empresa e para o trabalhador". *Revista Metrocamp Pesquisa*, v.1, supl.1, 2007, p.82.

5 RIBAS, Carla Juliana; LEITE, Neiva & VILELA JÚNIOR, Guanis B. "Consistência interna do questionário QVS-80: avaliação de qualidade de vida no trabalho". *The FIEP Bulletin*, v.79, 2009, p.71-3.

maior o índice encontrado, menor era a qualidade de vida. Nessa pesquisa, os indivíduos avaliados apresentaram o domínio da saúde (D1) como responsável por 54,0% da qualidade de vida dos trabalhadores, ao passo que o domínio da percepção da qualidade de vida (D4) contribuiu com 25%, seguido do domínio da atividade física no tempo livre (D2) com 16,3% e o domínio do ambiente ocupacional (D4) em 4,5%. Considerando que a sintaxe estava invertida, esses resultados demonstram que o impacto do D1 foi negativo sobre a qualidade de vida.[6] A sintaxe do QVS-80 está disponível no *site* www.nqv.ufpr.br. Até o momento não foi avaliado o impacto das 13 questões abertas do D1 sobre a qualidade de vida, portanto elas ainda não participam da sintaxe.

Para facilitar a interpretação dos resultados e classificar os índices obtidos no questionário QVS-80, adotou-se como padrão uma escala centesimal na avaliação final dos resultados dos domínios e da qualidade de vida geral obtida por este instrumento. A escala varia de 0 a 100 pontos, na qual o 0 corresponde à pior qualidade de vida e o 100 à melhor qualidade de vida. Os resultados dos domínios e geral do QVS-80 foram padronizados em uma mesma escala, baseada no modelo proposto por Timossi et al.[7] para avaliação da qualidade de vida no trabalho.

Os escores finais foram obtidos ao se estabelecer cinco pontos âncoras para as respostas, ou seja: 0%, 25%, 50%, 75% e 100%. Neste modelo, a classificação dos resultados adota o ponto central (50) como o nível divisório dos valores considerados como de insatisfação (25 a 49) e da satisfação (51 a 75). Portanto, os valores menores que 25 e maiores que 75 caracterizam, respectivamente, os níveis de elevada insatisfação ou de satisfação no indicador que está sendo avaliado.[8] Desta forma, somente os domínios com escores acima de 50 podem ser considerados positivos e acima de 75 fatores, de muita satisfação. A classificação descrita pode ser ilustrada de acordo com a Figura 3.1.[9]

A grande prevalência de fatores de risco para DCV na população brasileira e nos trabalhadores alerta para o desenvolvimento de medidas que conscientizem a população para a prevenção. Apesar de uma baixa proporção dessas

---

6 Ibidem.
7 Timossi, L. S. et al. "Adaptação do modelo de Walton para avaliação da Qualidade de Vida no Trabalho". *Revista de Educação Física UEM*, v.20, n.3, 2009. DOI: 10.4025/reveducfis.v20i3.5780
8 Ibidem.
9 Ibidem.

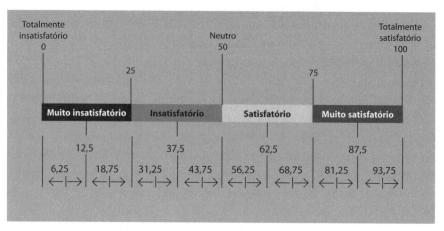

Figura 3.1 – Escala de resposta de QVT.

doenças apontadas no QVS-80, em relação aos percentuais da população em geral, revela-se o desconhecimento dos colaboradores sobre a presença de doenças e a fragilidade no domínio D1, que parece contribuir negativamente na qualidade de vida. Nesse sentido, pesquisas clínicas precisam estabelecer a prevalência das doenças crônicas nos trabalhadores. Sugerimos que a avaliação da qualidade de vida e da saúde dos trabalhadores utilizando o instrumento QVS-80 seja parte de programas de prevenção e promoção da saúde ocupacional. O QVS-80 é um instrumento que possibilita o diagnóstico do estilo de vida, focalizando a presença de doenças crônicas não transmissíveis, bem como a avaliação dos hábitos de sono, prática de atividades físicas, atividades laborais e qualidade de vida dos trabalhadores.

Além dos aspectos de avaliação sugeridos neste capítulo, existem outros fatores que podem ser avaliados e que estão relacionados ao trabalho, à cultura, ao meio social, ao ambiente ocupacional e às características individuais. A participação dos trabalhadores nas atividades da GL depende de um processo de implantação adequado e bem planejado. Os principais procedimentos de implantação da GL serão abordados em detalhes no próximo capítulo.

2.2 Questionário de topografia e intensidade da dor

Este questionário faz parte da avaliação da presença ou não de dores nos trabalhadores desta empresa. Contamos com a sua colaboração e sinceridade no preenchimento deste.

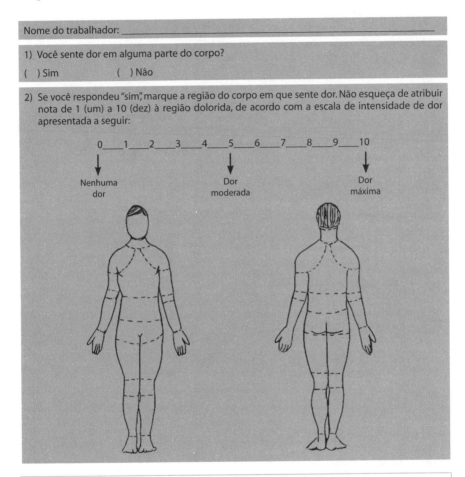

Este instrumento pode ser reproduzido e utilizado para fins educacionais e de pesquisa, desde que citada a fonte: Leite, Neiva. "Projeto de ginástica laboral compensatória apresentado ao Centro de Assistência Médica (Ceasp) do Banco do Brasil S/A". Porto Alegre, 1992. Adaptado de: Buckle,[10] e Maihafer & Echternach.[11]

---

10 BUCKLE, P. "Epidemiological aspects of back pain within the nursing profession". *Int. J. Nurs. Stud.*, v.24, 1987, p.319-324.

11 MAIHAFER, G. C. & ECHTERNACH, J. L. "Reliability of a method of measuring backward bending of the thoracolumbar spine". *J. Orthop. Sports Phys. Ther.*, v.8, n.12, 1987, p.574-7.

2.3 Questionário de avaliação da qualidade de vida e da saúde (QVS-80)

Este é um questionário sobre sua qualidade de vida e saúde. ATENÇÃO: você não precisa escrever o seu nome neste questionário. As suas respostas são anônimas e serão mantidas em sigilo. Por favor, responda todas as questões. Em caso de dúvida, pergunte ao instrutor.

INFORMAÇÕES PESSOAIS

- Idade (anos): _____
- Peso (kg): _____
- Altura (cm): _____

- Renda familiar média:
(1) R$ 276,00
(2) R$ 484,00
(3) R$ 726,00
(4) R$ 1.194,00
(5) R$ 2.212,00
(6) R$ 3.479,00
(7) R$ 6.563,00
(8) R$ 9.733,00 ou mais

1) Sexo:
(1) Masculino   (2) Feminino

2) Qual é o seu estado civil?
(1) Solteiro(a)   (2) Casado(a)/Vivendo com parceiro(a)   (3) Divorciado(a)/Separado(a)
(4) Viúvo(a)

3) Qual é o seu grau de instrução?
(1) Ensino fundamental   (2) Ensino médio incompleto   (3) Ensino médio
(4) Ensino superior   (5) Pós-graduação (mestrado e doutorado)

4) Há quanto tempo você trabalha na empresa?
(1) 0 a 5 anos   (2) 6 a 20 anos   (3) Mais de 20 anos

5) Qual é sua função na empresa?
(1) Diretoria   (2) Administrativo   (3) Produção

6) Como é seu turno de trabalho?
(1) Fixo   (2) Rodízio/Alternado

7) Há quanto tempo você trabalha neste turno?
(1) Até 6 meses   (2) 6 a 11 meses   (3) 1 ano a 1 ano e 11 meses
(4) 2 a 2 anos e 11 meses   (5) 3 anos ou mais

8) Em qual(is) período(s) você trabalha?
(1) Manhã   (2) Tarde   (3) Manhã/Tarde   (4) Noite

9) Marque abaixo qual(is) doença(s) você apresenta atualmente:
(1) Nenhuma doença   (2) *Diabetes*   (3) Colesterol alto   (4) Asma/Bronquite/Rinite
(5) Pressão alta

10) Além das doenças citadas anteriormente, você apresenta alguma das listadas a seguir?
(1) Nenhuma doença   (2) Triglicérides altos   (3) Doenças da tireoide   (4) Câncer
(5) Doenças cardíacas e circulatórias

11) Seus familiares (pai, mãe, irmãos, avós) apresentam ou faleceram por alguma dessas doenças?
(1) Nenhuma doença   (2) *Diabetes*   (3) Colesterol alto   (4) Asma/Bronquite/Rinite
(5) Pressão alta

12) Seus familiares (pai, mãe, irmãos, avós) apresentam ou faleceram por alguma dessas outras doenças listadas abaixo?
(1) Nenhuma doença   (2) Triglicérides altos   (3) Doenças da tireoide   (4) Câncer
(5) Doenças cardíacas e circulatórias

13) Marque abaixo em qual(is) local(is) você apresenta desconforto/dor:
(1) Nenhuma dor   (2) Cabeça/Olhos   (3) Coluna   (4) Braços/Ombros
(5) Punhos/Mãos   (6) Pernas/Pés

ESTILO DE VIDA E SAÚDE

14) Como está sua saúde atualmente?
(1) Excelente   (2) Boa   (3) Regular   (4) Ruim   (5) Muito ruim

15) Como você classifica a qualidade de seu sono?
(1) Excelente   (2) Boa   (3) Regular   (4) Ruim   (5) Muito ruim

16) Qual a duração média de seu sono?
(1) Mais de 8 horas   (2) 7 a 8 horas   (3) 6 a 7 horas   (4) 5 a 6 horas
(5) Menos de 5 horas

17) Você dorme ao ler sentado?
(1) Nunca   (2) Muito raramente   (3) Às vezes   (4) Frequentemente
(5) Muito frequentemente

18) Você dorme ao assistir televisão?
(1) Nunca   (2) Muito raramente   (3) Às vezes   (4) Frequentemente
(5) Muito frequentemente

19) Você costuma dormir sentado em locais públicos, por exemplo, ao aguardar na sala de espera de um consultório médico?
(1) Nunca   (2) Muito raramente   (3) Às vezes   (4) Frequentemente
(5) Muito frequentemente

20) Você dorme como passageiro de um automóvel, durante uma hora de viagem sem parada?
(1) Nunca   (2) Muito raramente   (3) Às vezes   (4) Frequentemente
(5) Muito frequentemente

21) Você dorme quando está deitado descansando durante a tarde?
(1) Nunca   (2) Muito raramente   (3) Às vezes   (4) Frequentemente
(5) Muito frequentemente

22) Você dorme quando está sentado conversando com alguém?
(1) Nunca   (2) Muito raramente   (3) Às vezes   (4) Frequentemente
(5) Muito frequentemente

23) Você dorme quando está sentado tranquilamente após o almoço (sem ter consumido bebida alcoólica)?
(1) Nunca   (2) Muito raramente   (3) Às vezes   (4) Frequentemente
(5) Muito frequentemente

24) Você dorme ao volante se o seu carro ficar parado no trânsito por alguns minutos?
(1) Nunca   (2) Muito raramente   (3) Às vezes   (4) Frequentemente
(5) Muito frequentemente

25) Você considera sua vida em família:
(1) Excelente   (2) Boa   (3) Regular   (4) Ruim   (5) Muito ruim

26) Como você se sente quando está no trabalho?
(1) Excelente   (2) Bem   (3) Regular   (4) Ruim   (5) Muito ruim

27) Como você se sente em seu horário de lazer?
(1) Excelente   (2) Bem   (3) Regular   (4) Ruim   (5) Muito ruim

28) Em relação ao cigarro:
(1) Nunca fumei   (2) Parei há mais de 2 anos   (3) Parei de 1 ano a menos de 2 anos
(4) Parei há menos de 1 ano   (5) Sou fumante

29) Se você é fumante, quantos cigarros fuma por dia?
(1) Não sou fumante   (2) Menos de 5 cigarros   (3) 5 a 14 cigarros
(4) 15 a 20 cigarros   (5) Mais de 20 cigarros

30) Em uma semana normal, quantas "doses" de bebidas alcoólicas você bebe? (1 dose = ½ garrafa de cerveja, 1 copo de vinho ou 1 dose de uísque/conhaque/cachaça)
(1) Não bebo   (2) 1 a 4 doses   (3) 5 a 9 doses   (4) 10 a 13 doses
(5) 14 doses ou mais

31) Você pratica exercícios físicos regularmente?
(1) Muito frequentemente   (2) Frequentemente   (3) Às vezes   (4) Muito raramente
(5) Nunca

32) Quantas horas por semana você pratica caminhada?
(1) Mais de 4 horas   (2) Entre 2 e 4 horas   (3) Entre 1 e 2 horas
(4) Entre meia e 1 hora   (5) Não pratico

33) Quantas horas por semana você pratica corrida?
(1) Mais de 4 horas   (2) Entre 2 e 4 horas   (3) Entre 1 e 2 horas
(4) Entre meia e 1 hora   (5) Não pratico

34) Quantas horas por semana você pratica musculação ou artes marciais?
(1) Mais de 4 horas   (2) Entre 2 e 4 horas   (3) Entre 1 e 2 horas
(4) Entre meia e 1 hora   (5) Não pratico

35) Quantas horas por semana você pratica atividades aquáticas (natação/hidroginástica)?
(1) Mais de 4 horas   (2) Entre 2 e 4 horas   (3) Entre 1 e 2 horas
(4) Entre meia e 1 hora   (5) Não pratico

36) Quantas horas por semana você pratica atividades esportivas (futebol, voleibol, basquetebol, futsal)?
(1) Mais de 4 horas   (2) Entre 2 e 4 horas   (3) Entre 1 e 2 horas
(4) Entre meia e 1 hora   (5) Não pratico

37) Quantas horas por semana você pratica dança ou ginástica?
(1) Mais de 4 horas   (2) Entre 2 e 4 horas   (3) Entre 1 e 2 horas
(4) Entre meia e 1 hora   (5) Não pratico

38) Há quanto tempo você pratica atividades físicas regulares?
(1) Mais de 2 anos   (2) De 1 a 2 anos   (3) De 3 a 12 meses
(4) Menos de 3 meses   (5) Não pratico

39) Quando você faz atividades físicas, em que medida você as realiza por prazer?
(1) Muito frequentemente   (2) Frequentemente   (3) Às vezes   (4) Muito raramente
(5) Nunca

40) Em que medida você realiza atividades físicas regulares pelas relações sociais que elas proporcionam?
(1) Muito frequentemente   (2) Frequentemente   (3) Às vezes   (4) Muito raramente
(5) Nunca

41) Em que medida você realiza atividades físicas regulares por motivos médicos?
(1) Nunca   (2) Muito raramente   (3) Às vezes   (4) Frequentemente
(5) Muito frequentemente

42) Em que medida você realiza atividades físicas regulares para melhorar a condição física?
(1) Muito frequentemente   (2) Frequentemente   (3) Às vezes   (4) Muito raramente
(5) Nunca

43) Em que medida você realiza atividades físicas regulares por motivos estéticos?
(1) Nunca   (2) Muito raramente   (3) Às vezes   (4) Frequentemente
(5) Muito frequentemente

44) Quanto tempo você fica sentado durante um dia de trabalho?
(1) Não fico sentado   (2) Entre meia e 2 horas   (3) Entre 2 e 4 horas
(4) Entre 4 e 7 horas   (5) Mais de 7 horas

45) No trabalho você se desloca (caminha, sobe escadas):
(1) Muito frequentemente   (2) Frequentemente   (3) Às vezes   (4) Muito raramente
(5) Nunca

ATIVIDADE FÍSICA NA EMPRESA

46) A empresa em que você trabalha oferece ginástica laboral?
(1) SIM, com instrutores próprios   (2) SIM, com instrutores de outra empresa   (3) NÃO

47) Você participa da ginástica laboral?
(1) Muito frequentemente   (2) Frequentemente   (3) Às vezes   (4) Muito raramente
(5) Nunca

48) Em que medida a ginástica laboral trouxe benefícios para você?
(1) Muito frequentemente   (2) Frequentemente   (3) Às vezes   (4) Muito raramente
(5) Nunca

49) Em sua opinião a ginástica laboral tem influenciado a sua hora de lazer (tempo livre)?
(1) Muito frequentemente   (2) Frequentemente   (3) Às vezes   (4) Muito raramente
(5) Nunca

AVALIAÇÃO DO AMBIENTE OCUPACIONAL

50) Como você se sente quanto à satisfação de realizar sua atividade na empresa?
(1) Excelente   (2) Boa   (3) Regular   (4) Ruim   (5) Muito ruim

51) Como você considera o clima de trabalho na empresa?
(1) Excelente   (2) Bom   (3) Regular   (4) Ruim   (5) Muito ruim

52) Como você avalia o seu volume de serviço?
(1) Excelente   (2) Bom   (3) Regular   (4) Ruim   (5) Muito ruim

53) Durante sua jornada de trabalho, como você classifica sua concentração?
(1) Muito boa   (2) Boa   (3) Regular   (4) Ruim   (5) Muito ruim

54) Como você avalia o seu posto de trabalho?
(1) Excelente   (2) Bom   (3) Regular   (4) Ruim   (5) Muito ruim

55) Como você avalia o seu conhecimento sobre as adaptações necessárias para uma pessoa com deficiência trabalhar na empresa?
(1) Excelente   (2) Bom   (3) Regular   (4) Ruim   (5) Muito ruim

56) Como você avalia os acessos e as adaptações no ambiente da empresa para as pessoas com deficiência?
(1) Excelente   (2) Bom   (3) Regular   (4) Ruim   (5) Muito ruim

AVALIAÇÃO DA QUALIDADE DE VIDA

57) Como você avalia a sua qualidade de vida?
(1) Muito boa   (2) Boa   (3) Regular   (4) Ruim   (5) Muito ruim

As questões seguintes são sobre como você tem se sentido nas últimas duas semanas.

58) Em que medida você considera que uma dor física, eventual ou persistente, o impede de fazer o necessário?
(1) Nada   (2) Muito pouco   (3) Mais ou menos   (4) Bastante   (5) Extremamente

59) O quanto você precisa de algum tratamento médico para levar sua vida diária?
(1) Nada   (2) Muito pouco   (3) Mais ou menos   (4) Bastante   (5) Extremamente

60) O quanto você aproveita a vida?
(1) Extremamente   (2) Bastante   (3) Mais ou menos   (4) Muito pouco   (5) Nada

61) Em que medida você acha que sua vida tem sentido?
(1) Extremamente   (2) Bastante   (3) Mais ou menos   (4) Muito pouco   (5) Nada

62) O quanto você consegue se concentrar?
(1) Extremamente   (2) Bastante   (3) Mais ou menos   (4) Muito pouco   (5) Nada

63) Quão seguro(a) você se sente em relação a sua vida diária?
(1) Extremamente   (2) Bastante   (3) Mais ou menos   (4) Muito pouco   (5) Nada

64) Quão saudável é o ambiente físico em que você vive (clima, barulho, poluição, atrativos)?
(1) Extremamente   (2) Bastante   (3) Mais ou menos   (4) Muito pouco   (5) Nada

As questões seguintes são sobre o quanto você se sentiu ou foi capaz de fazer certas atividades nas últimas duas semanas.

65) Você tem energia suficiente para o seu dia a dia?
(1) Completamente   (2) Muito   (3) Médio   (4) Muito pouco   (5) Nada

66) Você é capaz de aceitar sua aparência física?
(1) Completamente   (2) Muito   (3) Médio   (4) Muito pouco   (5) Nada

67) Você tem dinheiro suficiente para satisfazer suas necessidades?
(1) Completamente   (2) Muito   (3) Médio   (4) Muito pouco   (5) Nada

68) Quão disponíveis estão as informações de que você precisa em seu dia a dia?
(1) Completamente   (2) Muito   (3) Médio   (4) Muito pouco   (5) Nada

69) Em que medida você tem oportunidades de realizar atividades de lazer?
(1) Completamente   (2) Muito   (3) Médio   (4) Muito pouco   (5) Nada

As questões seguintes são sobre quão bem ou quão satisfeito você se sentiu a respeito de vários aspectos de sua vida nas últimas duas semanas.

70) Você é capaz de se locomover?
(1) Muito bem   (2) Bem   (3) Nem mal/nem bem   (4) Mal   (5) Muito mal

71) Como você se sente quanto a sua capacidade de desempenhar as atividades do dia a dia?
(1) Muito satisfeito   (2) Satisfeito   (3) Nem insatisfeito/nem satisfeito   (4) Insatisfeito
(5) Muito insatisfeito

72) Como você se sente quanto a sua capacidade para o trabalho?
(1) Muito satisfeito   (2) Satisfeito   (3) Nem insatisfeito/nem satisfeito   (4) Insatisfeito
(5) Muito insatisfeito

73) Como você se sente consigo mesmo?
(1) Muito satisfeito   (2) Satisfeito   (3) Nem insatisfeito/nem satisfeito   (4) Insatisfeito
(5) Muito insatisfeito

74) Como você se sente quanto a suas relações pessoais (amigos, parentes, conhecidos, colegas)?
(1) Muito satisfeito   (2) Satisfeito   (3) Nem insatisfeito/nem satisfeito   (4) Insatisfeito
(5) Muito insatisfeito

75) Como você se sente quanto a sua vida sexual?
(1) Muito satisfeito   (2) Satisfeito   (3) Nem insatisfeito/nem satisfeito   (4) Insatisfeito
(5) Muito insatisfeito

76) Como você se sente quanto ao apoio que recebe de seus amigos?
(1) Muito satisfeito   (2) Satisfeito   (3) Nem insatisfeito/nem satisfeito   (4) Insatisfeito
(5) Muito insatisfeito

77) Como você se sente quanto às condições do local onde mora?
(1) Muito satisfeito   (2) Satisfeito   (3) Nem insatisfeito/nem satisfeito   (4) Insatisfeito
(5) Muito insatisfeito

78) Como você se sente quanto a seu acesso aos serviços de saúde?
(1) Muito satisfeito   (2) Satisfeito   (3) Nem insatisfeito/nem satisfeito   (4) Insatisfeito
(5) Muito insatisfeito

79) Como você se sente quanto a seu meio de transporte?
(1) Muito satisfeito   (2) Satisfeito   (3) Nem insatisfeito/nem satisfeito   (4) Insatisfeito
(5) Muito insatisfeito

80) Com que frequência você teve sentimentos negativos, como mau humor, desespero, ansiedade e depressão **nas últimas 2 semanas**?
(1) Nunca   (2) Muito raramente   (3) Às vezes   (4) Frequentemente
(5) Muito frequentemente

Este instrumento pode ser reproduzido e utilizado para fins educacionais e de pesquisa, desde que citados os seus autores e fonte: LEITE, Neiva; VILELA JÚNIOR, Guanis de Barros; LOUZADA, Fernando Mazzilli; CIESLAK, Fabrício & ALBUQUERQUE, André Martins. "Questionário de Avaliação da Qualidade de Vida e da Saúde – QVS-80". In: MENDES, Ricardo Alves & LEITE, Neiva. *Ginástica laboral: princípios e aplicações práticas*. Barueri, Manole, cap. 3, 2012.

2.4 Questionário de avaliação da ginástica laboral para os empresários

Este questionário tem o objetivo de avaliar a GL na visão dos empresários ou representantes das empresas. Pretende-se levantar dados sobre a GL e os resultados que ela traz para a empresa e para os trabalhadores. Contamos com a sua participação, pois ela é fundamental para a concretização desta avaliação.

Identificação

Nome da empresa: _____
Endereço: _____
Telefone para contato: _____
Nome de quem está respondendo ao questionário: _____
Cargo e graduação (formação) de quem está respondendo: ____
_____

Características da empresa

1) Em qual ramo de atividade a empresa atua e em que ano ela foi fundada?
_____

2) Esta empresa, atualmente, adota algum tipo de controle de produtividade?

( ) Sim   ( ) Direto (unidades fabricadas, faturamento)
                ( ) Indireto (absenteísmo/acidente de trabalho/rotatividade)
                ( ) Ambos
                ( ) Outros _____
( ) Não

3) Atualmente, a empresa está desenvolvendo algum programa de qualidade total?

( ) Sim   ( ) Não

4) A empresa adota intervenções ergonômicas nos postos e setores de trabalho?

( ) Sim   ( ) Não

Atenção: Responda à questão 5 somente se você colocou "sim", pelo menos, em uma das questões 2, 3 ou 4.

5) Na sua opinião, a implantação da GL tem relação com a adoção de:

2 – Controle de produtividade	( ) Sim	( ) Não
3 – Gestão de qualidade total	( ) Sim	( ) Não
4 – Intervenções ergonômicas	( ) Sim	( ) Não

Atenção: Na questão 6, os itens estão relacionados às questões 2, 3 e 4. Responda somente os itens referentes às questões para as quais a resposta for "sim".

6) A GL foi implantada:

2 – ( ) Antes da adoção do controle de produtividade
( ) Após a adoção do controle de produtividade
3 – ( ) Antes da adoção da gestão de qualidade total (QT)
( ) Após a adoção da gestão de QT
4 – ( ) Antes da adoção de intervenções ergonômicas
( ) Após a adoção de intervenções ergonômicas

7) Qual o número de funcionários vinculados à empresa atualmente?
_____

8) Que tipo de tarefa os trabalhadores desta empresa desempenham predominantemente?

( ) Trabalho de atenção (computação, controle visual etc.)
( ) Trabalho muscular leve (trabalhos burocráticos etc.)
( ) Trabalho muscular moderado (linhas de montagem de componentes etc.)
( ) Trabalho muscular pesado (construção civil, mineração etc.)
( ) Outras _____

9) Em sua opinião, existe relação entre a implantação da GL e as novas tecnologias nesta empresa?

( ) Sim   ( ) Não

Características da ginástica laboral

1) Quando a GL foi implantada nesta empresa? (Se possível, coloque dia, mês e ano.)
_____

2) Como foi feita a implantação da GL nesta empresa?

( ) Somente em um setor (área, unidade, departamento etc.)
( ) Em toda a empresa (todos os trabalhadores)
( ) Começou em um setor e agora está em toda a empresa
( ) Começou em alguns setores e agora está em toda a empresa
( ) Começou em toda a empresa e agora está somente em um setor
( ) Outros _____

3) Quantos trabalhadores iniciaram a GL e quantos a estão fazendo atualmente?
_____

Modelo de Projeto e Instrumentos de Avaliação para um Programa de Ginástica Laboral 57

Atenção: Na questão 4, enumere as cinco respostas mais importantes, na ordem crescente, ou seja, n. 1 para a mais importante, n. 2 para a segunda mais importante e assim por diante.

4) Na sua opinião, qual o objetivo (o porquê) desta empresa implantar a GL?

( ) Representação externa da empresa (publicidade)
( ) Maior integração dos funcionários com a empresa
( ) Prevenção e redução de doenças ocupacionais (LER/DORT, lombalgias etc.)
( ) Melhora das relações entre os funcionários
( ) Aumento da produtividade
( ) Redução dos acidentes de trabalho
( ) Quebra no ritmo de trabalho
( ) Melhora das condições do ambiente de trabalho
( ) Início ou continuação de um programa de qualidade de vida no trabalho
( ) Diminuição do estresse
( ) Aumento da motivação dos trabalhadores
( ) Diminuição do tempo e da quantidade de afastamentos por doenças ocupacionais
( ) Início ou continuação de um programa de ergonomia
( ) Outros _____

5) Quantas vezes por dia a GL é aplicada para um determinado grupo de trabalhadores?

( ) 1   ( ) 2   ( ) 3   ( ) 4   ( ) 5 ou mais

6) Quantas vezes por semana a GL é aplicada para um determinado grupo de trabalhadores?

( ) 1   ( ) 2   ( ) 3   ( ) 4   ( ) 5   ( ) 6 ou mais

7) Quando a GL é aplicada?

( ) Pela manhã, precedendo o início do trabalho
( ) Durante uma pausa no meio da manhã
( ) No fim da manhã, precedendo o horário de almoço
( ) Logo após o horário de almoço
( ) Durante uma pausa no meio da tarde
( ) Logo após o término do expediente de trabalho
( ) Outros _____

8) Quais são os turnos que praticam a GL?

( ) Manhã   ( ) Tarde   ( ) Noite

9) Em média, quanto tempo dura a GL?

( ) Menos de 10 minutos   ( ) 10 minutos
( ) 15 minutos   ( ) Mais de 15 minutos

10) A GL é:

Compensada com hora extra	( ) Sim	( ) Não
Compensada com contratação de novos funcionários	( ) Sim	( ) Não
Descontada do salário	( ) Sim	( ) Não
Realizada fora do horário de trabalho	( ) Sim	( ) Não

11) A GL é obrigatória?

( ) Sim ( ) Não

12) Quem ministra as aulas de GL nesta empresa?

( ) Profissional de educação física
( ) Estagiário de educação física
( ) Funcionário voluntário/multiplicador treinado
( ) Fisioterapeuta
( ) Equipe multidisciplinar. Cite os profissionais envolvidos:_____
_____
( ) Outros _____

13) De quem é a responsabilidade de coordenar o programa de GL?

( ) Profissional de educação física
( ) Diretoria da empresa
( ) Estagiário de educação física
( ) Funcionário voluntário
( ) Serviço Especializado de Segurança e Medicina do Trabalho (SESMT)
( ) Especificamente o setor de segurança do trabalho
( ) Especificamente o setor de medicina do trabalho
( ) Divisão de treinamento, desenvolvimento e de recursos humanos
( ) Setor de qualidade de vida da empresa
( ) Associação ou clube da empresa
( ) Outros _____

14) Onde a GL é praticada?

( ) Em quadras cobertas
( ) No próprio ambiente do trabalho
( ) Ao ar livre, quando o clima favorece
( ) Outros _____

Resultados e mudanças após a implantação da ginástica laboral

Neste bloco de perguntas, enumere as cinco respostas mais importantes, na ordem crescente, ou seja, n. 1 para a mais importante, n. 2 para a segunda mais importante e assim por diante.

1) Na sua percepção, quais os resultados obtidos em relação aos trabalhadores após a implantação da GL?

( ) Melhorou a qualidade de vida (QV)
( ) Aumentou a fadiga e o estresse
( ) Melhorou o desempenho no trabalho
( ) Aumentou a autoestima e o autoconceito
( ) Melhorou a saúde
( ) Aumentou a fadiga muscular
( ) Aumentou a integração com os colegas
( ) Aumentou a autodisciplina
( ) Melhorou o bem-estar geral
( ) Aumentou a disposição para o trabalho
( ) Aumentou a dor e o cansaço
( ) Outros _____

( ) Piorou a QV
( ) Diminuiu a fadiga e o estresse
( ) Piorou o desempenho no trabalho
( ) Diminuiu a autoestima e o autoconceito
( ) Piorou a saúde
( ) Diminuiu a fadiga muscular
( ) Diminuiu a integração com os colegas
( ) Diminuiu a autodisciplina
( ) Piorou o bem-estar geral
( ) Diminuiu a disposição para o trabalho
( ) Diminuiu a dor e o cansaço

Não esqueça, **continue a enumerar** as cinco respostas mais importantes das perguntas na ordem crescente, ou seja, n. 1 para a mais importante, n. 2 para a segunda mais importante e assim por diante.

2) No seu ponto de vista, quais os resultados obtidos em relação à empresa após a implantação da GL?

( ) Aumentou a produtividade
( ) Não mudou a produtividade
( ) Aumentaram os acidentes de trabalho
( ) Aumentaram as doenças ocupacionais (DO)
( ) Aumentou o absenteísmo
( ) Aumentou o afastamento por DO
( ) Aumentou a satisfação do trabalhador com a empresa (E)
( ) Melhorou o relacionamento chefia–trabalhador (C–T)
( ) Outros _____

( ) Diminuiu a produtividade

( ) Diminuíram os acidentes de trabalho
( ) Diminuíram as DO
( ) Diminuiu o absenteísmo
( ) Diminuiu o afastamento por DO
( ) Diminuiu a satisfação do trabalhador com a E

( ) Piorou o relacionamento C–T

3) Foi utilizado algum tipo de instrumento para medir estes resultados em:

Trabalhadores?   ( ) Sim   ( ) Não
Empresa?   ( ) Sim   ( ) Não

4) Na sua percepção, quais as mudanças que ocorreram na vida dos trabalhadores após a implantação da GL?

( ) Aceitou a GL
( ) Aumentou a consciência sobre a saúde
( ) O trabalho ficou mais atribulado
( ) Melhorou o humor
( ) Aumentou a polivalência no trabalho

( ) Não aceitou a GL
( ) Diminuiu a consciência sobre a saúde
( ) O trabalho ficou menos atribulado
( ) Piorou o humor
( ) O trabalho tornou-se cada vez mais especializado

( ) Aumentou a consciência consigo mesmo sobre outros aspectos da vida
( ) Outros _____

5) No seu ponto de vista, quais as mudanças que ocorreram no dia a dia desta empresa após a implantação da GL?

( ) Aumentou o ritmo de produção/trabalho
( ) Aumentou a jornada de trabalho (hora extra)
( ) Trabalhadores considerados homens-máquina
( ) Começou a investir em treinamento para o trabalhador
( ) Fez intervenções ergonômicas
( ) Implantou comitês de ergonomia
( ) Começou a investir em saúde e QV
( ) Melhorou a qualidade do produto final
( ) Facilitou a implantação do ISO 9000
( ) Estabeleceu uma visão para a medicina preventiva
( ) Aumentou a quantidade de erros
( ) Outras _____

( ) Diminuiu o ritmo de produção/trabalho
( ) Diminuiu a jornada de trabalho (hora extra)
( ) Trabalhadores considerados humanos
( ) Parou de investir em treinamento para o trabalhador
( ) Parou com as intervenções ergonômicas
( ) Implantou revezamento de postos
( ) Parou de investir em saúde e QV
( ) Piorou a qualidade do produto final
( ) Dificultou a implantação do ISO 9000
( ) Estabeleceu uma visão para a medicina curativa
( ) Diminuiu a quantidade de erros

Este instrumento pode ser reproduzido e utilizado para fins educacionais e de pesquisa, desde que citada a fonte: MENDES, Ricardo Alves. "Ginástica laboral (GL): implantação e benefícios nas indústrias da Cidade Industrial de Curitiba (CIC)". Curitiba, 2000. Dissertação (Mestrado em Tecnologia). Programa de Pós-graduação em Tecnologia, Centro Federal de Educação Tecnológica do Paraná.

2.5 Questionário de avaliação da ginástica laboral para os trabalhadores

Este questionário tem o objetivo de avaliar a GL na visão dos trabalhadores. Pretende-se levantar dados sobre a GL e os resultados que ela traz para a empresa e para os trabalhadores. Contamos com a sua participação, pois ela é fundamental para a concretização desta avaliação.

Identificação

Nome da empresa: _____
Função que exerce: _____ Ramal para contato: _____
Idade: _____ Data de nascimento: ____/____/____
Sexo: ( ) Masculino ( ) Feminino
Data de preenchimento: ____/____/____

Características do trabalhador e da empresa

1) Qual é o seu grau de escolaridade?

( ) Ensino fundamental completo ( ) Ensino fundamental incompleto
( ) Ensino médio completo ( ) Ensino médio incompleto
( ) Superior completo ( ) Superior incompleto

2) Em que setor da empresa você trabalha?
_____

3) No setor em que você trabalha, há rodízio de tarefas nos postos de trabalho?

( ) Nunca houve
( ) Houve antes da implantação da GL
( ) Houve após a implantação da GL
( ) Há eventualmente

4) Em que horário você trabalha na empresa (esta questão poderá ter mais de uma resposta)?

( ) Manhã ( ) Tarde ( ) Noite ( ) Madrugada

5) Há quanto tempo (em meses e/ou anos) você trabalha nesta empresa?
_____

6) Há quanto tempo você trabalha em seu setor?
_____

7) Que tipo de tarefa você desempenha predominantemente?

( ) Computação e controle visual
( ) Trabalhos burocráticos e administrativos em geral
( ) Linhas de montagem em geral
( ) Trabalhos pesados (levantamentos de pesos)
( ) Outros _____

8) Em sua opinião, a GL tem influenciado sua hora de lazer (tempo livre)?

( ) Sim   ( ) Não

9) Como ficaram suas atividades de lazer após a implantação da GL?

( ) Ficaram menos ativas   ( ) Ficaram mais ativas
( ) Permaneceram menos ativas   ( ) Permaneceram ativas
( ) Outras _____
Por quê? _____

10) Apesar de a GL ser aplicada durante o seu expediente de trabalho, você a considera como parte de seu lazer?

( ) Sim   ( ) Não
Por quê? _____

11) Você pratica atividade física fora de seu horário de trabalho?

( ) Sim   ( ) Não
(Se sua resposta for negativa, vá para a questão n. 1 do próximo bloco de perguntas.)

12) Que(ais) tipo(s) de atividade(s) física(s) você pratica?
_____

13) No total, quantas vezes por semana você pratica atividade física fora do horário de trabalho?

( )1   ( )2   ( )3   ( )4   ( )5   ( )6   ( )7 ou mais

14) Você começou a praticar atividade física fora do expediente de trabalho em virtude da GL?

( ) Sim   ( ) Não
Por quê? _____

Características da ginástica laboral

1) Há quanto tempo (em meses e/ou anos) você pratica a GL?
_____

2) As aulas de GL são ministradas com música?

( ) Sim   ( ) Não

3) Você gosta(ria) de ouvir música durante as aulas de GL?

( ) Sim   ( ) Não   ( ) Indiferente

4) Durante o seu dia de trabalho, você percebe a GL como uma prática:

( ) Muito ruim   ( ) Ruim   ( ) Regular   ( ) Boa   ( ) Muito boa
Por quê? _____

Resultados e mudanças após a implantação da ginástica laboral

1) Em sua percepção, marque o(s) porquê(s) desta empresa ter implantado a GL. (Esta questão poderá ter, no máximo, cinco respostas.)

( ) Prevenção e redução das doenças ocupacionais
( ) Aumento da produtividade
( ) Diminuição do tempo e da quantidade de afastamentos por doenças ocupacionais
( ) Redução dos acidentes de trabalho
( ) Diminuição do estresse ocupacional
( ) Início ou continuação dos programas de ergonomia
( ) Quebra do ritmo de trabalho
( ) Início ou continuação dos programas de qualidade de vida no trabalho
( ) Outro(s) _____

2) Quais resultados e mudanças você observou após a implantação da GL? (Esta questão poderá ter, no máximo, cinco respostas.)

( ) Possibilitou um aproveitamento melhor do tempo livre
( ) Diminuiu seu cansaço (fadiga)
( ) Incentivou o cuidado com a sua saúde
( ) Melhorou seu humor
( ) Melhorou sua qualidade de vida
( ) Diminuíram suas dores no corpo
( ) Melhorou sua saúde
( ) Incentivou a prática de atividade física
( ) Diminuiu seu estresse
( ) Outros _____

3) Quais resultados e mudanças você observou após a implantação da GL? (Esta questão poderá ter, no máximo, cinco respostas.)

( ) Diminuíram suas doenças ocupacionais
( ) Aumentou sua produtividade
( ) Melhorou a integração com seus colegas
( ) Diminuíram suas faltas no trabalho
( ) Aumentou seu desempenho no trabalho
( ) Aumentou seu nível de atenção no trabalho
( ) Aumentou sua disposição para o trabalho
( ) Melhorou sua interação com a chefia
( ) Aumentou sua satisfação com a empresa
( ) Diminuiu a quantidade de seus afastamentos médicos
( ) Diminuiu seu tempo de afastamento médico
( ) Aumentou a quantidade de seus afastamentos médicos
( ) Diminuíram seus acidentes no trabalho
( ) Outros _____

4) Após a implantação da GL, você percebeu alguma mudança/resultado (positivo e/ou negativo) em relação à empresa?

( ) Sim   ( ) Não
(Se a resposta for negativa, vá para a questão n. 6.)

5) Cite as principais mudanças/resultados (positivos e/ou negativos) ocorridos, em relação à empresa, após a implantação da GL.
_____
_____
_____

6) Cite as mudanças/resultados (negativos e/ou positivos) em relação a você ou à empresa após a implantação da GL, as quais você acha muito importantes e que não foram tratadas nas questões anteriores.
_____
_____
_____

7) Dê três sugestões para melhorar a GL que você pratica.
1 _____
2 _____
3 _____

O instrumento a seguir foi adaptado do questionário de Mendes[12] pelo próprio pesquisador, em busca de um questionário mais sucinto e visando à melhor tabulação.

Este instrumento pode ser reproduzido e utilizado para fins educacionais e de pesquisa, desde que citada a fonte: MENDES, Ricardo Alves. "Ginástica laboral (GL): implantação e benefícios nas indústrias da Cidade Industrial de Curitiba (CIC)". Curitiba, 2000. Dissertação (Mestrado em Tecnologia). Programa de Pós-graduação em Tecnologia, Centro Federal de Educação Tecnológica do Paraná.

---

12 MENDES, Ricardo Alves. "Ginástica laboral (GL): implantação e benefícios nas indústrias da Cidade Industrial de Curitiba (CIC)". Curitiba, 2000, 165p. Dissertação (Mestrado em Tecnologia). Programa de Pós-graduação em Tecnologia, Centro Federal de Educação Tecnológica do Paraná.

2.6 Questionário de avaliação da ginástica laboral para os trabalhadores (adaptado)

Este questionário tem o objetivo de fazer a avaliação do programa de GL, assim como abrir espaço de sugestões para realização de nova proposta. Contamos com a sua colaboração em responder todas as questões com a máxima sinceridade.

A – IDENTIFICAÇÃO

Nome: _____
Função que exerce: _____
Idade: _____ Data de nascimento: ____/____/____
Sexo: ( ) Masculino ( ) Feminino
Data de preenchimento: ____/____/____

B – CARACTERÍSTICAS DO TRABALHADOR E DA EMPRESA

1) Qual é o seu nível (grau) de escolaridade?

( ) Ensino fundamental completo   ( ) Ensino fundamental incompleto
( ) Ensino médio completo   ( ) Ensino médio incompleto
( ) Ensino superior completo   ( ) Ensino superior incompleto

2) Há quanto tempo (em meses e/ou anos) você trabalha nesta empresa?
_____

3) Em que setor você trabalha e há quanto tempo (meses e/ou anos)?
_____

4) Dentro do setor em que você trabalha, há rodízio de tarefas nos postos de trabalho, normalmente?

( ) Nunca houve   ( ) Houve, antes da implantação da GL
( ) Houve, após a implantação da GL   ( ) Há, eventualmente

5) Que tipo de tarefa você desempenha, predominantemente?

( ) Computação e controle visual   ( ) Trabalhos administrativos em geral
( ) Linhas de montagem em geral   ( ) Trabalhos pesados (levantamento de peso)
( ) Outros _____

6) Em sua opinião, a GL tem influenciado a sua hora de lazer (tempo livre)?

( ) Sim   ( ) Não

7) Como ficaram as suas atividades de lazer após a implantação da GL?

( ) Permaneceram menos ativas ( ) Ficaram mais ativas
( ) Ficaram menos ativas
( ) Permaneceram ativas ( ) Outras _____
Por quê? _____

8) Apesar de a GL ser aplicada durante o seu expediente de trabalho, você a considera como parte de seu lazer?

( ) Sim ( ) Não
Por quê? _____

9) Você pratica atividade física fora do seu horário de trabalho?

( ) Sim ( ) Não
(Se a resposta for negativa, vá para a questão n. 1 do próximo bloco de perguntas.)

10) Que(ais) tipo(s) de atividade física você pratica?
_____

11) No total, quantas vezes por semana você pratica atividade física, fora do horário de trabalho?

( ) 1   ( ) 2   ( ) 3   ( ) 4   ( ) 5   ( ) 6   ( ) 7 ou mais

12) Você começou a praticar atividade física fora do expediente de trabalho em virtude da GL?

( ) Sim ( ) Não
Por quê? _____

C – CARACTERÍSTICAS DA GINÁSTICA LABORAL

1) Há quanto tempo (meses e/ou anos) você pratica GL nesta empresa?
_____

2) Atualmente, você percebe a GL como uma prática:

( ) Muito ruim   ( ) Ruim   ( ) Regular   ( ) Boa   ( ) Muito boa
Por quê? _____

3) Atualmente, quantas vezes na semana a GL é oferecida, nesta empresa?

( ) Nenhuma   ( ) 1 vez   ( ) 2 vezes   ( ) 3 vezes   ( ) 4 vezes
( ) 5 vezes   ( ) 6 vezes ou mais

4) Com que regularidade você participa das aulas de GL, semanalmente?

( ) Nenhuma ( ) 1 vez ( ) 2 vezes ( ) 3 vezes ( ) 4 vezes
( ) 5 vezes ( ) 6 vezes ou mais

5) Se a GL não for ministrada todos os dias da semana, você gostaria de fazê-la todos os dias?

( ) Sim ( ) Não
Por quê? _____

6) Você sugere um novo horário para a GL para que a sua participação seja mais efetiva?

( ) Sim   Qual horário? _____
( ) Não   Por quê? _____

7) Você prefere fazer a GL:

( ) Em pequenos grupos ( ) Em grandes grupos ( ) Indiferente (tanto faz)
Por quê? _____

8) Você gosta(ria) que as aulas de GL são(fossem) ministradas com música?

( ) Sim ( ) Não ( ) Indiferente

9) Dê três sugestões para melhorar a GL que você pratica.
1 _____
2 _____
3 _____

D – RESULTADOS E MUDANÇAS APÓS A IMPLEMENTAÇÃO DA GINÁSTICA LABORAL

1) Em sua opinião, quais são os principais motivos desta empresa ter implantado a GL?
   (Esta pergunta poderá ter, no máximo, quatro respostas.)

( ) Prevenir e reduzir as doenças ocupacionais
( ) Aumentar a produtividade
( ) Diminuir o tempo e a quantidade de afastamentos por doenças ocupacionais
( ) Reduzir os acidentes de trabalho
( ) Diminuir o estresse ocupacional
( ) Iniciar ou continuar os programas de ergonomia
( ) Quebrar o ritmo de trabalho
( ) Começar ou continuar os programas de qualidade de vida no trabalho
( ) Outros _____

2) Quanto aos resultados e mudanças encontrados em você, após a implantação de GL, você percebeu que:

a) Destas respostas escolha as três mais importantes/relevantes no seu ponto de vista.
(   ) Começou a aproveitar melhor o tempo livre
(   ) Diminuiu seu cansaço (fadiga)
(   ) Começou a cuidar mais da saúde
(   ) Melhorou o seu humor
(   ) Melhorou sua qualidade de vida
(   ) Diminuíram as suas dores no corpo
(   ) Melhorou sua saúde
(   ) Começou a praticar atividade física
(   ) Diminuiu o seu estresse
(   ) Diminuíram as suas doenças ocupacionais
(   ) Outras _____

b) Destas respostas escolha as três mais importantes/relevantes no seu ponto de vista.
(   ) Aumentou sua produtividade
(   ) Melhorou a integração com seus colegas
(   ) Diminuiu o número das suas faltas no trabalho
(   ) Aumentou o seu desempenho no trabalho
(   ) Aumentou o seu nível de atenção no trabalho
(   ) Ficou mais disposto para o trabalho
(   ) Melhorou a sua interação com a chefia
(   ) Diminuiu a quantidade dos seus afastamentos médicos
(   ) Aumentou a sua satisfação com a empresa
(   ) Diminuiu o seu tempo de afastamento médico
(   ) Aumentou a quantidade dos seus afastamentos médicos
(   ) Diminuíram os seus acidentes no trabalho
(   ) Outras _____

As questões apresentadas, nos diferentes instrumentos, podem ser adaptadas se a meta for uma pré ou pós-avaliação, ou, ainda, uma avaliação do processo visando, assim, à reestruturação do programa de ginástica laboral.

4
Implantação de um Programa de Ginástica Laboral

O programa de ginástica laboral (PGL) pode ser implantado em qualquer empresa, independentemente do objetivo a que se destina. O profissional deve planejá-lo bem para garantir o sucesso durante sua implementação e seu desenvolvimento. Para que isso ocorra, é preciso haver mudanças de comportamento global, da cultura da empresa, da chefia, da diretoria e de seus trabalhadores.

As principais fases necessárias para a implantação de um projeto de GL serão abordadas neste capítulo, mas antes serão apresentados os principais objetivos de se implantar um PGL.

1. Por que Implantar a Ginástica Laboral?

Os principais objetivos de se implantar a GL são: a prevenção das principais doenças ocupacionais, a diminuição dos acidentes de trabalho e do absenteísmo, além do incentivo da prática regular de atividade física fora do horário de trabalho. Esses objetivos são atingidos pela GL por meio do aumento do bem-estar geral, da disposição dos trabalhadores, do maior relacionamento e cooperação entre as equipes de trabalho.

A GL contribui de maneira significativa para a promoção da saúde e da qualidade de vida, porque o exercício físico prescrito corretamente é considerado o maior promotor não medicamentoso e isolado da saúde. Todavia, a implantação da GL não resolve por si só todos os problemas, pois ela não é a única solução para as doenças ocupacionais. Portanto, a abordagem preventiva deve ser ampliada, uma vez que os problemas ligados à saúde do homem não podem e nem devem ser analisados de forma isolada.

Assim, a dimensão individual e/ou coletiva da saúde considera dois tipos de assistência à saúde do ser humano: a curativa e a preventiva. A assistência curativa tem por objetivo atender o indivíduo que já possui algum tipo de doença, ao passo que a preventiva visa à manutenção da saúde e/ou à prevenção de doenças. A GL faz parte de uma das abordagens preventivas com os trabalhadores.

2. Fases de Implantação da Ginástica Laboral

A implantação de um PGL pode ser dividida em diversas fases diferentes. O modelo de desenvolvimento da GL abordado neste capítulo abrange quatro fases: a estruturação, o planejamento, a execução e a avaliação.

2.1 Primeira fase – Estruturação

A fase de estruturação ou primeira fase tem o propósito de compor o grupo de trabalho nas empresas com a participação e o apoio dos setores de Recursos Humanos, Segurança e Saúde Ocupacional. Com a equipe de trabalho estruturada, o próximo passo é a obtenção dos dados de cada setor: como o índice de acidentes de trabalho e horário de maior prevalência; a produção individual e setorial; e os afastamentos do trabalho, incluindo os motivos mais frequentes e o tempo médio de afastamento. Essa etapa é necessária para traçar um perfil do público-alvo e as características do espaço físico (posto de trabalho) onde será aplicado o programa.

A escolha do público-alvo que iniciará o trabalho depende do levantamento das necessidades de cada setor e do principal objetivo da empresa em relação à GL, que costuma ser o combate ao estresse, a prevenção de doenças ocupacionais, como LER/DORT. Por exemplo, o objetivo principal nos setores de montagem das indústrias normalmente é a prevenção de doenças ocupacionais, justificadas pelos movimentos corporais repetitivos realizados pelos trabalhadores desse setor.

2.2 Segunda fase – Planejamento

A fase do planejamento ou segunda fase engloba a seleção das atividades físicas, a organização dos horários de pausa ativa e a transmissão de informações sobre a relevância da implantação da GL em todas as esferas de trabalho na empresa.

A escolha dos tipos de exercícios mais adequados varia de acordo com os objetivos da implantação do PGL e da realidade de cada setor, mas deve incluir um estudo ergonômico. Os exercícios escolhidos têm de ser variados, atrativos, criativos, de fácil execução e adaptados às roupas do trabalhador (ergonômicos). As aulas de GL não devem ser compostas somente de exercícios de alongamento. Existem muitas atividades que podem ser utilizadas nessas aulas, e alguns exemplos são apresentados nos Capítulos 6, 9 e 11.

A etapa de escolha do exercício é fundamental para evitar que as atividades sejam sempre as mesmas, independentemente do setor e do trabalhador, pois a repetição dos exercícios não quebra o ritmo de trabalho, que é um dos objetivos da GL. Além disso, a monotonia de uma aula de GL é um dos fatores de desistência na participação da aula. A Figura 4.1 mostra uma atividade física realizada em duplas. Quando se escolhe um exercício físico, deve-se considerar não só o objetivo fisiológico, mas também outros objetivos, como psicológico, social e de integração. A escolha dos exercícios dará oportunidade à boa interação e à integração dos participantes durante e fora das aulas de GL.

A organização dos horários de pausa depende de um levantamento que englobe os seguintes aspectos: as características e as condições do setor e do posto de trabalho onde será implantada a GL; as características das principais funções desempenhadas pelos trabalhadores; o ritmo de trabalho; a jornada

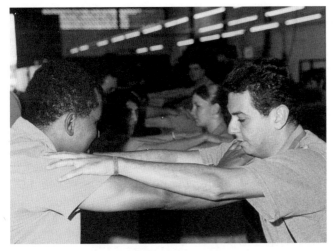

Figura 4.1 – Atividade realizada em duplas.

e o turno de trabalho mais adequados; as condições do ambiente físico e do ambiente de trabalho. Por exemplo, se um setor é responsável pelo atendimento ao público direto ou por telefone, há a necessidade de montar turmas em diferentes horários para que a tarefa não seja interrompida e o público continue a ser atendido normalmente.

O Serviço Social da Indústria (SESI), que possui o Programa de Ginástica na Empresa (PGE), acrescenta outros itens no planejamento das atividades da GL, como os tipos de uniformes e os equipamentos que os trabalhadores utilizam na empresa; as condições de trabalho dos funcionários; e a postura física do funcionário no momento da realização da tarefa (trabalho), visando a detectar as dificuldades, as facilidades e as necessidades na execução dos exercícios pelos trabalhadores.

Todos esses aspectos são importantes para subsidiar a elaboração das séries de exercícios físicos a serem desenvolvidas. Essas informações podem ser levantadas pela equipe multidisciplinar e/ou por um questionário específico.

A transmissão de informação sobre a relevância da GL, terceiro momento dessa fase, é decisiva para a continuidade do processo, uma vez que se pretende atingir todos os funcionários (trabalhadores, supervisores e chefias), e pode ser realizada por meio de palestras, vídeos, DVDs e informativos fixados nos murais da empresa. Para conscientizar os funcionários sobre a importância da GL para cada um deles e para a organização, é necessário utilizar estratégias que despertem o interesse para que todos – presidente, diretores, executivos, gerentes, chefias/supervisores e funcionários em geral – participem de fato do programa.

2.3 Terceira fase – Execução

A fase de execução ou terceira fase corresponde ao início do PGL. Essa fase somente deverá entrar em prática quando todos os funcionários da empresa, principalmente os de cargos altos e gerentes, alcançarem um nível suficiente de conscientização, por meio de acordo verbal e ação efetiva de praticar a GL todos os dias.[1]

Essa fase engloba: a execução da pausa ativa do grupo-alvo; reuniões informativas regulares, que auxiliam na divulgação permanente das atividades e na aceitação ou consentimento do programa por todos; e a retroalimentação. Deve haver, também, uma avaliação constante da experiência e dos

---

1 CAÑETE, Ingrid. *Humanização: desafio da empresa moderna; a ginástica laboral como um caminho*. Porto Alegre, Foco Editorial, 1996.

resultados preliminares para que o programa sofra ajustes contínuos durante sua execução.

A implantação do grupo piloto ou do projeto piloto será coordenada e ministrada pelo profissional de GL, responsável pelo planejamento das séries de exercícios físicos. Além disso, o profissional deve não só supervisionar a prática de GL, como também procurar despertar a motivação, o interesse e a participação de todos os praticantes. Geralmente, essa etapa inicial tem uma duração de 3 a 6 meses.

2.4 Quarta fase – Avaliação do programa

A fase de avaliação do programa ou quarta fase acontece no final do projeto piloto ou a cada 3 ou 6 meses do programa. Essa fase engloba a avaliação dos resultados alcançados, a participação nas atividades propostas e a possibilidade de continuidade do projeto.

A partir de uma avaliação cuidadosa, deverão ser levantados: os resultados alcançados, as mudanças ocorridas e os ajustes necessários para a continuidade do programa. A avaliação dos resultados detecta como as pessoas sentiram a GL em si mesmas e nos colegas durante a fase de execução.

A continuidade da GL apresentará sucesso quando houver repercussão positiva e o desenvolvimento das atividades for aguardado com grande expectativa. A implantação em outros grupos ocorrerá após a seleção e a identificação do próximo setor, de acordo com as necessidades e as características da empresa. Além disso, o profissional deverá elaborar um diagnóstico do novo grupo ou setor, que a GL será implementada, incluindo um perfil psicológico das pessoas e do grupo, abordando todas as fases descritas: a estruturação, o planejamento, a execução e a avaliação.

Nos setores que já estão na fase de continuidade, a avaliação e o acompanhamento, bem como os ajustes necessários, deverão fazer parte da rotina diária e do processo como um todo, pois isso possibilitará os novos ajustes e o envolvimento de todos os participantes, a fim de cultivar a consciência, a responsabilidade em manter o programa e seus resultados.

Cañete[2] descreveu as fases de implantação da GL como: avaliação diagnóstica, informação, implementação, desenvolvimento, consolidação do programa e uma sexta fase que a autora denominou *fase do comprometimento*

---

2 Ibidem.

– que se refere à atitude dos indivíduos diante da implantação da GL em uma esfera individual e coletiva.

O comprometimento será alcançado a partir do momento em que todos os funcionários de todos os cargos participarem ativamente da GL, todos os dias, por livre e espontânea vontade e decisão. Quando todos acreditarem, perceberem e valorizarem os resultados e benefícios da GL, ela se tornará um hábito saudável e parte da vida laboral, pois significará que foi interiorizada pelas pessoas e incorporada pela cultura da organização. Nesse estágio, certamente, essa conquista será fortemente defendida por todos.[3]

Para aumentar a adesão e o comprometimento dos trabalhadores, as empresas não devem obrigar seus subordinados a praticarem a GL. Na verdade, os chefes e/ou supervisores dos setores devem facilitar a prática da GL e participar das aulas, motivando, dessa forma, os funcionários e servindo de exemplo.

Muitas vezes, os professores de GL, e até mesmo as empresas, estimulam os praticantes com algum prêmio para os funcionários que não faltaram no período de um mês. Outras empresas dão, ainda, um adicional no salário aos multiplicadores (funcionários-monitores) no período em que estão ministrando a GL.

Portanto, as empresas e os profissionais envolvidos com a implantação da GL devem rever sempre (retroalimentação) alguns pontos ligados às estratégias de envolvimento e comprometimento da diretoria da empresa com a prática, a implantação e o desenvolvimento da GL. O ideal seria que todos os chefes de setores, no mínimo, participassem da prática da GL com os funcionários da empresa, para reforçar a ideia de que todos estão juntos e têm os mesmos objetivos.

3. Programas de Ginástica Laboral: Custos e Retornos Financeiros

Por sua gênese capitalista, a empresa quer conhecer a sua perspectiva de retorno toda vez que realiza um investimento. Contudo, a área de qualidade de vida e promoção de saúde nas organizações ainda apresenta uma certa dificuldade em mensurar o quanto as empresas alcançam de retorno ao realizarem um investimento na qualidade de vida de seus trabalhadores. Apesar disso, cada vez mais as empresas se preocupam com a saúde de seus

---

3 Ibidem.

empregados, pois, ao melhorar a saúde dos trabalhadores, a saúde financeira da empresa também melhora.

O retorno de um programa de promoção de saúde implementado em uma empresa multiplica por nove o investimento inicial. Essa inferência foi baseada no exemplo dos Estados Unidos, onde mais de 50% das maiores empresas estão engajadas em programas de bem-estar e aptidão física como política de benefícios para seus trabalhadores.[4] Por exemplo, cada dólar investido pela mineradora americana Kennecott Cooper em seu programa de atividade física gerou um retorno de seis dólares em aumento de produtividade. A Johnson & Johnson norte-americana, por sua vez, conseguiu reduzir em 22% a quantidade de faltas no trabalho por motivos de saúde.

Uma outra forma de demonstrar a rentabilidade é traçar um paralelo: cada R$ 1,00 investido em um programa de atividade física e qualidade de vida voltado para os trabalhadores retornará para a empresa R$ 2,00 a partir de 24 meses de implantação. Além das empresas lucrarem o dobro de seu investimento inicial, elas terão benefícios como aumento da produtividade, diminuição do índice de ausências ao trabalho, dos custos médicos e da rotatividade na mão de obra e melhora da rotatividade institucional.[5]

Para os trabalhadores existem outros benefícios, como diminuição de acidentes de trabalho, maior disposição no trabalho e em casa, melhora da saúde e do bem-estar geral, e diminuição das doenças ocupacionais. Com todos esses benefícios alcançados, as empresas teriam um bom retorno mesmo se os valores finais e iniciais se igualassem. Um programa de promoção de saúde bem desenhado e adequadamente administrado traduz-se em empregados mais saudáveis. Em consequência, a quantidade de licenças-saúde será menor e o resultado final será um número maior de horas produtivas.[6]

Existe um cálculo baseado na quantidade de licenças-saúde e nas horas produtivas, tendo como base o número de empregados da empresa e o total de horas de trabalho por ano, que fornece a capacidade máxima de trabalho sem horas extras. Para o cálculo das horas reais de trabalho, considera-se que a média de afastamento por trabalhador é de dez dias por ano, o que significa uma queda de 4% da capacidade total da produtividade. Se um programa de promoção de saúde tiver sucesso na redução do número médio de dias

---

4 Pegado, Paulo. *Método de auto-suficiência para a prática de exercícios físicos em casa, na rua e no trabalho*. Rio de Janeiro, Qualitymark, 1995.

5 Matsudo, Victor Keihan R. "Empresa e estilo de vida no novo milênio". Palestra proferida no curso do XXIV *Simpósio Internacional de Ciências do Esporte*. São Paulo, 2001.

6 Viktor, Mariana. *Vendendo saúde: Inovação empresarial*. São Paulo, Segmento, 1998.

de afastamento de 10 para no mínimo 7,5 dias, isso representará um ganho líquido em produtividade considerável. Além disso, com a diminuição no número de dias de afastamento, a companhia ganharia com a redução nos gastos com assistência médica para seus trabalhadores.[7]

Para análise do impacto da qualidade de vida com a produtividade do trabalho, foi realizado um estudo com 27 empresas do estado do Paraná que encontrou uma relação moderada entre a qualidade de vida e a produtividade do trabalho (r = 0,64). A variabilidade da qualidade de vida pode modificar em 40% a produtividade do trabalho.[8]

Outros aspectos a se considerar na produtividade são: o tempo de deslocamento domicílio–trabalho e a escolaridade. A produtividade do funcionário cai de 14 a 20% nos deslocamentos entre 40 e 80 minutos além do tempo normal. Além disso, um ano a mais de escolaridade total dos trabalhadores determina um impacto positivo de 0,35% na taxa média anual de crescimento da renda *per capita*-produtividade.[9]

Quando valorizadas, as condições sociais resultam no desenvolvimento econômico e consequentemente no aumento da produção. Quando não valorizadas, resultam no aumento dos custos da produção e na degradação do mercado. Por esse motivo, a GL é uma ferramenta que pode ser utilizada como parte de um programa de qualidade de vida.

O resultado dos custos de implantação da GL e o retorno financeiro para a empresa têm de ser positivos, uma vez que o objetivo dos empresários é também aumentar a produtividade. No estudo de Mendes,[10] a avaliação dos objetivos da implantação da GL foi ressaltada pelas diferentes expectativas de "aumento de produtividade", no ponto de vista dos representantes das indústrias, e de "implantação da GL como um programa de qualidade de vida", no ponto de vista dos trabalhadores (praticantes da GL).

Talvez o número de implantações de GL seja muito baixo no Brasil porque os resultados percebidos com a GL não estão em sintonia com os objetivos iniciais da empresa e dos trabalhadores. Na verdade, os dois objetivos serão

---

7 DE MARCHI, Ricardo. "Empresa e estilo de vida no novo milênio". Palestra proferida no curso do XXIV Simpósio Internacional de Ciências do Esporte. São Paulo, 2001.

8 SLIWIANY, Regina Maria et al. *A produtividade social e o impacto da qualidade de vida na produtividade do trabalho da indústria do Paraná*. Curitiba, SESI-PR/IBQPQ-PR, v.1 e 2, 2000.

9 Ibidem.

10 MENDES, Ricardo Alves. "Ginástica laboral (GL): implantação e benefícios nas indústrias da Cidade Industrial de Curitiba (CIC)". Curitiba, 2000. Dissertação (Mestrado em Tecnologia). Programa de Pós-graduação em Tecnologia, Centro Federal de Educação Tecnológica do Paraná.

alcançados ao mesmo tempo – aumento de produtividade e qualidade de vida – por meio da pausa ativa.

Outras pesquisas devem ser realizadas para avaliar o valor real do custo e do benefício da implantação de um PGL. Essa avaliação é importante para atender aos questionamentos dos empresários no quesito "custo/benefício", que deve ser explicitado antes de convencê-los sobre a importância da implantação do programa.

4. Quem Ministra as Aulas de Ginástica Laboral?

As aulas de GL têm sido ministradas por pessoas com diferentes formações profissionais: professores de educação física, fisioterapeutas, facilitadores ou funcionários voluntários. Utiliza-se a estratégia de revezamento entre os profissionais de educação física e de fisioterapia com o médico do trabalho, técnico de segurança ocupacional e técnico em enfermagem.[11]

A fita cassete e a de vídeo são outras formas de transmitir as informações sobre exercícios físicos nas aulas de GL. Atualmente, também nas colônias e empresas japonesas situadas no Brasil, os trabalhadores fazem a GL enquanto escutam a fita e observam os colegas japoneses ou descendentes, que normalmente são os funcionários mais antigos e/ou os mais experientes, realizando o Rádio Taissô, técnica utilizada no Japão.

Teoricamente, o profissional mais indicado para ministrar um PGL é o profissional de educação física, pois o instrutor de GL precisa ter conhecimentos na área de planejamento de ginástica, alongamento, trabalho de força, relaxamento, atividades recreativas, informações sobre os recursos humanos e manejo da liderança de grupos. Os conhecimentos de ergonomia e das principais doenças ocupacionais podem ser compartilhados com os outros profissionais das áreas de segurança e saúde ocupacional, como o terapeuta ocupacional, o médico do trabalho, o fisioterapeuta, o engenheiro do trabalho e o técnico de segurança.

Na prática, os PGL de algumas empresas do país são ministrados por outros profissionais da área de saúde e também por funcionários voluntários. Embora esses profissionais busquem outras informações que não fazem parte de sua profissão, muitas vezes falta experiência e formação na variedade das atividades e exercícios desenvolvidos. Alguns apresentam um bom desempenho, mas, como categoria profissional, deveriam trabalhar em equipe mul-

---

11 Ibidem.

tidisciplinar – pela necessidade de uma formação acadêmica que contemple a exploração da diversidade de atividades físicas que possam ser executadas com os trabalhadores.

O funcionário voluntário que trabalha como facilitador/multiplicador da GL deve ter, de um lado, um cuidado maior, procurando participar de cursos preparatórios que auxiliem o seu desempenho na execução dos exercícios da GL de modo a evitar lesões em seus colegas de trabalho. De outro lado, esse funcionário sozinho não está preparado para exercer essa função e nem apresenta amparo legal para isto, tanto pelo Conselho Federal de Educação Física (CONFEF) como pelo Conselho Regional de Educação Física (CREF). Todos os facilitadores/multiplicadores devem receber orientação e supervisão direta de um profissional de educação física, por não apresentarem formação profissional que os qualifiquem para atuar nesta área. Além disso, ao implantar um PGL desenvolvido somente por um funcionário voluntário (facilitador), a empresa pode ter o PGL boicotado pelos funcionários, colegas de trabalho do facilitador, caso ocorram problemas de relacionamento. Em contrapartida, se esse funcionário fosse estudante de educação física do 3º ano em diante, a empresa teria, então, um acadêmico como instrutor de GL. Porém, este deve estar sempre acompanhado por um profissional formado em educação física ou em áreas afins.

O ideal seria envolver uma equipe multidisciplinar para implantação e desenvolvimento da GL. A composição da equipe varia de acordo com os objetivos de implantação da GL. Com isso, o professor de educação física ministraria aulas e aplicaria exercícios físicos, visando à prevenção e à parte recreativa do programa; o terapeuta ocupacional/fisioterapeuta cuidaria da reabilitação das pessoas com alguma doença ocupacional (LER/DORT e outras doenças osteomusculares); e o médico realizaria a avaliação clínica dos praticantes da GL.

O educador físico trabalha na GL com as prevenções da LER/DORT, das lombalgias e do estresse ocupacional. Quando há necessidade de reabilitação de doenças osteomusculares, o professor de educação física deve encaminhar o funcionário para o médico do trabalho, a fim de fazer o diagnóstico – se necessário, o médico o encaminhará para o terapeuta ocupacional e/ou fisioterapeuta.

5. Onde Praticar a Ginástica Laboral?

Normalmente, a prática da GL é realizada no próprio posto de trabalho ou em um local muito próximo a esse. Esporadicamente, pode-se utilizar outros locais, como o pátio da empresa (ar livre), ginásio, se houver, ou outros lugares conforme a criatividade do instrutor e o clima da cidade em que a GL for implantada.

6. Qual a Roupa Ideal para a Prática da Ginástica Laboral?

O professor de GL sempre deve utilizar uma roupa igual ou muito semelhante à dos trabalhadores, pois sentirá a mesma facilidade ou dificuldade que os praticantes da GL terão durante as aulas.

Em uma área administrativa, o professor de GL, por exemplo, deve utilizar roupas sociais, como sapato e calça sociais (instrutor) ou, ainda, sapato baixo e traje social (instrutora). O professor deve orientar as alunas para que evitem o uso de vestido, saia ou minissaia, pois podem trazer constrangimentos.

As roupas sociais também permitem a prática de exercícios físicos. Um exemplo de exercício de coordenação adaptado para esse tipo de roupa é mostrado na Figura 4.2.

Nas indústrias, o instrutor de GL deve sempre utilizar uma roupa idêntica à dos funcionários. Deve-se observar se os trabalhadores, praticantes da GL, usam macacão, bota ou algum outro tipo de equipamento de proteção individual (EPI) como óculos, capacete e/ou avental.

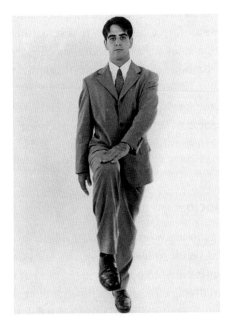

Figura 4.2 – *Execução:* Em pé, encostar a mão esquerda no joelho direito, que estará flexionado e elevado. Inverter o lado. Repetir 10 vezes para cada lado.

Na Figura 4.3, o trabalhador executa um exercício de equilíbrio, porém o movimento não é prejudicado pelo uso de macacão.

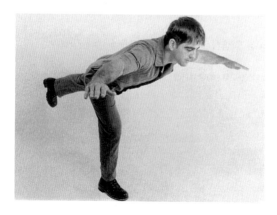

Figura 4.3 – *Execução:* Tronco flexionado à frente, ombros abduzidos a 90°, com os cotovelos estendidos, o membro inferior direito apoiado no chão e o membro inferior esquerdo elevado, com quadril e joelho estendidos. Manter a posição por 15 segundos e depois trocar, tentando se equilibrar com o membro esquerdo.

7. Venda do "Produto" Ginástica Laboral na Empresa

A partir de experiências práticas de instrutores e pesquisadores da GL, sugere-se que o profissional da área acredite em seu produto (GL) e ressalte que a imagem da empresa melhorará perante seus clientes, o que provavelmente aumentará a venda de seus produtos.

A GL entrará como um valor agregado ao produto que a empresa vende, ou seja, as pessoas saberão que a empresa oferece aulas de GL a seus funcionários, o que resultará em benefícios a estes. Possivelmente, os clientes comprarão mais produtos por causa dessa boa imagem desencadeada pela prática da GL.

Isso ocorre porque a responsabilidade social das empresas é cada vez mais questionada. As pessoas e a sociedade em geral se preocupam e valorizam o quanto e como a empresa investe em seus funcionários e na sociedade como um todo.

8. Divulgação é a "Alma" do Negócio

Toda vez que o profissional de educação física ou o instrutor de GL implantar um PGL, ele deve se preocupar em seguir todos os passos das fases de implantação da GL. Para isso, ele deve seguir uma metodologia científica para que todos os resultados alcançados sejam divulgados, principalmente em revistas científicas da área de qualidade de vida no trabalho, da educação física, da saúde ocupacional, da segurança do trabalho e em outras divulgações da mídia escrita e falada.

Além disso, é fundamental apresentar os resultados para os administradores e funcionários da própria empresa. Dentre os resultados encontrados, destacar os que são mais importantes e esperados para cada uma das categorias funcionais. Os diversos espaços da empresa podem ser utilizados na divulgação, integrando o PGL ao cotidiano empresarial.

9. A Ginástica Laboral Não Pode Ser Implementada Sozinha

Vale ressaltar que a ginástica laboral é uma importante ferramenta alternativa no mundo empresarial. Por isso, deverá fazer parte de um contexto maior: um programa de prevenção da saúde, qualidade de vida para os trabalhadores, segurança ocupacional e/ou um programa de ergonomia. Portanto, o instrutor de GL deve ter essa conscientização para transmitir esse conhecimento aos empresários, de modo a incentivar a implantação da GL com outros programas de prevenção.

O profissional responsável pela implantação e desenvolvimento da GL verificará se existem, na empresa, outros programas de qualidade de vida, além do PGL, pois certamente um complementará o outro, de forma a dar consistência aos benefícios alcançados para os trabalhadores e a empresa. Além disso, ele deverá ficar sempre atento às formas e estratégias mais adequadas, não só para estimular e despertar a motivação dos praticantes da GL, como também para criar táticas para aqueles que ainda não participam do programa.

Como exemplo prático, pode-se implantar programas de atividade física e qualidade de vida que visem ao bem-estar e à saúde dos funcionários e seus familiares, como campanha contra o tabagismo (com palestras, cursos e grupo de autoajuda), grupo de caminhada, turma de futebol, voleibol e outras atividades e eventos que reúnam os trabalhadores.

10. Ginástica Laboral, Tecnologia e Humanização no Ambiente de Trabalho

As empresas sugerem ou criam recursos tecnológicos para serem utilizados nas aulas de GL com o intuito de diminuir os gastos com sua expansão e execução – fita cassete, vídeos, programas de computador, CD-ROM, DVD, entre outros; dessa forma, os custos são menores porque os instrumentos tecnológicos são utilizados no lugar dos profissionais que aplicam a GL. Todavia, pelo menos uma das sessões diárias deve ser realizada por um instrutor de GL, pois este contato do profissional (ser humano) com os trabalhadores (seres humanos) garantirá a sobrevivência de tal programa. Na prática, a GL é ministrada uma vez ao dia, e o horário de aplicação varia de acordo com a disponibilidade e o objetivo da empresa. Nesse caso, sugere-se que o contato mínimo do instrutor com os funcionários da empresa seja de 3 vezes por semana.

Há empresas que utilizam um vídeo, filmado pelos professores, para os alunos copiarem a série de exercícios físicos, ou uma fita cassete que explica os exercícios para os trabalhadores executarem.[12]

Existem programas que são instalados nos computadores de digitadores para que, a cada 50 minutos de trabalho, o teclado trave durante 10 minutos. Com isso, os digitadores são obrigados a fazer uma pausa ativa, realizando uma série de exercícios físicos específicos que passa na tela do monitor para compensar e prevenir as doenças osteomusculares.

A Figura 4.4 mostra a execução de um exercício de alongamento em frente ao monitor que exemplifica a pausa ativa para os digitadores e outros profissionais, como as secretárias, que permanecem muito tempo em frente ao computador.

Há, ainda, a possibilidade de serem criadas outras tecnologias como exercícios físicos de GL em CD-ROM ou DVD, por exemplo, para orientar a prá-

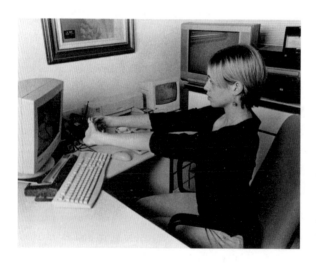

Figura 4.4 – *Execução:* Sentada na cadeira com o tronco reto, os braços estendidos, as mãos unidas e os dedos entrelaçados. Manter a posição por 15 segundos e repeti-la 3 vezes.

---

12 Ibidem.

tica de exercícios. Esses instrumentos são recursos que devem ser utilizados esporadicamente, mas de forma alguma o ser humano (professor) poderá ser substituído.

A ginástica laboral é uma alternativa para humanizar as organizações, e as evidências encontradas, aplicadas por um profissional da área da saúde, como o educador físico, mostram esse direcionamento. Com isso, tanto o trabalhador como a empresa se beneficiam.

No próximo capítulo serão apresentadas as questões da tecnologia e da Revolução Industrial que influenciaram o movimento corporal até chegar à inatividade física, também denominada sedentarismo.

5

Tecnologia, Revolução Industrial e Sedentarismo

A tecnologia inventada através dos tempos trouxe muito conforto e benefício para o cotidiano das pessoas. Entretanto, aquelas que não controlam essa tecnologia são prejudicadas e controladas por ela. A consequência natural é a inatividade física, também denominada sedentarismo. A falta de atividade física regular de forma natural modificou as atividades de vida diária (AVD) das pessoas, tanto no ambiente de trabalho como em casa, e acarretou prejuízo à saúde.

As transformações contínuas do dia a dia e as sensações notadas pelos trabalhadores de diferentes faixas etárias em relação à tecnologia tiveram maior impacto a partir da Revolução Industrial. Isso porque em qualquer ambiente de trabalho é possível encontrar pessoas e histórias de vida que usaram recursos tecnológicos, como o mimeógrafo, a máquina de escrever e tantos outros até chegar no fax, na digitalização de documentos e no microcomputador atual, pequeno e ágil. Nos últimos anos, a criação da internet possibilitou o envio de arquivos, bem como a comunicação *on-line* individual e coletiva (vídeo-conferência) com ou sem auxílio de câmeras, agilizando o processo de intercâmbio entre os funcionários de diferentes setores e entre as empresas. As descobertas que ocorreram em pouco tempo modificaram de forma intensa e decisiva as tarefas realizadas por muitos trabalhadores.

Este capítulo trata da tecnologia, da Revolução Industrial e do sedentarismo, que provocaram a diminuição do movimento corporal espontâneo e o aumento das doenças hipocinéticas.

1. Tecnologia

A tecnologia é um conjunto de atividades humanas, associadas a um sistema de símbolos, instrumentos e máquinas, que visa à construção de obras e à fabricação de produtos, conforme as teorias, os métodos e os processos da ciência moderna.[1] Além disso, é uma cultura que combina conhecimentos empíricos e científicos para produzir bens de consumo, serviços e outros processos, os quais proporcionam maior conforto para a sociedade. A tecnologia reforça os objetivos exclusivos da produção e, de uma forma simbólica, ajuda a manter a ideologia dominante e a reforçar a organização e o controle social.[2]

A palavra "tecnologia" está presente na mídia constantemente. De forma geral, os historiadores, talvez pela grande velocidade com que os fatos acontecem, relatam que vivemos na era da sociedade tecnológica, e isso traz muitas transformações no comportamento humano. Isso porque todas as áreas das ciências – como educação, saúde, comunicação etc. – são influenciadas por essa evolução da tecnologia.

A industrialização acarretou uma grande modificação no movimento do ser humano, visto que transformou uma sociedade basicamente rural, trabalhadora e fisicamente ativa em uma sociedade predominantemente urbana, usuária de diversas tecnologias e fisicamente inativa. Aos poucos foram reduzidas as oportunidades de os indivíduos praticarem atividade física regular de forma natural.

O ser humano viveu muitos anos como coletor e caçador em bandos nômades com base em uma tecnologia simples e rudimentar. Nessa condição, ele se deslocava de um lugar para outro em busca de alimentos – coletava frutas, corria atrás da caça –, o que tornava o seu estilo de vida mais ativo. Depois, com a agricultura que se iniciou em diferentes partes do planeta, foram necessários conhecimentos sobre a natureza e a utilização de instrumentos de trabalho mais elaborados, e assim surgiram as tribos. O menor deslocamento em busca de alimentos gerou uma organização mais sedentária, porque nessa fase o ser humano plantava seu próprio alimento.

Com o passar do tempo, as inovações tecnológicas tornaram a vida do ser humano mais fácil, agradável e confortável. Por isso, a tecnologia, além de

---

1 ROCHA, Ivan. *Ciência, tecnologia e inovação: conceitos básicos*. Brasília, SEBRAE,1996.
2 BASTOS, João Augusto de Souza Leão A. "Educação e tecnologia". *Educação & Tecnologia*, Curitiba, v.1, n.1, jul./1997, p.5-29.

propiciar o avanço da sociedade, determina as condições de desenvolvimento e progresso. Se o ser humano souber controlar e aproveitar de maneira positiva a evolução da técnica e do desenvolvimento tecnológico, poderá melhorar sua qualidade de vida e aumentar sua longevidade.

Na maioria das vezes, o desenvolvimento tecnológico significa progresso, e isso é intrinsecamente bom. O desenvolvimento na sociedade globalizada utiliza tecnologias cada vez mais avançadas, que podem melhorar a qualidade de vida das pessoas ao aumentarem o tempo livre disponível para o lazer.

Nesse sentido, quanto mais elaborada a tecnologia, mais ela produzirá conforto e facilidades para as pessoas, porém isso resulta em um comportamento sedentário. O sedentarismo ocorre quando as pessoas não estão preparadas e educadas para controlar a tecnologia e aproveitar o tempo livre com atividades de lazer mais ativas. A utilização da tecnologia de maneira errada ou excessiva pode até aumentar a longevidade das pessoas, mas isso ocorrerá com baixa qualidade de vida e pouca condição de saúde.

O caminho dos antepassados de 40 mil anos atrás desaparece no meio das intensas transformações atuais. O ser humano viveu cerca de 76% de sua história como coletor e caçador, e somente 24% como agricultor. As sociedades modernas industriais correspondem a 0,36% da história humana, ao passo que as mudanças tecnológicas que revolucionaram as atividades diárias após a Revolução Industrial representam somente 0,13% de todo esse tempo.[3]

2. Revolução Industrial

A partir da Revolução Industrial, as invenções e as inovações tecnológicas evoluíram cada vez mais rápido em todas as partes do mundo, o que causou a mecanização e, consequentemente, a automação dos locais de trabalho. Nesse período, o esforço humano contribuía com 30% da energia utilizada nas fábricas e nas atividades agrícolas. Atualmente, nos países desenvolvidos, calcula-se que esse valor represente apenas 1% do total da energia gasta nessas operações.[4]

As mudanças na organização do trabalho e na forma de utilizar o corpo nas tarefas diárias foram aceleradas por três descobertas importantes que aconteceram antes da Revolução Industrial, em 1774: a máquina de fiar, o

---

3 CARVALHO, Marília Gomes de. "Tecnologia, desenvolvimento social e educação tecnológica". *Educação & Tecnologia*, Curitiba, v.1, n.1, jul./1997, p.70-89.

4 COSTA, Ovídio. "Desporto e qualidade de vida". *Anais das Jornadas Científicas Desporto, Saúde e Bem-estar*, Porto, JNICT, Universidade do Porto, 1988, p.53-9.

tear mecânico e a máquina a vapor de James Watt.[5] A industrialização modificou o movimento humano, restringindo a atividade corporal ampla. Logo, o ser humano alterou sua movimentação no dia a dia de forma, muitas vezes, inversamente proporcional ao processo da organização do trabalho, o que causou uma involução no movimento corporal.

No processo da divisão e organização do trabalho e na história do modo de produção capitalista, surgiram quatro momentos bem característicos: a cooperação simples, a manufatura, a maquinaria e a automação.[6] As quatro fases foram sucessivas, de acordo com a evolução tecnológica da época, e ocorreram com o objetivo de aumentar a produtividade na classe trabalhadora para suprir a necessidade de consumo da população e para gerar mais capital para a classe dominante.

Conforme Cohn e Marsiglia,[7] a cooperação simples foi o primeiro momento da produção: o trabalhador executava tarefas variadas com a utilização das ferramentas correspondentes às do artesão. Nessa fase, mantinha-se preservada a unidade entre a concepção e a execução do trabalho.

Na segunda fase, os ofícios dos antigos artesãos foram decompostos em várias atividades e o trabalhador passou a realizar tarefas parciais. Isso aumentou a intensidade do trabalho e a produtividade, pois esse tipo de tarefa compunha um trabalho coletivo (em grupo), que consumia menos tempo para confeccionar um determinado produto em relação ao tempo gasto por um artesão.

A maquinaria ou a terceira fase substituiu as ferramentas artesanais. Com isso, a força humana deixou de predominar como fonte energética para o trabalho, que foi dividido em várias fases determinadas pelas operações das máquinas. Nesse período, os movimentos corporais do trabalhador foram determinados pela máquina. Isso causou a intensificação do trabalho e o aumento na divisão das tarefas, acarretando a separação extrema entre a concepção e a execução do trabalho.

Nesse tipo de organização de trabalho, as pessoas deixaram de trabalhar em casa e passaram a ir até as fábricas; logo os inventos foram privilegiados em detrimento dos trabalhadores. Foi um período de muita tensão social e

---

5 Santos, Neri dos & Fialho, Francisco. *Manual de análise ergonômica no trabalho*. Curitiba, Genesis, 1995.
6 Cohn, Amélia & Marsiglia, Regina Giffoni. "Processo e organização do trabalho". In: Rocha, Lys Esther; Rigotto, Raquel Maria & Buschinelli, José Tarcísio P. *Isto é trabalho de gente? Vida, doença e trabalho no Brasil*. Petrópolis, Vozes, 1994.
7 Ibidem.

de más condições de trabalho. Na Inglaterra de 1848, os homens trabalhavam 18 horas/dia; e as mulheres e crianças, 14 horas/dia.

A automação é a característica do quarto momento. Nesse período houve uma redução acentuada na participação da força de trabalho, que praticamente se restringiu às funções de vigilância do processo produtivo. Se de um lado a automação aumentou a produtividade e suprimiu numerosas tarefas repetitivas, de outro, ela excluiu o trabalhador do controle dos parâmetros de produção.

Essa forma de organização do trabalho resultou em um aumento considerável da produtividade e em uma redução do preço dos bens de consumo, que obrigaram as empresas a adotarem a fórmula de Taylor-Ford como estratégia de sobrevivência e produtividade. Essa fórmula está associada às correntes administrativas denominadas taylorismo e fordismo.

Frederick Winslow Taylor (1856-1915) surgiu na história do trabalho em 1900, quando propôs a racionalização de tempos e métodos. O instrumento prático de racionalização e melhora de produtividade foi elaborado a partir da análise do tempo (crono-análise) e dos princípios da administração científica (administração racional). Taylor, que era engenheiro, criou um trabalho de racionalização de tempos e métodos cuja filosofia gerencial foi tão importante que deu origem a uma corrente administrativa denominada taylorismo.[8]

O "fordismo" é um termo que se generalizou para caracterizar o sistema de produção e gestão empregado por Henry Ford em sua fábrica, a Ford Motor Co., em 1913. O processo de produção fordista fundamentava-se em três princípios: a linha de montagem, na qual o trabalhador ficava parado em uma determinada posição e o componente a ser montado vinha até ele por uma esteira, o que resultava em economia de movimentos; o ritmo de trabalho determinado pela máquina, e não pelo homem, evitava o desperdício do tempo; a produção em série, com a economia de escala.[9]

Enquanto no taylorismo se buscava reduzir ao máximo o tempo gasto na execução de cada tarefa, pois fracionava o processo de trabalho em tarefas cada vez mais simples, no fordismo buscou-se o ordenamento sequencial em cadeia do processo de produção, que utilizava uma esteira para definir o ritmo do trabalhador. Além disso, o desenvolvimento do processo industrial

---

[8] CATTANI, Antonio David. *Trabalho e tecnologia: dicionário crítico*. 2.ed. Petrópolis, Vozes, 1999, p.247-9.

[9] COUTO, Hudson de Araújo. *Ergonomia aplicada ao trabalho: o manual técnico da máquina humana*. Belo Horizonte, Ergo, 1995.

e da produtividade privilegiou as pessoas fisicamente mais capazes e mais hábeis para o trabalho. A prioridade dessa época era construir a máquina e o posto de trabalho; a procura por pessoas que melhor se adaptassem ao que já estava construído ficou em segundo plano.[10]

Com o aparecimento do especialista – que realiza apenas uma tarefa durante toda a jornada de trabalho, por conseguinte movimenta apenas um único grupo muscular específico –, houve a explosão do número de casos de tenossinovites e outras lesões por esforços repetitivos (LER/DORT), principalmente nos membros superiores.

No trabalho desenvolvido nas fábricas, a tecnologia facilitou o manuseio das máquinas, mas restringiu o movimento corporal durante a vigilância do funcionamento delas. Com isso, gerou-se uma monotonia e uma falta de poder de decisão do trabalhador, que interfere na percepção individual e coletiva do ambiente do trabalho e da saúde ocupacional, ocasionando direta e/ou indiretamente o sedentarismo no trabalhador contemporâneo.

A premissa taylorista de considerar o ser humano como uma máquina movida a dinheiro gerou o trabalhador qualificado, capaz de produzir e ganhar mais que os outros, o que incentiva uma postura individualista e egoísta. É de se observar que essa forma de administrar, bem própria dos EUA, ainda perdura em muitas empresas naquele país e também no nosso. Como muitas empresas atualmente instaladas no Brasil são filiais de matrizes norte-americanas, a formação gerencial brasileira baseou-se nesses modelos.

Hoje em dia, existem muitos procedimentos e intervenções que podem ser realizados na organização do trabalho para amenizar os efeitos deletérios na saúde do trabalhador, causados pelo trabalhador-especialista, como as intervenções ergonômicas.

3. Ergonomia e Tecnologia

O conceito de ergonomia surgiu em 1948 por causa do projeto da cápsula espacial norte-americana, quando o homem tentou adaptar qualquer tipo de máquina ou situação às características humanas. Em decorrência do desconforto pelo qual passaram os astronautas no primeiro protótipo da cápsula espacial, houve a necessidade de replanejar o tempo e os meios para a viagem ao espaço. Consequentemente, iniciou-se a avaliação antropométrica, basea-

---

10 A velocidade na execução das tarefas da linha de montagem e o trabalhador superespecialista, que aprendeu a executar apenas uma tarefa possivelmente alienado do restante do processo de produção, foram satirizados no filme *Tempos modernos*, de Charles Chaplin.

da na concepção de que o fundamental não é adaptar o homem ao trabalho, mas, ao contrário, procurar adaptar as condições de trabalho ao ser humano. Com isso, nasceu o conceito moderno de ergonomia.

Couto[11] definiu a ergonomia como "um conjunto de ciências e tecnologias que procura a adaptação confortável e produtiva entre o ser humano e seu trabalho, basicamente procurando adaptar as condições de trabalho às características do ser humano".

Em ergonomia, as relações do conforto com a produtividade estão cada vez mais próximas. Não é possível pensar em produtividade sem o conforto e no conforto sem a produtividade. Além disso, a ergonomia deve garantir a segurança durante a execução das tarefas para evitar os acidentes de trabalho.

Apesar de haver poucas empresas no Brasil que de fato desenvolvem esta ideia, o pós-fordismo é o modelo que está em vigor. A organização de trabalho do pós-fordismo foi dividida em dois modelos: produção em célula e grupo semiautônomo.[12] A partir da avaliação ergonômica, esses modelos são preconizados e prescritos quando se quer fugir dos efeitos deletérios que as características da produção em linha de montagem podem trazer para a saúde dos trabalhadores.

A produção celular geralmente envolve um trabalho de revezamento, de rodízio e de conhecer o trabalho dos outros funcionários, diferente da produção em linha de montagem, em que o trabalhador não tem a noção do todo. Por isso, a célula trabalha com um tipo de organização funcional de polivalência, que é ideal para o trabalhador, pois elimina a tensão da linha de montagem. O grupo semiautônomo é considerado uma evolução da produção em célula, visto que o próprio pessoal se gerencia em todos os aspectos e possui mais liberdade de trabalho.[13]

Assim, a ergonomia é capaz de dar sustentação positiva às formas modernas de se administrar a produção, mas também é capaz de ajudar as fábricas tayloristas-fordistas a diminuírem a prevalência dos problemas, principalmente das lesões por esforços repetitivos.

As modificações na execução das tarefas intensificaram-se em conjunto com a evolução tecnológica. A tecnologia facilita a vida dos homens, mas acarreta um estilo de vida mais sedentário em todas as atividades de vida diária, também denominado cultura do antimovimento.

---

11 Ibidem.
12 Idem. "Adeus, Henry Ford". *Revista Proteção,* Novo Hamburgo, n.49, jan./1996, p.7-15.
13 Ibidem.

A perda da função natural de movimento do corpo humano pelo trabalho sedentário e estressante, associado a um estilo de vida também sedentário, provocou distúrbios e doenças no corpo do homem contemporâneo, como doença arterial coronariana, hipertensão, obesidade, problemas da coluna, ansiedade e depressão. Essas doenças têm sido relacionadas direta e/ou indiretamente à falta de atividade física regular, que gera um nível baixíssimo de esforço físico durante todas as atividades de vida diária.

4. Sedentarismo

A tecnologia desenvolvida através dos tempos muitas vezes corrobora com a inatividade física. A partir do advento da Revolução Industrial, os avanços tecnológicos ficaram mais frequentes e começaram a potencializar o nível de sedentarismo, principalmente na vida do homem urbano-ocidental.

A industrialização provocou o surgimento de novas tecnologias. Possivelmente, a união da industrialização e das novas tecnologias ocasionou o aparecimento de um marco nas questões do sedentarismo e de uma involução do movimento corporal.

A condição de sedentarismo está relacionada ao nível de condicionamento físico baixo, e não à idade avançada e/ou a um percentual de gordura elevado. A pessoa sedentária ou fisicamente inativa não realiza habitualmente atividade física com intensidade suficiente, volume adequado e frequência compatível para o desenvolvimento de aptidão física.

Para se afirmar que uma pessoa é sedentária, deve-se avaliar o quanto ela gasta de energia durante a atividade executada no trabalho e no lazer. Um indivíduo, para ser considerado sedentário, deve possuir um gasto calórico em atividades físicas, no trabalho e no lazer[14] inferior a 1.000 kcal por semana.

Os níveis de sedentarismo são elevados e variam de acordo com a população estudada. Nos EUA, mais de 60% dos adultos são considerados sedentários.[15] No Canadá, aproximadamente 50% da população continuou sedentária, mesmo após as campanhas para aumentar a atividade física.[16]

---

14 BLAIR, Steven N. et al. "How much physical activity is good for health?". *Amnu. Rev. Publ. Health.*, n.13, 1992, p.99-129.

15 MANSON, Joann E. et al. "The primary prevention of myocardial infarction". *New England Journal of Medicine*, v.326, n.21, 1992, p.1406-16.

16 WANKEL, Leonard M. "Personal and situational factors affecting exercise involvement: the importance of enjoyment". *Research quarterly for exercise and sport*, v.56, n.3, 1985, p.275-82.

O sedentarismo abrange aproximadamente 70% da população brasileira,[17] índice semelhante ao dos outros países. Em uma pesquisa com os trabalhadores de uma instituição de economia mista do Paraná, constatou-se que 68,3% deles não praticavam atividade física, ou seja, tinham um estilo de vida sedentário.[18]

O tipo de atividade ou trabalho muscular desempenhado pelos trabalhadores de qualquer empresa pode ser classificado em: de atenção, leve, moderado e pesado. As tarefas de atenção ou de controle visual apresentam um baixo consumo energético. Tarefas como a datilografia, a digitação, o processamento de dados e a costura são denominadas leves. Classificam-se como trabalho moderado a carpintaria, a montagem, o conserto de artefatos e as tarefas semelhantes; já os trabalhos desenvolvidos na construção civil e na mineração são tidos como pesados.[19]

A evidente inatividade física da sociedade atual tem revelado a presença de uma transformação no modo da produção, visto que se exige do trabalhador, cada vez mais, capacidades intelectuais e decisões rápidas, diante de instrumentos informatizados e automatizados, que minimizam o trabalho muscular na execução de tarefas consideradas leves.

Na década de 1940, a Associação Nacional de Medicina do Trabalho (ANAMT) não imaginava que os trabalhadores sofreriam – como consequência da industrialização e da urbanização que ocasionaram essa crescente imobilização do homem – um aumento das doenças hipocinéticas e cardiovasculares, que deixam o indivíduo inapto fisicamente, estressado mental e emocionalmente, com hábitos nocivos à saúde, distúrbios mentais, hiperlipidemia, problemas com drogas e álcool, doenças nutricionais e osteoarticulares.[20]

Uma série de fatores pode estar envolvida na causalidade dessas doenças, mas, talvez, o sedentarismo e as tensões emocionais determinadas pela produção competitiva e repetitiva, frutos da Revolução Industrial e dos avanços tecnológicos, representem as duas causas comuns a todas elas. O quadro da

---

17 DE ROSE, Eduardo Henrique. "Qualidade de vida no terceiro milênio". Palestra proferida na *I Jornada Paranaense de Medicina Desportiva*. Curitiba, 15/10/1996.

18 MENDES, Ricardo Alves. "Fatores de risco cardiovasculares e percepção da saúde ocupacional entre os trabalhadores praticantes e não praticantes de atividade física regular". Curitiba, 1995, 83p. Monografia (Especialização em Saúde e Medicina do Trabalhador). Setor de Ciências da Saúde, Universidade Federal do Paraná.

19 LEITE, Paulo Fernando. *Fisiologia do exercício, ergometria e condicionamento físico*. 2.ed. Rio de Janeiro, Atheneu, 1986.

20 COSTA, Lamartine Pereira da. "Fundamentos do lazer e esporte na empresa". In: QUINTAS, Geraldo (org.). *Esporte e lazer na empresa*. Brasília, MEC/SEED, 1990, p.11-41.

saúde brasileira demonstrou que, por volta da década de 1930, cerca de 10% dos óbitos estavam relacionados aos problemas coronarianos, enquanto 45% correspondiam às doenças infectocontagiosas. Na década de 1980, o quadro se inverteu, as doenças coronarianas passaram a predominar (35%) sobre as doenças infectocontagiosas (12%).[21]

Com os avanços tecnológicos na área médica, como a descoberta da penicilina e dos antibióticos, conseguiu-se combater as doenças infectocontagiosas. Esse é um dos fatores relacionados às mudanças no perfil das doenças que acarretavam e ainda causam a mortalidade. Possivelmente, um outro aspecto que corrobora para essa mudança é o fato de que, na década de 1930, naturalmente, as pessoas faziam mais atividades físicas, porque as facilidades tecnológicas atuais não existiam ou não eram produzidas em grande escala com acesso à população, como a televisão, o computador, os automóveis e outras máquinas no ambiente de trabalho e em casa.

Esses objetos foram inventados, amplamente divulgados e distribuídos com a intenção de diminuir o esforço nas atividades desenvolvidas no trabalho, em casa e nos momentos de lazer. Isso modificou de maneira drástica o estilo de vida das pessoas que, de ativos, passaram a ser sedentários.

A inatividade física tem sido considerada um dos fatores responsáveis pelo progressivo aumento de mortalidade devido, principalmente, à cardiopatia coronariana aterosclerótica. Atualmente, as companhias seguradoras possuem dados que mostram que 40% dos óbitos são devidos a problemas cardíacos. Em contrapartida, os trabalhadores de profissões que exigem muito movimento corporal, como os entregadores de carta, apresentaram aproximadamente 22% de mortes devido a esses problemas.[22]

O sedentarismo é considerado um importante fator de risco alterável para as doenças cardiovasculares (DCV). Para evitar o sedentarismo e outros fatores de risco de DCV, como o estresse, o tabagismo, a hipertensão, a obesidade e o aumento do colesterol, é necessária a prática regular de atividade física aeróbia.

Nos ambientes de trabalho e lazer, o sedentarismo acarreta nos indivíduos uma perda de equilíbrio físico e emocional e diminuição da massa muscular, que causam várias disfunções orgânicas, muitas vezes levando o indivíduo à

---

21 PEGADO, Paulo. "Saúde e atividade física na empresa". In: QUINTAS, Geraldo (org.). *Esporte e lazer na empresa*. Brasília, MEC/SEED,1990, p.75-84.
22 FARIA JUNIOR, Alfredo G. "Educação física no mundo do trabalho: ginástica de pausa, em busca de uma metodologia". In: QUINTAS, Geraldo. *Esporte e lazer na empresa*. Brasília, MEC/SEED, 1990, p.105-18.

morte. Em contrapartida, a pessoa que pratica regularmente atividade física bem planejada, com intensidade e duração devidamente dosadas, alcançará, além de todos os benefícios cardiovasculares, fisiológicos e biomecânicos, uma boa qualidade de vida dentro e fora do ambiente de trabalho.

O comportamento sedentário do homem contemporâneo, perante a automatização dos afazeres do trabalho, do lar e até mesmo das atividades de lazer, gera tarefas com menor trabalho muscular. Dessa forma, para mudar essa situação de inatividade física, é necessário que o homem participe de um programa regular de exercício físico em alguma academia, em casa e até mesmo no ambiente de trabalho. Os profissionais da área de saúde e do setor de recursos humanos devem proporcionar o retorno do movimento corporal aos trabalhadores, pela implantação de programas com atividades físicas regulares e sistemáticas.

5. Atividade Física Regular

A atividade física regular possibilita o desenvolvimento do ser humano em sua totalidade e diminui a ocorrência das doenças denominadas hipocinéticas, como as DCV. Em 1998, o Colégio Americano de Medicina Desportiva[23] publicou um consenso que ressaltava a importância da prática regular de atividade física aeróbia como coadjuvante na prevenção e reabilitação das DCV e de outras doenças crônico-degenerativas.

A pessoa que pratica atividade física regular melhora a qualidade de vida dentro e fora do mundo do trabalho, diminui o absenteísmo e a rotatividade no ambiente de trabalho, ocasionados por desajustes psicossociais. A falta de atividade física regular acarreta um impacto negativo no trabalho e, consequentemente, na vida das pessoas. Os exercícios físicos regulares realizados em parques são uma alternativa adequada na busca da qualidade de vida.

O próximo capítulo aborda a ginástica laboral como um programa de promoção da saúde no ambiente escolar e sua prescrição a professores, alunos e funcionários.

---

23 AMERICAN COLLEGE OF SPORTS MEDICINE (ACSM). "Position stand: the recommended quantity and quality of exercise for developing and maintaining cardiorespiratory and muscular fitness, and flexibility healthy adults". *Medicine Science Sports Exercise*, v.30, 1998, p.975-91.

6

Ginástica Laboral: Promoção de Saúde na Escola

A escola, por estar inserida numa sociedade tecnológica e capitalista, apresenta os mesmos problemas relacionados às alterações no estilo de vida que atingem os trabalhadores das outras instituições. O modo de vida adotado pela população potencializou o aumento de doenças hipocinéticas em todas as faixas etárias, atingindo na escola tanto os escolares como os professores e os outros funcionários. O indivíduo precisa ser educado quanto ao estilo de vida saudável antes de começar a trabalhar, essa fase tende a agravar o sedentarismo e os hábitos alimentares inadequados. Programas de intervenção devem começar o mais precoce possível para provocar mudanças de comportamento e a formação de hábitos de atividade física regular por toda a vida.

O objetivo deste capítulo é abordar a implantação e o desenvolvimento de um programa de promoção de saúde na escola voltado para os professores, os funcionários e os alunos, proporcionando ações práticas de GL, além das aulas de educação física.

1. Estilo de Vida Atual

Os hábitos de vida diários modificaram-se nos ambientes escolares, familiares e profissionais em todos os países, desenvolvidos ou não, nas últimas três décadas. O crescimento urbano acelerado, a industrialização e a diminuição do gasto energético nas tarefas diárias e nos deslocamentos acarretaram a redução do movimento humano. Houve, também, mudanças nos hábitos culturais da alimentação, incluindo o tipo, a quantidade e a qualidade dos alimentos ingeridos.

As doenças crônicas que só apareciam na idade adulta, como a obesidade, a hipertensão, as dislipidemias, a resistência insulínica (RI) e o *diabetes mellitus* tipo 2 (DM tipo 2), acontecem cada vez mais precocemente em crianças e adolescentes.[1]

A consequência dessa realidade é que muitos adultos chegarão ao mercado de trabalho apresentando várias doenças crônicas, que se iniciaram na fase infanto-juvenil, consideradas fatores de risco para o desenvolvimento da doença arterial coronariana. Os fatores de risco cardiovasculares, que serão abordados no próximo capítulo, já são muito frequentes na população adulta e a tendência é o aumento acelerado da prevalência na próxima década, quando os atuais adolescentes iniciarem-se como trabalhadores.

Além desses fatores ligados às doenças cardíacas, o excesso de peso acarreta também problemas ortopédicos como as lombalgias e as dores articulares, em função da maior adiposidade visceral, da alteração no centro de gravidade e do maior impacto direto e indireto nas articulações. Os problemas ortopédicos podem limitar a participação dos indivíduos obesos em exercícios regulares e dificultar a execução das atividades diárias, tanto em professores e funcionários como em alunos da escola.

O último relatório do Instituto Brasileiro de Geografia e Estatística (IBGE)[2] divulgou que o percentual de brasileiros com excesso de peso atingiu 49% dos indivíduos acima de 18 anos e 20,5% dos adolescentes e 33,4% entre 5 e 9 anos. Ao relacionar esses percentuais entre si, a tendência é um aumento ainda maior na prevalência de excesso de peso entre os adultos na próxima década. A obesidade e a inatividade física na infância têm sido identificadas como situações a serem prevenidas.[3]

2. Saúde dos Escolares

A escola é um espaço importante de educação para a saúde e precisa ser resgatado. Nos últimos anos, houve mudanças no cotidiano das crianças e dos

---

1 ACADEMIA AMERICANA DE PEDIATRIA. "Diabetes do tipo 2 em crianças e adolescentes". *Pediatrics* (edição brasileira), v.4, n.6, 2000, p.357-69.
2 IBGE – Pesquisa de Orçamentos Familiares 2008-2009 – POF, 2010. Disponível em: http://portalweb01.saude.gov.br/alimentacao/redenutri/pdf Acesso em: 20/03/2011.
3 AMERICAN ACADEMY OF PEDIATRICS. "Prevention of pediatric overweight and obesity". *Pediatrics*, v.112, n.2, 2003, p.424-30.

adolescentes relacionadas à diminuição das atividades ao ar livre e ao aumento dos jogos dentro de casa, tanto pelo maior desenvolvimento tecnológico como pela insegurança nas cidades, atitude apoiada por pais e educadores. No entanto, ninguém imaginava que em tão pouco tempo, aproximadamente trinta anos, houvesse uma redução no movimento humano, diminuindo o gasto energético e acelerando o sedentarismo. Assim, o menor deslocamento do corpo humano em casa, na escola e no trabalho, associado à facilidade de acesso a uma alimentação hipercalórica, acarretou uma maior prevalência do excesso de peso e das doenças hipocinéticas desde a infância.

No início do século XX, a preocupação dos médicos-higienistas era estabelecer um ambiente escolar adequado ao processo ensino-aprendizagem, proporcionando local, espaço, ventilação, tempo para o estudo e o descanso, mobiliário ergonômico, material escolar e exercícios físicos – fatores necessários ao ensino e às características físicas e psicológicas dos escolares. A proposta estava alicerçada em uma escola que, diferente de fábricas, estações, hospitais, entre outros locais, desenvolvesse o silêncio, a atenção e a saúde dos escolares.[4]

Atualmente, minimizar os efeitos negativos do estilo de vida moderno sobre a saúde dos escolares passou a ser uma preocupação no ambiente escolar. Algumas cidades brasileiras focalizaram a ação sobre a merenda escolar, regulamentando o que pode ou não ser comercializado nas cantinas, principalmente proibindo alimentos industrializados hipercalóricos e de valor nutritivo reduzido, denominados de calorias vazias. Os profissionais devem estar atentos ao uso adequado das tecnologias disponíveis nos dias atuais, pois elas são o foco para o desenvolvimento de estratégias para a educação e saúde. Segundo Vilela Júnior,[5] o desenvolvimento das novas tecnologias só apresenta sentido se estiver relacionado a uma melhor qualidade de vida.

O fato é que as medidas preventivas não estão sendo suficientes e precisam ser ampliadas, porque o excesso de peso aumentou 359% entre os meninos e 105% entre as meninas brasileiras de 1974 a 2002.[6] Ao se considerar o intervalo de 1974 a 2009, os valores se ampliaram entre os adolescentes para 586% entre os meninos e 255% para as meninas.[7] Nas crianças de 5 a 9 anos,

---

4 ROCHA, Heloise H. P. "Inspecionando a escola e velando pela saúde das crianças". *Educar em Revista*, Dossiê: Educação e saúde – Diferentes olhares. Curitiba, UFPR, n.25, 2005, p.91-109.
5 VILELA JÚNIOR, Guanis B. "Novas tecnologias, inclusão digital e qualidade de vida". In: VILARTA, R. et al. *Qualidade de vida e novas tecnologias*. Campinas, Ipês Editorial, 2007, p.129-38.
6 IBGE – Pesquisa de Orçamentos Familiares – POF, 2004. Disponível em: http://portalweb01.saude.gov.br/alimentacao/redenutri/dezembro/21-12 11.pdf Acesso em: 17/01/2005.
7 IBGE/POF, 2010, op. cit.

o excesso de peso de 1974 a 2009 atingiu aumento de 319% entre os meninos e 372% para as meninas.[8]

As doenças consideradas fatores de risco cardiovasculares em adultos estão sendo diagnosticadas em crianças e adolescentes e associadas ao crescimento da obesidade infantil, ao aumento da gordura visceral e à menor massa muscular. Estudo em escolares curitibanos[9] verificou que os adolescentes obesos apresentaram maiores níveis de triglicérides sanguíneos e menores concentrações de colesterol-HDL do que os não obesos. A hipertensão arterial sistólica ocorreu em 15,6% e a diastólica em 23,4% dos adolescentes obesos e em nenhum dos não obesos. A associação de três ou mais fatores de risco cardiovasculares, denominada síndrome metabólica, estava presente em 50% dos indivíduos obesos.

As modificações no comportamento social que ocorreram nas grandes cidades potencializaram também o agravamento das doenças respiratórias preexistentes como a asma brônquica.[10] O aumento do tempo de permanência dentro de casa, o sedentarismo e a exposição aos alérgenos, bem como o maior consumo de alimentos industrializados hipercalóricos e ricos em sódio provocaram uma maior prevalência da asma e da obesidade.[11] Dessa forma, perpetua-se o ciclo vicioso da criança e do adolescente asmáticos pelo medo de realizar atividades físicas na escola, o que acarreta redução da aptidão física e aumento da obesidade, dificultando a participação nas aulas de educação física.[12]

As atividades físicas (AF) regulares aliadas à orientação nutricional fazem parte das ações terapêuticas para diminuir a obesidade e suas comorbidades. Os benefícios das AF nas reduções do peso e da adiposidade visceral são amplamente demonstrados na população adulta e recomendados para a obesidade infanto-juvenil.[13] Em adolescentes, exercícios físicos programados são

---

8 Ibidem.

9 LEITE, Neiva. "Obesidade infanto-juvenil: efeitos da atividade física e da orientação nutricional sobre a resistência insulínica". Curitiba, 2005, 148p. Tese de doutorado. Setor de Ciências da Saúde, Universidade Federal do Paraná.

10 LEITE, Neiva et al. "Prevalência de asma induzida pelo exercício em asmáticos e não asmáticos, obesos e não obesos". In: *Arquivos Brasileiros de Endocrinologia e Metabologia*, v.48, n.5, 2004, p.S624.

11 OLIVEIRA, Marcos Aurélio B. & LEITE, Neiva. "Asma brônquica, doença obstrutiva pulmonar e exercícios físicos". In: GHORAYEB, Nabil & DIOGUARDI, Giuseppe. *Tratado de cardiologia do exercício e do esporte*. São Paulo, Atheneu, 2007, p.443-54.

12 LEITE, Neiva. "Atividade física na criança com asma". In: NÓBREGA, Antônio Cláudio & OLIVEIRA, Marcos Aurélio B. *Tópicos especiais em medicina desportiva*. São Paulo, Atheneu, 2003, p.100-20.

13 SOTHERN, Melinda. "Obesity prevention in children: physical activity and nutrition". *Nutrition*, v.20, 2004, p.704-8.

efetivos na redução dos fatores de risco da síndrome metabólica.[14] Portanto, programas que visem à educação e à saúde de escolares devem ter incentivo a sua implementação.

3. Saúde dos Professores e Funcionários

O progresso humano proporcionou ao trabalhador uma intencional libertação da fadiga física e do trabalho intelectual constante, à medida que a mão de obra foi substituída pela inovação tecnológica, resultando em menor esforço humano e maior produção de materiais de consumo.[15] No entanto, as mudanças nas características do trabalho e no nível de conhecimento do trabalhador com os avanços tecnológicos provocaram uma passagem do paradigma industrial para a era da informação. Apesar da conquista de melhores condições de trabalho, as exigências de uma maior qualificação impostas aos trabalhadores proporcionaram uma desumanização, influenciando negativamente na qualidade de vida.[16]

Nessa nova era do conhecimento, os professores são os profissionais que sofrem diretamente as consequências negativas do querer saber e do se apropriar de todas as novas informações reproduzidas nas mídias digital, falada e escrita. Os distúrbios psiquiátricos, como o estresse e a depressão, são os mais frequentes no adoecimento, alcançando níveis de 68,5% das causas de afastamento do trabalho em professores.[17] Os professores apresentam maior possibilidade de desenvolver a síndrome de Burnout do que os outros trabalhadores porque, além de serem submetidos as suas pressões internas, dependem das condições físicas, sociais e emocionais dos estudantes, dos colegas de trabalho e do ambiente.[18] O adoecimento está relacionado às questões inerentes ao processo ensino-aprendizagem, mas há, ainda, a questão social referente à localização da escola envolvendo todos os seus integrantes. Por

---

14 LEITE, Neiva et al. "Efeito do exercício físico e da orientação nutricional na síndrome metabólica em adolescentes obesos". *Revista Brasileira de Fisioterapia*, São Carlos, v.13, n.1, jan./fev. 2009, p.73-81.

15 DE MASI, Domenico. *Desenvolvimento sem trabalho*. São Paulo, Esfera, 1999, 103p.

16 PILATTI, Luiz A. "Qualidade de vida e trabalho: perspectivas na sociedade do conhecimento". In: VILARTA, Roberto et al. *Qualidade de vida e novas tecnologias*. Campinas, Ipês Editorial, 2007, p.41-50.

17 FONSECA, Candida C. O. P. "O adoecer psíquico no trabalho do professor de ensino fundamental e médio da rede pública no estado de Minas Gerais". Florianópolis, 2001, 231p. Dissertação (Mestrado em Engenharia de Produção). Universidade Federal de Santa Catarina.

18 D'ORIA, Ladoro et al. "Saúde abalada". *Revista Proteção*, Novo Hamburgo, v.162, ano XVIII, 2005, p.82-9.

exemplo, se essa situa-se em um bairro de periferia, onde há muita violência, muitas vezes os professores, funcionários e alunos chegam à escola tensos e estressados pela falta de segurança dentro e fora dela.

Os profissionais precisam preocupar-se com a saúde vocal. A fala é o principal instrumento de comunicação e trabalho dos professores, e eles apresentam mais distúrbios vocais que os outros trabalhadores. A voz é utilizada por um longo tempo em sala de aula e, sendo considerada o elo entre professores e alunos, o docente muitas vezes precisa falar com maior intensidade para atrair a atenção dos discentes e controlar a turma, o que gera maior estresse vocal. Os professores atuam em dupla ou tripla jornada de trabalho, chegando até 60 horas por semana, em contato com substâncias irritantes ao aparelho respiratório, como o pó de giz, o ar-condicionado e o cigarro, os quais agravam ainda mais os problemas de voz.[19]

Além dessas questões próprias da realidade escolar, o sedentarismo atinge também os integrantes da escola. Alunos, professores ou funcionários inserem-se nessa realidade por diferentes vias de acesso. Os alunos são atingidos pelo sedentarismo decorrente das reduções dos espaços livres e das modificações das opções do brincar. O brincar, nesse caso, é a principal ocupação da criança além da escola. O professor trabalha na escola e em casa, em constante cobrança de resultados, exigidos pela direção da escola, pelos pais, pelos alunos, pela equipe pedagógica e pela sociedade em geral, o que acarreta uma sobrecarga em seu tempo. Os funcionários, apesar de trabalharem em uma instituição de ensino, apresentam baixa escolaridade e cumprem jornadas em outros locais para complementar o salário. O resultado é a diminuição progressiva da amplitude e da força em seus movimentos, com a redução da prática regular de atividades físicas no cotidiano, no trabalho e no lazer, a qual leva ao sedentarismo.

O sedentarismo tornou-se uma das principais causas no surgimento de doenças crônicas não transmissíveis como a obesidade e as doenças cardiovasculares, que são as maiores causas de mortalidade nos diversos países, inclusive no Brasil. As principais causas de afastamento no trabalho são o estresse e as doenças musculoesqueléticas, como as lombalgias e as LER/DORT, que também estão relacionadas à diminuição da atividade física, à obesidade e ao trabalho repetitivo em professores e funcionários da escola. Essas doenças a que todos os trabalhadores estão sujeitos serão descritas nos próximos capítulos.

---

19 PIRES, Ana Maria. "Saúde vocal: mais atenção aos profissionais da voz". *Revista Proteção*, Novo Hamburgo, v.156, ano XVIII, 2004, p.30-42.

4. Programa de Educação e Promoção de Saúde na Escola

Programas de qualidade de vida (QV) e promoção de saúde podem ser implementados e desenvolvidos em diferentes tipos de instituições de ensino, como nas escolas e nas universidades. Muitas vezes, os programas contemplam somente os professores, os alunos ou os funcionários. Em outras oportunidades, a implantação abrange todos que frequentam o âmbito escolar e isto parece ser uma atividade nova no mundo do trabalho.

O conceito de QV é extremamente abrangente, varia de indivíduo para indivíduo e depende dos objetivos, das perspectivas e dos projetos de vida de cada um. Pode-se juntar à qualidade de vida outros domínios como: a saúde física, a saúde psicológica, as relações sociais e o meio ambiente. Além disso, é importante considerar que a qualidade de vida no trabalho (QVT) representa uma relação entre a qualidade de vida do indivíduo dentro e fora do ambiente profissional, ou seja, a QVT é a qualidade de vida que está relacionada diretamente ao trabalho, mas sem estar isolada da vida do indivíduo fora da empresa.

Há necessidade de implantar em instituições de ensino um programa de promoção de saúde que se preocupe com o bem-estar e com a QV de todos que frequentam a escola regularmente, para que exista uma função laboral com mais prazer e saúde. Os principais objetivos para a implantação e o desenvolvimento de um programa de promoção de saúde e um estilo de vida saudável para todos do âmbito escolar são: o desenvolvimento de um ambiente que propicie a prevenção na saúde e o maior rendimento escolar dos estudantes, proporcionando melhor QV para professores e funcionários e, para o empregador, o maior rendimento e a melhoria de saúde dos trabalhadores.

Portanto, as razões que justificam a implantação de um programa de estilo de vida saudável na escola devem atender, simultaneamente, aos interesses do empregado e do empregador. As principais ações que podem ser propostas em um programa de educação e promoção de saúde na escola envolvem: confecção e fixação de cartazes informativos e atividades especiais em sala de aula com os alunos, ginástica laboral, palestras, entrega de panfletos (fôlderes) educativos e apresentações de teatro, enfim, tudo abordando assuntos de QV, melhoria da saúde, alimentação saudável e aumento da atividade física para todos.

Os resultados encontrados por alguns estudos brasileiros demonstraram que programas de promoção de saúde que incluíram a ginástica laboral em escolas e universidades trazem muitos benefícios. Pesquisa realizada com funcionários da Universidade Federal de Santa Catarina encontrou diminuição de dores, melhoria de relacionamento, maior prática de exercícios físicos, mais alongamentos e maior vivência de ensinamentos.[20] Em trabalhadores administrativos da Universidade Federal do Paraná, a ginástica laboral durante 10 minutos, 3 vezes por semana e em 2 meses aumentou a flexibilidade nas articulações de coluna, membros superiores e inferiores em relação ao grupo controle ($p < 0,01$), que não participou das atividades.[21]

Estudo realizado com professores da rede estadual de ensino, ao avaliar a presença de dor e estresse antes e após 4 meses de GL, com duração de 10 minutos, 5 vezes por semana, encontrou redução significativa de dor nos pés e na cabeça ($p < 0,05$) em relação ao grupo controle.[22] Outra pesquisa avaliou a recuperação mental dos alunos de 5ª a 8ª séries do ensino fundamental de uma escola do Rio Grande do Sul com a prática de GL. Foi constatado aumento da produtividade no trabalho mental em 26% nos alunos da 5ª série, 16% nos da 6ª série, 15% nos da 7ª série e 11% nos alunos da 8ª série.[23]

Dez minutos de GL em funcionárias da limpeza, da cozinha e da biblioteca de uma escola em Chopinzinho (PR), ao final do expediente, 3 vezes por semana, durante 3 meses, resultou em diminuição da intensidade dolorosa em 22,4% das praticantes, melhora do bem-estar e qualidade de vida.[24] Outra pesquisa após 4 meses de GL em funcionários e educadores de Centros Municipais de Educação Infantil em Curitiba resultou em redução em 27% das dores corporais, 51% da fadiga e em 81% do estresse ocupacional, e em aumento em 56% da consciência corporal, 50% da flexibilidade, 48% no humor e 36% na autoestima.[25]

---

20 MARTINS, Carolina O. & MICHELS, Glaycon. "Saúde x lucro: quem ganha com um programa de saúde do trabalhador". *Revista Brasileira de Cineantropometria e Desempenho Humano*, v.3, n.1, 2001, p.95-101.

21 MENDES, Ricardo Alves et al. "Ginástica laboral e a flexibilidade em trabalhadores administrativos". *Revista Brasileira de Ciência e Movimento*, v.13, n.4, 2005, p.48.

22 AMPESSAN, Yael Picolo A. "A ginástica laboral e sua contribuição à saúde dos trabalhadores". Curitiba, 2002, 59p. Monografia (Pós-graduação em Exercício e Qualidade de Vida). Departamento de Educação Física, Universidade Federal do Paraná.

23 KALININE, Iouri & GÖLLER, Dari F. "Ginástica laboral para a saúde psíquica dos alunos na escola do ensino fundamental". *Fit. & Perform. J.*, v.1, n.4, 2002, p.37-41.

24 DONEDA, Lígia. "Ginástica laboral: benefícios e resultados da implantação de um programa para os funcionários de serviços gerais de uma escola pública estadual do município de Chopinzinho (PR)". Palmas, 2004, 55p. Monografia (Pós-graduação *lato sensu* em Educação Física – Saúde e Qualidade de Vida). Centro Universitário Diocesano do Sudeste do Paraná.

25 SALIBIAN, Juliane. "Ginástica laboral: resultados e benefícios de um programa para educadores e servidores dos Centros Municipais de Educação Infantil (CMEIS) de Curitiba". Curitiba, 2005,

A experiência de um programa de promoção de saúde implantado em uma escola municipal de Curitiba observou que os professores e funcionários participantes sentiram menos dores, apresentaram maior integração entre eles, melhora na autoestima e no reconhecimento corporal. Além disso, as crianças do grupo experimental passaram a cuidar mais da saúde, frequentando consultório médico regularmente, comparadas com as não participantes do programa (grupo controle). Outra visão sobre a atividade física evidenciada nesse estudo foi uma maior diversão para crianças e adultos, visto que as atividades incluíram palestras, teatro, confecção e fixação de cartazes educativos em toda a escola, entrega de panfletos e prática da GL 2 vezes por semana.[26]

Os professores de educação física da escola têm conhecimento do significado da GL, sabem da relevância para alunos, professores e funcionários, ao melhorar a QV, evitar lesões e aumentar a flexibilidade, mas não utilizam a prática da GL em suas aulas e atividades na escola.[27] Programas de promoção de saúde e GL devem ser propostos em escolas para ampliar a atuação dos profissionais de educação física e artística como coordenadores, no entanto, a participação de todos os professores e alunos é fundamental no planejamento das atividades a serem implantadas.

5. Descrição das Atividades de Ginástica Laboral na Escola

A seguir serão descritas algumas atividades de GL que poderão ser desenvolvidas na escola, bem como em outros segmentos empresariais. Os exercícios sugeridos no Capítulo 11 também podem ser utilizados na GL da escola, desde que adaptados para a faixa etária e a realidade escolar.

5.1 Atividades com balões para um grande grupo

a) O instrutor entregará um balão, com cores diferentes, para cada pessoa. Antes de encher o balão, o instrutor solicitará que cada participante faça um minuto de silêncio para pensar em algo positivo e bom para si e para as

---

91p. Monografia (Especialização *lato sensu* em Educação Física Escolar). Departamento de Educação Física, Universidade Federal do Paraná.

26 REIS JÚNIOR, Dálcio & MENDES, Ricardo Alves. "Relatório do Projeto Escola Universidade: Programa de qualidade de vida na escola e qualidade de vida no trabalho". Prefeitura de Curitiba (PR), 2006.

27 BASTOS, Juliana F. "A ginástica laboral como conteúdo curricular do ensino fundamental". In: OLIVEIRA, H. F. R. et al. *Qualidade de vida, esporte e sociedade*. Ponta Grossa, UEPG, 2006, p.419.

outras pessoas que estão em sua volta, um pedido sobre a paz mundial, a união de todos os colegas de trabalho, o amor fraterno etc.

b) Após este período inicial, o professor pedirá para as pessoas encherem os seus próprios balões, sem encher muito para que consigam fazer um nó fechando o balão. Se alguém estiver com dificuldade de encher a bexiga ou de fazer o nó, esta pessoa poderá ser assessorada por outra que possua mais habilidade ou facilidade.

c) Em seguida, o instrutor colocará uma música lenta (mais introspectiva) e solicitará que as pessoas, individualmente, façam uma interação somente com o balão, ou seja, em silêncio, brinquem com o balão, chutando-o, fazendo embaixadas, abraçando-o.

d) Em um outro momento, o professor colocará uma música mais rápida e dinâmica e solicitará aos participantes uma interação com a bexiga tentando encostá-la em várias partes do corpo, começando pela cabeça, descendo para os ombros, o peito, os joelhos, as pernas e os pés, sequencialmente.

e) Em seguida, o instrutor solicitará às pessoas que façam duplas e passem o balão para o seu colega, sem deixá-lo cair no chão, utilizando todas as partes do corpo. Na verdade, cada dupla ficará com duas bexigas.

f) No próximo momento, o professor solicitará às pessoas, gradativamente, que se agrupem em três, depois quatro, cinco, seis, sete, até chegar a oito pessoas e brinquem com as diferentes bexigas, passando-as para os colegas, evitando que elas caiam no chão. Esta dinâmica dependerá do número total de pessoas, podendo ser realizada com ou sem música. Se for realizada com música, sugere-se que as músicas sejam alegres, atuais e bem ritmadas.

g) Em seguida, o professor pedirá às pessoas que se agrupem e brinquem com os balões, conforme as cores, ou seja, formem vários grupos, todos com balões de mesmas cores ou de cores semelhantes.

h) Para finalizar, o professor solicitará às pessoas que façam um grande círculo e, em seguida, sentem no chão. Conforme o tempo disponível, o instrutor pedirá, em poucas palavras, às pessoas que expressem o seu pedido inicial. Após esta finalização, os participantes são estimulados a estourar as suas bexigas com o intuito de que o seu sonho ou pedido inicial se concretize.

5.2 Exercício para fortalecimento

a) **Quadríceps** – Este exercício será realizado com a pesooa sentada e com algum material pesando no máximo um quilo. O indivíduo deve equilibrar o peso em cima do tornozelo, por exemplo, um quilo de feijão, arroz ou farinha.

Em seguida, o professor pedirá à pessoa que faça 10 extensões (com o pesinho) do joelho direito e depois 10 extensões do joelho esquerdo. **Variação:** o exercício poderá ser realizado com algum tipo de borracha extensora (manguito de aproximadamente um metro). Se a força estiver sendo realizada com a coxa direita, o extensor ficará preso no pé esquerdo e no pé direito, mas somente a perna direita fará o movimento de extensão (Figura 6.1).

b) **Bíceps** – Este exercício será realizado em pé ou sentado, com algum material pesando, no máximo, um quilo e que caiba na mão da pessoa que fará o movimento, por exemplo, um grampeador, um perfurador de papel etc. A pessoa estará com um dos cotovelos estendido, segurando o objeto. O professor pedirá que faça 10 flexões do cotovelo direito e 10 flexões do cotovelo esquerdo. **Variação:** o exercício poderá ser realizado com uma borracha extensora (manguito de aproximadamente um metro). A pessoa segurará o extensor com as duas mãos e posicionará os dois cotovelos estendidos à frente do corpo, de forma que quando flexionar o cotovelo direito, por exemplo, estará forçando e fortalecendo o bíceps direito. Depois fará o movimento de flexão, utilizando o extensor, com o cotovelo esquerdo (Figura 6.2).

c) **Peitorais** – Este exercício será realizado em pé ou sentado com a utilização de uma borracha extensora. O manguito ficará apoiado na parte externa do encosto de uma cadeira se for realizado na posição sentada. Inicialmente, o professor orientará o participante a posicionar os dois cotovelos flexionados próximos da cadeira. O participante fará a adução horizontal do ombro

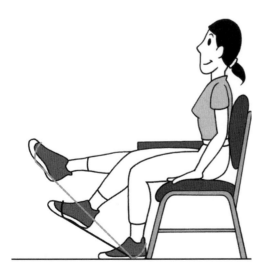

Figura 6.1

direito e/ou esquerdo com 10 repetições (ao mesmo tempo ou um de cada vez) (Figura 6.3).

d) **Glúteos** – Este exercício será realizado em pé com a utilização de uma borracha extensora. A pessoa prenderá o manguito nos tornozelos e se apoiará na parede, em uma cadeira ou em um colega. Quando for trabalhar o glúteo direito, o participante virará o pé direito para fora da linha média

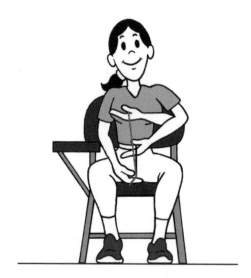

Figura 6.2

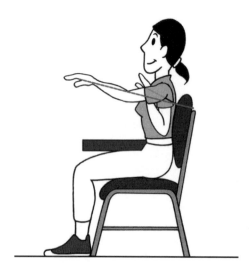

Figura 6.3

do corpo e realizará 10 hiperextensões do quadril direito com o joelho direito estendido. Para fortalecer o glúteo esquerdo, virará o pé esquerdo para fora da linha média do corpo e realizará 10 hiperextensões do quadril esquerdo com o joelho esquerdo estendido. Se o exercício for realizado em dupla, o colega que ainda não fez o exercício poderá se apoiar naquele que já fez a atividade (Figura 6.4).

e) **Abdutores** – Este exercício será realizado em pé com a utilização de uma borracha extensora. O manguito ficará preso nas pernas de uma cadeira. Para o fortalecimento dos abdutores da perna direita, o participante deverá ficar com o lado esquerdo do corpo próximo da cadeira. A borracha extensora ficará presa no pé direito do participante e o pé esquerdo ficará mais próximo da cadeira, onde o manguito está preso. O professor orientará a abdução da perna direita com o joelho direito estendido (10 repetições). Em seguida, o aluno deverá fazer o mesmo movimento após prender a borracha extensora no pé esquerdo. O aluno fará 10 abduções com a perna esquerda com o joelho esquerdo estendido (Figura 6.5). Esta atividade poderá ser realizada em dupla com o manguito preso em um dos pés do colega.

f) **Adutores** – Este exercício será realizado em pé com a utilização de uma borracha extensora. O manguito ficará preso nas pernas de uma cadeira. Para o fortalecimento dos adutores da perna direita, o participante deverá ficar com o lado direito do corpo mais próximo da cadeira, e a borracha extensora

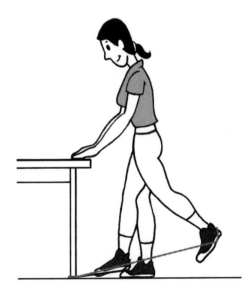

Figura 6.4

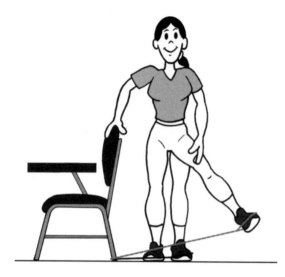

Figura 6.5

deverá ficar presa no pé direito, enquanto o pé esquerdo deverá ficar mais afastado da cadeira. O indivíduo cruzará a perna direita sobre a perna esquerda. Somente desta forma se concretizará a adução da perna direita com o joelho direito estendido (10 repetições). Em seguida, o participante deverá prender a borracha extensora no pé esquerdo e cruzar a perna esquerda sobre a perna direita. O aluno fará 10 aduções com a perna esquerda com o joelho esquerdo estendido (Figura 6.6). Essa atividade poderá ser realizada em dupla com o manguito preso nos pés do colega.

g) **Flexores de joelho** – Este exercício será realizado em pé com a utilização de uma borracha extensora. A pessoa prenderá o manguito nos dois tornozelos e se apoiará na parede, em uma cadeira ou em um colega. A flexão do joelho trabalhará o grupo muscular isquiotibial (músculos posteriores da coxa ou flexores do joelho). O indivíduo realizará 10 flexões do joelho direito e depois repetirá o exercício com o joelho esquerdo (Figura 6.7). Se o exercício for realizado em dupla, o outro colega que ainda não fez o exercício poderá se apoiar naquele que já fez a atividade.

5.3 Massagear o corpo utilizando bolinha de tênis ou borracha

O instrutor de ginástica laboral orientará cada participante a trazer pelo menos uma bolinha de tênis ou de borracha. Normalmente, indica-se a utilização de bolinha de tênis (que é mais dura) para massagear a sola dos pés

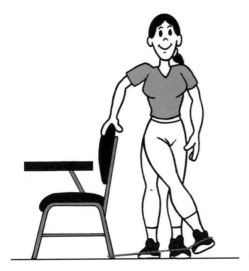

Figura 6.6

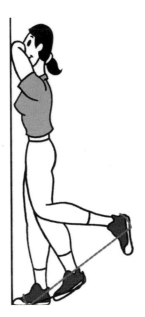

Figura 6.7

e os músculos das partes anterior e posterior da coxa, o bíceps, o tríceps e os demais grupos musculares mais fortes do corpo. Entretanto, indica-se a utilização de bolinha de borracha (bolinha de frescobol) ou bolinhas mais macias para massagear as partes do corpo mais sensíveis, como o rosto, a nuca, os ombros e a musculatura das regiões cervical, dorsal e lombar. O professor orientará uma automassagem utilizando uma bolinha de borracha na mão direita para massagear o segmento corporal esquerdo e, em seguida, colocar a bolinha na mão esquerda para massagear o segmento corporal direito.

a) O professor solicitará ao participante que segure a bolinha na mão direita e massageie as regiões dorsal e cervical e o ombro do lado esquerdo do próprio corpo; em seguida, o participante segurará a bolinha na mão esquerda e fará a massagem das regiões dorsal e cervical e do ombro do lado direito.

b) Em outro momento, o instrutor pedirá ao aluno que segure a bolinha na mão direita ou esquerda para massagear nuca, orelhas, testa, rosto, pescoço, queixo, enfim, toda a cabeça.

c) Em seguida, o professor solicitará ao participante que segure a bolinha na mão direita para massagear o peitoral, o braço e o antebraço esquerdos e depois segurar a bolinha na mão esquerda para massagear o peitoral, o braço e o antebraço direitos. O aluno deverá fazer movimentos circulares da região medial (central) do corpo para fora, em direção aos braços para facilitar a circulação sanguínea.

d) No próximo momento, o instrutor pedirá ao aluno que segure a bolinha na mão direita para massagear a parte anterior da coxa e a perna esquerda e, em seguida, segurar a bolinha na mão esquerda para massagear a parte anterior da coxa e a perna direita. Dando continuidade, o professor orientará o participante a segurar a bolinha na mão direita para massagear a parte posterior da perna e coxa esquerda e depois segurar a bolinha na mão esquerda para massagear a parte posterior da perna e a coxa direita.

e) Para finalizar, o professor orientará o participante a segurar a bolinha na mão esquerda e massagear a lombar esquerda e, em seguida, segurar a bolinha na mão direita e massagear a lombar direita.

Variação: O facilitador poderá solicitar ao aluno que se massageie utilizando a bolinha na parede. O participante fará movimentos de cima para baixo e movimentos circulares, tentando massagear desde a região cervical até a região lombar dos lados esquerdo e direito das costas. Evitar que a bolinha fique muito tempo massageando a coluna vertebral.

5.4 Tsunami

Esta brincadeira também é uma variação do "coelho sai da toca" que será descrito com maiores detalhes no Capítulo 11, na série de criatividade, nas atividades de números 5 a 9. As pessoas se dividirão em grupos de três: uma pessoa será o coelho e ficará no meio de uma toca, que será formada por outras duas pessoas. Quando o professor disser "coelho sai da toca", a pessoa que estiver no meio da toca procurará outra toca, o mais rápido possível, para não ser o último a trocar e correr o risco de ficar sem uma toca. Ou quando o professor disser "toca sai do coelho", os coelhos ficarão parados e somente as tocas – formadas por uma dupla de mãos dadas, um participante de frente para o outro – se deslocarão e procurarão um novo coelho, sem soltar as mãos. Entretanto, quando o professor disser "tsunami" ou "furacão", esta formação será totalmente modificada, ou seja, quem era coelho poderá se transformar em uma toca e um dos componentes de uma toca poderá ser um coelho; a preocupação é formar um novo trio o mais rápido possível, sem que as regras sejam rígidas.

5.5 Faça diferente

Esta brincadeira é uma atividade que estimula a criatividade de todos os participantes. A ideia é propor diferentes formas de se fazer um exercício ou uma brincadeira.

a) Inicialmente, o professor organizará um grande círculo.

b) Em seguida, o instrutor pedirá a um participante que "faça diferente", ou seja, proponha uma nova forma de salva de palmas, por exemplo, bater palmas utilizando somente dois dedos da mão. Esta nova ideia será copiada por todas as pessoas que estão no círculo.

c) Depois, o professor pedirá à pessoa que está ao lado do primeiro participante desta atividade que "faça diferente", ou seja, proponha uma nova salva de palmas, por exemplo, batendo palmas utilizando o dorso da mão direita e a palma da mão esquerda. Os demais participantes deverão imitar a nova proposta. Todos os participantes, dentro da medida do possível, deverão propor ou criar uma nova forma de salva de palmas.

5.6 Atividades de equilíbrio e coordenação

a) **Não encoste no meu pé**: Grupo mínimo de 4 pessoas de mãos dadas. Cada aluno deve tentar pisar no pé do opositor e não deixar que pisem no seu, sem soltar as mãos. Estipula-se um tempo e é considerado vencedor aquele que conseguir encostar o pé no seu opositor mais vezes, evitando que o seu adversário encoste em seu pé (Figura 6.8).

Variação: aumentar o número de pessoas com as mãos dadas, mantendo sempre um oponente para cada indivíduo e dividi-los em duas equipes.

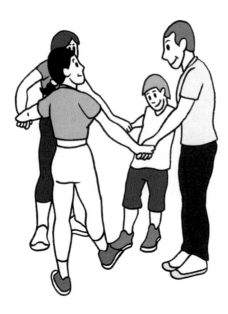

Figura 6.8

Quanto maior for o número de indivíduos em cada grupo, maior a necessidade de organização dos componentes para vencer o jogo.

b) **Bexiga equilibrada**: Dividir a turma em várias equipes de número igual. Serão necessárias bexigas e espadas confeccionadas com jornal. Cada participante terá a sua espada de jornal, bem como uma bexiga cheia. A intenção é que a bexiga seja equilibrada pela espada de cada participante ou do colega da mesma equipe sem cair no chão. Estipula-se um tempo e é considerada vencedora a equipe que derrubou menos vezes as bexigas no chão (Figura 6.9).

Variação: Dois a dois, cada um com a sua espada toca a bexiga para o companheiro sem derrubá-la no chão, utilizando a espada. Pode ser trabalhado com uma ou duas bexigas ao mesmo tempo.

c) **Prendendo o companheiro:** Em duplas, cada participante terá um prendedor de roupa em uma das mãos. Em um espaço delimitado, por exemplo um círculo, cada indivíduo tentará fixar o prendedor na roupa do adversário com a mão dominante e com cotovelo estendido imitando uma espada. Para facilitar o equilíbrio, durante a dinâmica, sugere-se que o cotovelo do braço não dominante fique flexionado na altura da linha dos ombros e, no momento do confronto, que este mesmo cotovelo seja estendido (Figura 6.10).

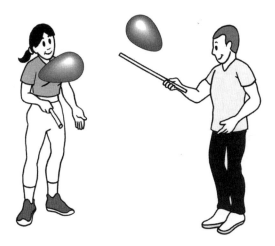

Figura 6.9

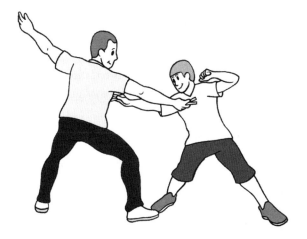

Figura 6.10

d) **Queda de braço:** Em duplas, frente a frente, um segurando o polegar direito do outro (igual a pegada da queda de braço) e o pé direito de cada um encostado lateralmente no pé direito do outro. O pé direito será o pé de apoio. Vence quem conseguir tirar primeiro o pé de apoio do companheiro, puxando-o ou empurrando-o. O instrutor de GL deverá orientar todos para não darem cotoveladas, nem encostar o dorso da mão no rosto do companheiro, evitando qualquer movimento brusco que machuque a si mesmo ou ao adversário (Figura 6.11).

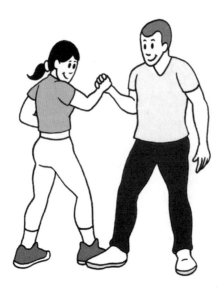

Figura 6.11

e) **Saci:** Grupos com 2 pessoas de mãos dadas, cada indivíduo ficará em um pé só. Cada pessoa tentará desequilibrar o outro, mantendo-se em equilíbrio, sem colocar o pé no chão (Figura 6.12).

Variação: Grupos com 4 pessoas de mãos dadas em círculo equilibradas em um pé só. Cada pessoa tentará desequilibrar os outros, mantendo-se em equilíbrio sem colocar o outro pé no chão.

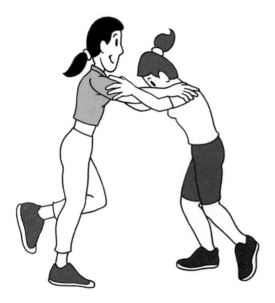

Figura 6.12

5.7 "Hoje eu também sou instrutor de ginástica laboral"

Após aproximadamente 4 meses, os alunos que estiverem participando das aulas de GL assiduamente poderão participar desta atividade. O professor solicitará aos alunos que fiquem em círculo e que cada aluno repasse um exercício que aprendeu durante este período aos demais colegas. Isso somente será possível porque o instrutor estará presente avaliando e corrigindo os exercícios e as atividades que serão repassados. O aluno que não se sentir tranquilo em fazer esta dinâmica passará a sua vez. Para facilitar, o professor poderá estimular os alunos a repassarem os exercícios de alongamento.

No próximo capítulo será dissertado sobre a saúde e a doença dentro ou fora do mundo do trabalho. Para tanto, serão descritas as doenças que estão relacionadas direta ou indiretamente com o sedentarismo, como os fatores de risco cardiovasculares e as doenças osteomusculares.

7

Saúde e Doença no Mundo do Trabalho

A saúde dos trabalhadores deve ser avaliada dentro dos aspectos ocupacionais físicos, químicos, biológicos, mecânicos, ergonômicos, psíquicos e sociais. Os médicos do trabalho e os outros profissionais especialistas em saúde ocupacional precisam verificar, por meio de um trabalho preventivo, os fatores ambientais de risco na empresa para evitar as doenças ocupacionais.

Além disso, o trabalhador necessita de uma abordagem global, visto que, para detectar se um indivíduo está doente, o especialista precisa atentar para uma série de características, como a tarefa executada no trabalho, o ambiente ocupacional, as relações interpessoais, os hábitos de sono e alimentares, a aptidão física, entre outros.

As doenças cardiovasculares são as principais causas de morbidade e mortalidade no mundo contemporâneo, e sua descrição neste livro deve-se a sua alta prevalência na população. De mesma importância, as doenças osteomusculares são a segunda causa de afastamentos prolongados do trabalho para o tratamento da saúde.

A prática da ginástica laboral motivará uma mudança de comportamento, ou seja, estimulará os trabalhadores a assumirem um estilo de vida mais ativo e saudável, minimizando o impacto dessas doenças.

Este capítulo aborda a saúde e a doença no mundo do trabalho e descreve as principais doenças relacionadas com o sedentarismo, como as doenças cardiovasculares e as osteomusculares.

1. Organização do Trabalho

O trabalho por si só não é considerado nocivo e perigoso, mas a sua forma de organização repercute sobre a saúde dos indivíduos. A manifestação de algumas doenças pode ser uma defesa do trabalhador a uma organização do trabalho desfavorável. O equilíbrio mental e a saúde do corpo dependem de um ambiente favorável quanto à organização ocupacional.

O trabalho executado de maneira integral, criativa, desafiadora, prazerosa e sem controle de produtividade constitui um meio de libertação do ser humano. Em contrapartida, se o trabalho é parcial e reduz-se somente a uma busca de produtividade e lucratividade, torna-se uma fonte adicional de doenças.

O trabalho engloba, ao mesmo tempo, um processo técnico, social e econômico. Portanto, a análise do trabalhador e das doenças decorrentes do trabalho é mais completa dentro de um contexto individual e coletivo. No momento do ingresso do indivíduo ao mundo do trabalho, além das leis de trabalho explícitas no contrato assinado, existe implicitamente o contrato psicológico do trabalho. Esse contrato é bilateral e representado por um conjunto de expectativas entre o indivíduo e a empresa.[1]

Além desses aspectos, o aparecimento de doenças pode ser também avaliado como uma propensão genética desencadeada por fatores ambientais. O mapeamento do genoma humano é uma realidade, e algumas doenças estão associadas a regiões específicas do código genético. Talvez, em um futuro próximo, seja possível fazer um diagnóstico do perfil de cada trabalhador em relação a milhares de doenças a partir de uma gota de sangue. O papel dos profissionais da área de saúde será se contrapor à utilização da biotecnologia como forma de discriminação de funcionários. Evitando que as empresas utilizem esse diagnóstico para detectar as doenças que poderão ou não se manifestar no decorrer da vida dos trabalhadores, como uma forma de exclusão dos indivíduos.

---

1 RODRIGUES, Avelino L. & GASPARINI, Ana Cristina L. F. "Uma perspectiva psicossocial em psicossomática: via estresse e trabalho". In: MELLO FILHO, Júlio de et al. (orgs.). *Psicossomática hoje*. Porto Alegre, Artes Médicas, 1992, p.93-107.

2. Saúde

A saúde é uma condição que abrange diversos aspectos do ser humano. O conceito de saúde é amplo e não pode ser resumido como a ausência de doenças, embora essa associação seja normalmente realizada: não ter doenças significa ter saúde. Essa visão simplificada atrapalha também o conceito de saúde no trabalho, porque as pessoas só descobrem um ambiente físico, social e psicológico inadequado à medida que manifestam alguns sinais ou sintomas de doenças.

No ambiente de trabalho, além do estilo de vida individual, existem as esferas coletivas de saúde, que estão relacionadas à forma com que cada trabalhador percebe tanto o seu contrato psicológico de trabalho com a empresa, como os aspectos ergonômicos no desenvolvimento das tarefas ocupacionais.

Os resultados da rotina diária sobre a saúde dos trabalhadores se manifestam pelos desajustes psicológicos e pelos desgastes que podem ocorrer nos diferentes sistemas corporais durante a execução da tarefa, traduzidos em uma pressão arterial descompensada, dores nas costas ou outros sintomas.

Portanto, a manutenção da saúde está baseada no estilo de vida que cada um assume, representado pelas atitudes, valores e oportunidades diárias. O comportamento individual em relação à melhora da qualidade nutricional e à diminuição do estresse psicológico e do sedentarismo representa um efeito positivo sobre a saúde.[2]

3. Doenças Cardiovasculares

As doenças cardiovasculares (DCV) – principais causas de morbidade e mortalidade mundial – incluem a doença arterial coronariana (DAC), a hipertensão arterial sistêmica (HAS), o acidente vascular cerebral (AVC), a insuficiência cardíaca congestiva (ICC), as doenças vasculares periféricas, as cardiopatias congênitas, as doenças valvares e a doença reumática.

A DAC é a mais frequente e está relacionada a certas condições que predispõem os indivíduos ao processo aterosclerótico. Os fatores de risco para a DAC podem ser divididos em fatores não modificáveis e modificáveis, conforme as possibilidades de interferências externas em seu desenvolvimento ou regressão. Uma segunda classificação divide os fatores de risco cardiovasculares

---

[2] NAHAS, Markus V. *Atividade física, saúde e qualidade de vida*. Londrina, Midiograf, 2001.

em primários ou secundários, conforme a contribuição do fator de risco na formação da aterosclerose.[3] O Escore de Framingham (ERF) tem sido o mais indicado para avaliação do risco de desenvolvimento de DAC nos próximos 10 anos em indivíduos propensos, pois contabiliza o somatório dos fatores de risco presentes no momento da abordagem preventiva ou terapêutica.[4]

Os fatores de riscos primários implicam diretamente o desenvolvimento das doenças coronarianas, como a hipertensão, o tabagismo e as dislipidemias. Enquanto todos os fatores de risco primários podem ser controlados e alterados, os secundários são classificados como alteráveis ou inalteráveis. Os fatores de risco secundários alteráveis são: o *diabetes*, o estresse emocional, a obesidade e a inatividade física. Os inalteráveis são a idade, o sexo e a história familiar.

O aumento da idade e o sexo masculino têm maior propensão a desenvolverem a DAC. Em um estudo brasileiro recente, 72,1% dos indivíduos com DAC eram homens e 73,1% tinham mais de 55 anos.[5]

A inatividade física é um importante fator de risco para as DAC. O estilo de vida sedentário foi o fator de risco de maior prevalência em um estudo, pois foi encontrado em 71,3% dos indivíduos com DAC.[6] Nesse estudo, os outros fatores foram frequentes: antecedentes familiares (57,3%); obesidade e sobrepeso (54,7%); tabagismo (33,9%); hipertensão (31,6%); hiperglicemia (7%); e colesterol aumentado (5,6%).

A avaliação da presença de fatores de risco modificáveis para DAC em trabalhadores de uma empresa em Curitiba (PR), utilizando o QVS-80 (ver questionário no Capítulo 3), encontrou como mais prevalentes o sedentarismo em 54,2% dos indivíduos, excesso de peso em 40,9% e o tabagismo em 14,4%.[7]

Outro estudo, que utilizou o QVS-80, revelou que 56,3% dos trabalhadores de uma empresa da região metropolitana de Campinas (SP) realizavam

---

3 POLLOCK, Michael L.; WILMORE, Jack H. & Fox III, Samuel M. *Exercícios na saúde e na doença: avaliação e prescrição para prevenção e reabilitação*. Rio de Janeiro, Medsi, 1993.

4 IV DIRETRIZES BRASILEIRAS SOBRE DISLIPIDEMIAS E PREVENÇÃO DA ATEROSCLEROSE. *Arquivos Brasileiros de Cardiologia*, São Paulo, v.88, supl.1, 2007, p.1-19.

5 MANFROI, Waldomiro C. et al. "Acute myocardial infarction. The first manifestation of ischemic heart disease and relation to risk factors". *Arquivos Brasileiros de Cardiologia*, São Paulo, v.78, n.4, 2002, p.392-5.

6 GUS, Iseu; FISCHMANN, Airton & MEDINA, Cláudio. "Prevalence of risk factors for coronary artery disease in the Brazilian state of Rio Grande do Sul". *Arquivos Brasileiros de Cardiologia*, São Paulo, v.78, n.5, 2002, p.484-90.

7 ALBUQUERQUE, André Martins et al. "Fatores de risco cardiovasculares em trabalhadores de uma empresa de Curitiba (PR)". *Anais do 6º Congresso Brasileiro de Atividade Física e Saúde*, 2007, p.108.

exercícios físicos regularmente e 60% já fumaram ou permanecem com o hábito do tabagismo.[8]

Ao realizar atividade física regular, além de deixar de ser sedentário, o indivíduo apresenta uma interferência positiva sobre os outros fatores de risco de DAC, como estresse, hipertensão, tabagismo, obesidade e dislipidemias. No Quadro 7.1 estão exemplificados os fatores de risco modificáveis e os não modificáveis.

Quadro 7.1 – Fatores de risco modificáveis e não modificáveis da doença arterial coronariana (DAC).

Fatores de risco não modificáveis	Fatores de risco modificáveis
Hereditariedade (história familiar da doença)	Hipertensão arterial sistêmica
Sexo	Diabetes
Idade	Hiperlipidemias
	Tabagismo
	Obesidade
	Inatividade física
	Estresse emocional

Os indivíduos com cardiopatias apresentam limitações de seu modo de vida, ocasionados pelos fatores de risco ou pelas consequências do curso natural da doença. Essas restrições podem diminuir sua função no trabalho e ser acompanhadas de reações psicológicas que interferem na autoestima e na autoimagem.

Ao avaliar o impacto da DAC sobre a autoestima e a autoimagem em homens e mulheres, percebeu-se que esses parâmetros diminuíram mais nos homens cardiopatas em relação aos não cardiopatas do que nas mulheres. As diferenças das respostas psicológicas em pacientes femininos ou masculinos com DAC podem refletir a importância sociocultural destinada de forma diferenciada a cada gênero.[9]

A equipe de profissionais da área de saúde deve abordar os trabalhadores que apresentam DAC, respeitar os aspectos fisiológicos e psicológicos que ocorrem nos indivíduos durante e após o evento cardíaco, observá-los de forma global e promover a qualidade de vida pessoal e social.

---

8 SILVA, Taline Poltronieri et al. "Qualidade de vida e saúde no trabalho: ganhos para a empresa e para o trabalhador". *Revista Metrocamp Pesquisa*, v.1, supl.1, 2007, p.82.

9 CACIATORI, Kelin A. & LEITE, Neiva. "Níveis de auto-estima e auto-imagem em cardiopatas e sedentários de acordo com o gênero". *Revista Brasileira de Medicina do Esporte*, v.7, supl. 3, 2001, p.100.

4. Inatividade Física

A inatividade física é um fator de risco cardiovascular modificável e é considerada um fator de risco secundário pelo seu grau de contribuição, mas alguns pesquisadores contestam essa classificação. Caspersen,[10] que pesquisou sobre inatividade física e DCV, afirmou que a inatividade física representava um fator de risco cardiovascular bem mais importante que os três fatores de risco primários. Essa afirmação propõe que a inatividade física, quando associada a DCV, equipara-se aos fatores de risco primários e que existem muito mais indivíduos fisicamente inativos que fumantes, hipertensos e dislipidêmicos.

Uma das primeiras pesquisas que comparou a prevalência das coronariopatias entre as pessoas ativas e as sedentárias foi conduzida por Morris et al.[11] Eles compararam os motoristas de ônibus, considerados sedentários, com os cobradores que trabalhavam nos ônibus de dois andares no transporte executivo de Londres. Encontraram nos cobradores, mais ativos fisicamente, uma ocorrência 30% inferior de todas as manifestações das doenças arteriais coronarianas (DAC) e uma taxa 50% inferior de infartos do miocárdio.

Uma revisão sobre a relação entre a doença coronariana e o nível de atividade física mostrou menor frequência de DAC específica para a idade na maioria dos grupos ativos. A doença, quando presente, demonstrou-se menos severa na maioria dos grupos ativos, e a mortalidade também foi inferior. Na maioria dos casos, registrou-se um risco de duas a três vezes maior associado a um estilo de vida sedentário.[12]

Como foi abordado no Capítulo 6, as alterações endoteliais da DAC começam a se manifestar na infância, e os esforços preventivos para essa doença incluem alimentação saudável e prática habitual de atividades físicas aeróbias desde idades precoces. A proteção para as DAC por meio de um estilo de vida ativo depende da manutenção da atividade física por toda a vida. Além das atividades desenvolvidas fora do trabalho, soma-se a influência do tipo de tarefa mais ativa ou mais sedentária desempenhada no trabalho.

---

10 CASPERSEN, Carl J. "Physical inactivity and coronary heart disease". *Physician Sportsmed.*, n.15, 1987, p.43-4.
11 MORRIS, Jerry N. et al. "Coronary heart-disease and physical activity of work". *Lancet*, n.II, 1953, p.1.053-7.
12 POLLOCK, Michael L.; WILMORE, Jack H. & FOX III, Samuel M., op. cit.

5. Efeito da Atividade Física Regular sobre os Outros Fatores de Risco para a Doença Cardiovascular

As atividades físicas regulares, para a prevenção e reabilitação das DCV e os seus fatores de risco, têm sido muito pesquisadas nas áreas da educação física, medicina do exercício e outras áreas da saúde. O conhecimento alcançado nas últimas décadas é alvo de constantes reportagens da mídia escrita e falada.

As características para prescrição de exercício são: tipo, intensidade, duração e frequência semanal. Essas características são semelhantes à prescrição de medicamentos, mas existe pouco conhecimento dessa relação na prática médica. Recomenda-se que as sessões de atividades físicas sejam executadas de três a cinco vezes por semana, com duração de vinte a sessenta minutos e intensidade de 50 a 85% da frequência cardíaca máxima, o que corresponde a aproximadamente 40 a 75% do consumo de oxigênio ou da frequência cardíaca de reserva.[13]

O estilo de vida ativo, principalmente a realização de atividades físicas aeróbias, apresenta efeitos diretos sobre o sistema cardiovascular, ao aumentar a oxidação de gordura, o número de vasos sanguíneos coronarianos, o tamanho dos vasos, a capacidade fibrinolítica, o número de hemácias, o volume de sangue, a eficiência cardíaca da distribuição e do retorno de sangue periférico. Ele apresenta também efeitos indiretos ao aumentar a tolerância ao estresse e ao promover hábitos de vida saudáveis, além de restabelecer o prazer de viver.[14]

Com um programa de atividade física regular, observa-se diminuição do peso corporal e redução discreta da pressão arterial em repouso, que parece ser maior nos hipertensos do que nos normotensos. Além das modificações dos fatores de risco cardiovasculares do trabalhador, a prática de atividade física regular leva a diminuições no estresse emocional, ocupacional e nos relacionamentos do ambiente do trabalho.

5.1 Hipertensão arterial

A mensuração dos níveis de pressão arterial representa uma forma simples de avaliação do estresse no sistema cardiovascular. Durante a aferição da pressão, alguns indivíduos podem apresentar medidas hipertensivas por

---

13 AMERICAN COLLEGE OF SPORTS MEDICINE (ACSM). "Position stand: the recommended quantity and quality of exercise for developing and maintaining cardiorespiratory and muscular fitness, and flexibility healthy adults". *Medicine Science Sports Exercise*, n.30, 1998, p.975-91.

14 SHARKEY, Brian J. *Condicionamento físico e saúde*. Porto Alegre, Artmed, 1998.

diversos fatores. A classificação dos níveis de pressão arterial normais está demonstrada no Quadro 7.2, de acordo com a VI Diretrizes de Hipertensão Arterial (2010).

Quadro 7.2 – Classificação da pressão arterial (PA) em adultos.

Classificação	PA sistólica (mmHg)	PA diastólica (mmHg)
Ótima	< 120	< 80
Normal	< 130	< 85
Normal/limítrofe	130-139	85-89

Fonte: VI Diretrizes Brasileiras de Hipertensão Arterial (2010). *Arquivos Brasileiros de Cardiologia*, v.5, supl.1, 2010, p.1-51.

É bom lembrar que para caracterizar um indivíduo como hipertenso, são necessárias no mínimo três medidas de pressão arterial em dias diferentes. A classificação dos níveis de pressão arterial hipertensivos está demonstrada no Quadro 7.3.

Quadro 7.3 – Classificação da hipertensão arterial sistêmica (HAS).

Classificação	PA sistólica (mmHg)	PA diastólica (mmHg)
Estágio 1 – HAS leve	140-159	90-99
Estágio 2 – HAS moderada	160-179	100-109
Estágio 3 – HAS grave	≥ 180	≥ 110

Fonte: V Diretrizes de Hipertensão Arterial (2006). Disponível em: www.sbh.org.br/documentos. Acessado em: 19/05/2007.

A proporção de redução da pressão arterial de repouso depende da idade e do peso corporal do indivíduo, das características dos programas de atividades físicas, do uso de medicamentos e da gravidade clínica do indivíduo. Tem-se observado a maior eficácia das atividades físicas em indivíduos com menor peso corporal e mais jovens. No entanto, o exercício físico de forma isolada não diminui a tensão arterial aos níveis de normalidade, sem o uso de medicamentos, quando os valores no início do tratamento estão próximos de 155/100 mmHg.[15]

Os indivíduos com hipertensão devem praticar atividades físicas na frequência de três a cinco sessões por semana, com duração de 30 a 60 minutos

---

15 Guedes, Dartagnan P. & Guedes, Joana E. R. P. "Atividade física, aptidão física e saúde". *Revista Brasileira de Atividade Física e Saúde*, Londrina, v.1, n.1, 1995, p.18-35.

e intensidade de 40 a 70% do consumo de oxigênio de reserva (VO$_{2\text{reserva}}$) ou da frequência cardíaca de reserva (FC$_{\text{reserva}}$).[16]

5.2 Diabetes mellitus

O *diabetes mellitus* é uma doença metabólica sistêmica, caracterizada por hiperglicemia e classificada também como *diabetes* tipo 1, ou insulinodependente, e *diabetes* tipo 2, ou insulino não dependente. No tipo 1 existe uma deficiência relativa ou absoluta na produção de insulina pelas células beta do pâncreas; no tipo 2, o principal mecanismo é a diminuição da utilização periférica da glicose pelo aumento da resistência dos receptores à insulina.

O condicionamento físico pode interferir direta ou indiretamente no tratamento do *diabetes mellitus*. O exercício físico aumenta a sensibilidade dos receptores à insulina, ativa o transporte da glicose e age também sobre os fatores de risco para *diabetes* tipo 2, como o sedentarismo, a obesidade, o estresse e a alimentação inadequada, que diminuem a sensibilidade nos receptores à insulina.[17]

A prescrição de exercícios físicos para os indivíduos diabéticos é semelhante ao preconizado aos hipertensos. Além disso, a prática de exercícios físicos deve ser iniciada somente após as avaliações clínica e laboratorial minuciosas das complicações associadas ao *diabetes*, bem como ao uso dos medicamentos (dose, pico de insulina, local de aplicação) para evitar respostas hipoglicêmicas potencializadas pela atividade física.

5.3 Dislipidemias

As dislipidemias podem ser definidas como os distúrbios dos lipídios sanguíneos, que incluem o aumento do colesterol e/ou dos triglicérides e/ou alterações das lipoproteínas carreadoras de colesterol. Os níveis sanguíneos aumentados para esse grupo são considerados fatores de risco para DAC por interferirem na função endotelial e aumentarem a possibilidade de aterogênese.

As lipoproteínas de alta densidade que transportam o colesterol (HDL-C) apresentam associação inversa com a DAC. Elas são chamadas popularmente

---

[16] AMERICAN COLLEGE OF SPORTS MEDICINE (ACSM). *Guidelines for exercise testing and prescription.* 7th edition. Baltimore, Lippincott Williams & Wilkins, 2006.

[17] IV DIRETRIZES BRASILEIRAS SOBRE DISLIPIDEMIAS E PREVENÇÃO DA ATEROSCLEROSE. *Arquivos Brasileiros de Cardiologia*, São Paulo, v. 88, supl. I, 2007, p.1-19.

de colesterol bom, porque quanto maior a quantidade de colesterol transportado através do HDL, menor a chance de aterogênese. Existem cinco subfrações de HDL-C, mas as HDL 2 e HDL 3 são as mais estudadas. A subfração HDL 2 é a mais importante para a diminuição do depósito de colesterol no endotélio, uma vez que transporta o colesterol para o fígado. As mensurações dessas subfrações de HDL-C ainda não estão disponíveis em laboratórios convencionais.

As lipoproteínas de baixa densidade que transportam o colesterol (LDL-C) apresentam associação direta com a DAC, ou seja, quanto maior a quantidade de colesterol transportado por LDL, maior a chance de aterogênese.

Além da mensuração da quantidade de LDL-C no sangue, pode ser avaliada a qualidade das LDL-C de acordo com os tamanhos das LDL. As LDL grandes são menos aterogênicas e as LDL pequenas têm maior propensão à oxidação, o que diminui a síntese do óxido nítrico. As dosagens dessas subfrações de LDL-C também não estão disponíveis em laboratórios convencionais; a avaliação das mesmas está limitada a estudos científicos.

Os valores de referência mensurados em laboratório e categorizados como ótimos para indivíduos com mais de 20 anos são: colesterol total menor que 200 mg/dL; LDL-C menor que 160 mg/dL; HDL-C maior que 40 mg/dL para homens e 50 mg/dL para mulheres e triglicérides (TG) menores que 150 mg/dL, atualizados conforme as últimas Diretrizes Brasileiras sobre Dislipidemias e Prevenção da Aterosclerose (2007).[18] Existem cinco tipos de dislipidemias, classificadas de acordo com os resultados laboratoriais em: hipercolesterolemia isolada (aumento do colesterol total); hipertrigliceridemia isolada (aumento dos TG); hiperlipidemia mista (aumento do colesterol total e TG); e diminuição isolada do HDL-C; diminuição do HDL-C, associada ao aumento do LDL-C e/ou dos TG.

O treinamento aeróbio produz pequenas reduções nas taxas totais de colesterol, de LDL-C e de VLDL-C, redução nas concentrações plasmáticas de triglicérides e aumento nos níveis de HDL-C. Em uma metanálise de 95 estudos que avaliaram o efeito do exercício físico sobre o colesterol, constatou-se que há, em média, diminuição em 6,3% do colesterol total, 10,1% do LDL-C e 13,4% da proporção do colesterol total com o HDL-C. O aumento médio do HDL-C foi de 5%.[19]

---

18 Ibidem.
19 SHEPHARD, Roy J. & BALADY, Gary J. "Exercise as cardiovascular therapy". *Circulation*, n.99, 1999, p.963-72.

A razão entre os níveis totais de colesterol e o HDL-C diminuem com o condicionamento físico e está associada a uma redução dos fatores de risco cardiovasculares. As alterações significativas nos perfis lipídicos e lipoproteicos ocorrem em indivíduos submetidos tanto a situações de dieta alimentar, como a atividades físicas aeróbias regulares e prolongadas. As duas situações provocam uma redução no percentual de gordura corporal; logo, esse é um mecanismo potencial capaz de alterar o perfil plasmático de lipídios e de lipoproteínas.[20]

Apesar desses resultados, nem todos os trabalhos da literatura mostraram alterações nos perfis lipídicos e lipoproteicos. Além disso, ainda não foi esclarecido se essas alterações foram resultantes somente do exercício ou das características concomitantes de um estilo de vida ativo. Finalmente, é necessário delimitar o limiar mínimo de treinamento para que ocorram alterações nos perfis lipídicos e lipoproteicos.

O exercício físico melhora a função endotelial e interfere no perfil lipídico, que provoca modificações quantitativas: aumenta o HDL-C e diminui o VLDL e o peso de gordura corporal. As modificações qualitativas estão associadas ao aumento do diâmetro da LDL-C e a modificações das atividades enzimáticas, o que aumenta a lipase lipoproteica (LLP) e a lipase hepática (LH).[21]

5.4 Função endotelial

O endotélio é o revestimento da parte interna dos vasos sanguíneos. O funcionamento normal está relacionado à produção de óxido nítrico em quantidades adequadas, que mantém o fluxo sanguíneo normal e evita a formação de aterosclerose. O funcionamento inadequado pode acarretar uma lesão endotelial que predispõe ao depósito de colesterol, leucócitos e plaquetas no endotélio e pode formar placas causadoras da obstrução do fluxo sanguíneo arterial em qualquer região. Se essa obstrução ocorrer em artérias de médio e grande calibre, ela causará um efeito deletério significativo, especialmente nas artérias coronárias.

A função do óxido nítrico é promover a vasodilatação, inibir a adesão plaquetária e leucocitária. Em situações de anormalidade endotelial há dimi-

---

20 Wood, Peter D. et al. "Changes in plasma lipids and lipoproteins in overweight men during weight loss through dieting as compared with exercise". *New England Journal of Medicine*, v.319, n.18, 1988, p.1.173-9.

21 Williams, Paul T. et al. "Changes in lipoprotein subfractions during diet-induced and exercise-induced weight loss in moderately overweight men". *Circulation*, v.81, n.4, 1990, p.1.293-304.

nuição do óxido nítrico, que representa um potencial aumento na formação de placas de ateroma na luz dos vasos sanguíneos, pela ocorrência de um efeito paradoxal de vasoconstrição quando o endotélio é estimulado pelo sistema parassimpático, maior adesão plaquetária e leucocitária.[22] Existe uma relação estreita entre essas alterações e o aumento das LDL oxidadas. O exercício aeróbio melhora a função endotelial, que aumenta a enzima responsável pela síntese de óxido nítrico e o fluxo nas artérias coronárias. Essas modificações ampliam o fluxo sanguíneo em indivíduos com cardiopatia isquêmica, aumentando o duplo produto.[23] O duplo produto é o resultado da multiplicação da maior pressão arterial sistólica e da frequência cardíaca atingidas em teste de esforço máximo, refletindo-se na capacidade vascular. Quanto maior for o valor encontrado, melhor será o resultado. O valor do duplo produto permite a comparação com testes realizados anteriormente e com os subsequentes, o que demonstra a resposta ao tratamento.

5.5 Tabagismo

O tabagismo está associado às disfunções crônico-degenerativas, em especial às DAC, independentemente de outros fatores de risco cardiovasculares. Quando associado às dislipidemias, à hipertensão e ao estresse emocional, sua influência aumenta de forma considerável. O tabagismo pode provocar o aparecimento da doença pulmonar obstrutiva crônica (DPOC) que trará limitações na execução das atividades laborais de moderada e grande intensidades e na prática esportiva.[24]

Muitas empresas disponibilizam programas de combate ao tabagismo aos seus funcionários, que incluem grupos de autoajuda, utilização de fármacos para diminuir a necessidade do tabaco e o incentivo à prática de atividades físicas. Um programa de exercícios físicos parece ser uma forma alternativa e significativa de combate ao fumo. Os indivíduos que escolhem um estilo de vida ativo logo descobrem que o tabagismo é incompatível com seus novos objetivos e prioridades, e muitos deles se mostram capazes de abandonar a sua dependência.

---

22 SHEPHARD, Roy J. & BALADY, Gary J., op. cit.
23 CONSENSO BRASILEIRO SOBRE DISLIPIDEMIAS. *Arquivos Brasileiros de Cardiologia*, São Paulo, v.77, supl.3, 2001, p.1-48. SHEPHARD, Roy J. & BALADY, Gary J., op. cit.
24 OLIVEIRA, Marcos Aurélio Brazão & LEITE, Neiva. "Asma brônquica, doença obstrutiva pulmonar e exercício físico". In: GHORAYEG, Nabil & DIOGUARDI, Giuseppe S. *Tratado de cardiologia do exercício e do esporte*. São Paulo, Atheneu, 2007, p.443-54.

Nos EUA, os programas mais populares de controle ou cessação do uso do fumo empregam atividades físicas aeróbias de longa duração e média intensidade, por exemplo, longas caminhadas em passadas rápidas ou trote, como um comportamento de substituição ao vício de fumar.[25]

5.6 Obesidade

A inatividade física é o fator mais importante para o aumento da prevalência da obesidade nas últimas décadas. Os exercícios físicos aeróbios e regulares representam um componente importante em qualquer programa de emagrecimento.

A prevalência de sobrepeso e obesidade nos Estados Unidos e em alguns países da Europa está aumentando e se encontra atualmente em torno dos 50% dos adultos com 20 anos ou mais.[26] No Brasil, dados do Ministério da Saúde relataram a ocorrência de obesidade em 8% da população adulta e de sobrepeso em 32%.[27] Dados divulgados pelo Instituto Brasileiro de Geografia e Estatística (IBGE – Plano de Orçamentos Familiares – POF, 2004)[28] encontraram excesso de peso em 40,6% dos adultos e 16,7% dos adolescentes.

Para a avaliação de sobrepeso e obesidade em grandes populações utiliza-se o índice de massa corporal (IMC), expresso em kg/m^2. O IMC é obtido dividindo-se a massa corporal em quilos (kg) pela estatura em metros quadrados (m^2). Para os indivíduos de ambos os sexos com idade acima de 18 anos, os valores do IMC entre 25 e 29,9 kg/m^2 são caracterizados como sobrepeso, e acima de 30 kg/m^2 como obesidade. A avaliação do IMC em crianças e adolescentes é feita pela consulta em gráficos específicos para a idade e o sexo.

A avaliação da prevalência de sobrepeso e obesidade pelo IMC em trabalhadores de diversos segmentos é um método fácil e rápido. Em um dos estudos realizados por nossa equipe de trabalho, constatou-se que os homens apresentaram maiores percentuais de sobrepeso e obesidade em relação às mulheres.[29]

---

25 POLLOCK, Michael L.; WILMORE, Jack H. & Fox III, Samuel M., op. cit.

26 POIRIER, Paul & DESPRES, Jean-Pierre. "Exercise in secondary prevention and cardiac rehabilitation". *Cardiology Clinics*, v.19, supl. 3, 2001.

27 SANTOS, Raul et al. "Excesso de peso no Brasil: fator de risco do novo milênio". *Arquivos Brasileiros de Cardiologia*, v.78, supl. 1, 2002, p.3-13.

28 Disponível em: http://portalweb01.saude.gov.br/alimentacao/redenutri/dezembro/21-12 11.pdf. Acesso em: 17/01/2005.

29 MENDES, Ricardo Alves et al. "A saúde e a prática de atividade física em trabalhadores". *Anais do XXIV Simpósio Internacional de Ciências do Esporte: vida ativa para o novo milênio*. São Paulo, 2001, p.69.

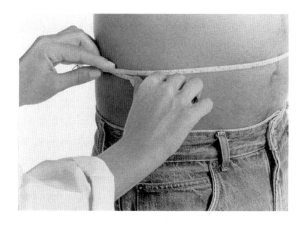

Figura 7.1 – *Execução:* A circunferência abdominal pode ser medida colocando-se a fita métrica ao nível da crista ilíaca, paralela ao solo, sem provocar a compressão da pele. O ideal é repeti-la três vezes.

Além do IMC, a distribuição da gordura corporal pode ser avaliada pela circunferência abdominal, que é uma medida importante para diagnosticar os fatores de risco para as doenças cardiovasculares e metabólicas. A circunferência abdominal pode ser medida conforme a Figura 7.1, com a colocação da fita métrica inextensível ao nível do ponto médio entre o último arco costal e a crista ilíaca anteroposterior, paralela ao solo, sem provocar a compressão da pele, com o indivíduo em pé, ao final da expiração. As medidas maiores que 94 centímetros (cm) para homens e 80 cm para mulheres são consideradas obesidade abdominal e de risco para a ocorrência de doenças cardíacas e metabólicas.[30]

A obesidade provoca uma mudança do centro de gravidade por causa do aumento do tecido adiposo visceral, que aumenta a circunferência abdominal e tem sido relacionado à maior prevalência de lombalgias. A manutenção do IMC em níveis normais parece ajudar na preservação do estado normal e funcional da coluna.

Existem diferentes formas de tratamento da obesidade, porém todas devem utilizar programas de atividades físicas aeróbias como complemento. O excesso de gordura corporal é resultado do desequilíbrio entre a ingestão calórica e o gasto energético.

Os programas de atividades físicas no processo de emagrecimento aumentam o gasto energético total, mediante a elevação do metabolismo basal, e apresentam menor perda de massa muscular, em comparação com as perdas de massa corporal decorrentes somente das dietas alimentares.

---

30 IV Diretrizes Brasileiras sobre Dislipidemias e Prevenção da Aterosclerose. *Arquivos Brasileiros de Cardiologia*, São Paulo, v. 88, supl. 1, 2007, p.1-19.

Os exercícios físicos indicados são aqueles que demandam maior gasto energético e estimulam sobretudo os mecanismos aeróbios, como a caminhada, a corrida, a natação e o ciclismo. As atividades recomendadas para os indivíduos obesos são aquelas que promovem uma intensidade inicial de 40 a 60% da $FC_{reserva}$ ou do $VO_{2reserva}$, para gradativamente elevar esse valor para 50 a 75%. A duração deve ser de 45 a 60 minutos e a frequência semanal de cinco a sete vezes. O ideal é completar um gasto em atividades físicas ≥ 2.000 kcal/sem, na execução total de 200 a 300 minutos de exercícios por semana.[31]

O peso corporal, o IMC e a circunferência abdominal são importantes indicadores de saúde no contexto geral da empresa e podem ser considerados um início de implantação de um macroprograma de qualidade de vida no ambiente de trabalho, em conjunto com o programa de ginástica laboral.

6. Doenças Osteomusculares

O movimento humano envolve todos os sistemas corporais, que incluem os ossos, músculos, articulações, inervação e sistemas energéticos. As alavancas corporais são adaptadas para a velocidade, amplitude e precisão de movimentos. O uso inadequado do corpo humano gera desequilíbrios e degeneração osteomuscular precoce. Os fatores que aceleram esse desgaste são a inatividade física, a sobrecarga discal e a postura corporal diária nas atividades de vida diária (AVD), como dormir, sentar, levantar, carregar objetos, trabalhar etc.

Os tipos de tarefas realizadas pelos trabalhadores podem ser caracterizados como leves, moderados e pesados. Nas linhas de montagem predominam as tarefas musculares moderadas.[32] Mas, pelos movimentos repetitivos e posturas estáticas, essas atividades são as que mais resultam em problemas posturais: as tendinites e os distúrbios osteomusculares relacionados com o trabalho (LER/DORT).

Ao adquirir uma doença no trabalho, o funcionário é obrigado a realizar um rodízio de funções e passa a desempenhar tarefas que não representam

---

31 AMERICAN COLLEGE OF SPORTS MEDICINE (ACSM). *Guidelines for exercise testing and prescription*. 7th edition. Baltimore, Lippincott Williams & Wilkins, 2006.

32 PULCINELLI, Adauto João. "A visão das empresas gaúchas sobre as atividades físico-desportivas na empresa". Santa Maria, 1994. Dissertação (Mestrado em Educação Física). Faculdade de Educação Física, Universidade Federal de Santa Maria.
MENDES, Ricardo Alves. "Ginástica laboral (GL): implantação e benefícios nas indústrias da Cidade Industrial de Curitiba (CIC)". Curitiba, 2000, 165p. Dissertação (Mestrado em Tecnologia). Programa de Pós-graduação em Tecnologia, Centro Federal de Educação Tecnológica do Paraná.

risco de desenvolvimento de determinada patologia ocupacional. O programa de ginástica laboral (GL) em trabalhadores do setor de montagem pode objetivar a prevenção dessas doenças ocupacionais e, em algumas vezes, auxiliar na recuperação após o tratamento de reabilitação dos funcionários doentes. A GL pode auxiliar na adaptação desse trabalhador em seu setor e evitar os desajustes e o rodízio desnecessário, que ocorrem quando o trabalhador adquire alguma doença ocupacional.

Atualmente, existe uma nova tendência denominada era da polivalência na organização do trabalho industrial. Couto[33] referiu que ela envolve a implantação de dois modelos: a produção em célula e o grupo semiautônomo. Os modelos possivelmente evitariam esse rodízio de setores ao realizar o revezamento de tarefas no próprio setor, dentro de uma célula de trabalho, e preveniriam principalmente as doenças ocasionadas por movimentos repetitivos.

Diferente da linha de montagem, na qual o trabalhador não tem noção do todo, a produção em célula envolve um trabalho de revezamento e rodízio de tarefas e de conhecimento sobre o que o outro faz, não exige um ritmo forçado e o trabalhador tem uma identidade maior com a tarefa que realiza. O grupo semiautônomo é considerado uma evolução da produção em célula: o próprio grupo de trabalhadores se gerencia em todos os aspectos e tem mais liberdade de trabalho; como se fosse uma terceirização dentro da célula.

Normalmente, os dois modelos de organização de trabalho são artifícios utilizados para diminuir a monotonia e a repetição das tarefas e aumentar os conhecimentos e a versatilidade dos trabalhadores, de forma a deixá-los mais polivalentes. Prescritos a partir de uma avaliação ergonômica, esses modelos também podem contribuir para a prevenção e/ou reabilitação dos efeitos deletérios do trabalho da produção em linha (montagem).

No trabalho de Mendes,[34] a diminuição de doenças ocupacionais, o afastamento do trabalho e a redução do número de horas de afastamento foram citados como as principais preocupações em 67% das respostas dos representantes das indústrias e 8% dos trabalhadores praticantes da GL. Esses resultados foram coerentes porque, para os trabalhadores, o mais importante é a melhora na qualidade do ambiente de trabalho. Já para as indústrias, o mais importante é diminuir as possibilidades de afastamentos de trabalho.

---

33 COUTO, Hudson de Araújo. *Ergonomia aplicada ao trabalho: o manual técnico da máquina humana*. Belo Horizonte, Ergo, 1995.

34 MENDES, op. cit.

A implantação de um programa de ginástica laboral simultaneamente com os dois modelos de organização anteriormente citados certamente potencializa a prevenção e, em algumas vezes, em conjunto com o tratamento fisioterápico e farmacológico, auxilia no trabalho de reabilitação das lesões por esforços repetitivos e dos traumas cumulativos ocasionados nas linhas de produção (montagem).

6.1 Distúrbios osteomusculares relacionados ao trabalho

Os distúrbios osteomusculares relacionados ao trabalho (DORT) foram inicialmente denominados lesões por esforços repetitivos (LER) por apresentarem um fator causal relacionado à maior velocidade e à repetição dos movimentos executados durante a jornada do trabalho. Os DORT são distúrbios funcionais que ocorrem principalmente nos membros superiores e têm aumentado nos últimos anos em razão do desenvolvimento industrial, à organização do trabalho e ambiente ocupacional. Os distúrbios podem representar uma manifestação social, cultural, política e/ou econômica no contrato psicológico do trabalho, entendido como as expectativas do trabalhador em relação à empresa, e não o acordo escrito firmado entre as partes.

No Brasil, ainda existem as subnotificações dos DORT em função do baixo número de preenchimento da comunicação de acidente de trabalho (CAT). Isso ocorre porque a CAT só pode ser preenchida para trabalhadores com carteira profissional registrada. Além disso, com medo de serem demitidos, os trabalhadores escondem seus sintomas.

Apesar das subnotificações, os DORT constituem a principal causa de doença relacionada ao trabalho, pois representam mais de 65% dos casos reconhecidos da Previdência Social no Brasil. No início, o funcionário com DORT verifica uma diminuição do desempenho no trabalho em razão da dor e da fadiga. Os sintomas podem evoluir para um quadro crônico – geralmente agravado por fatores psíquicos, relacionados ou não ao ambiente de trabalho –, que podem diminuir o limiar da sensibilidade dolorosa. Esses distúrbios têm despertado muita atenção da mídia escrita e falada, porque acomete pessoas de uma classe econômica mais privilegiada – como a classe média, que trabalha em escritórios, em bancos etc. – que pode desencadear um movimento social bem mais expressivo que os movimentos sindicais tradicionais.[35]

---

35 COUTO, Hudson de Araújo; NICOLETTI, Sérgio J. & LECH, Osvandré. *Como gerenciar a questão das LER/ DORT: lesões por esforços repetitivos/distúrbios osteomusculares relacionados ao trabalho.* Belo Horizonte, Ergo, 1998.

A etiologia dos DORT é multifatorial e inclui as condições da tarefa de trabalho, os fatores individuais e os fatores organizacionais. A repetitividade da tarefa executada é um fator importante destes distúrbios osteomusculares, principalmente quando está associada a posturas inadequadas, advindas de um trabalho muscular estático e/ou com aplicação de forças excessivas. Os fatores organizacionais incluem a mão de obra despreparada, o ritmo de trabalho e as horas-extras. Em relação aos fatores individuais, o funcionário ignora os limites e os avisos do corpo, faz controles excessivos do trabalho (taylorismo/tempos e movimentos) e se sente insatisfeito no trabalho.

Os sintomas mais frequentes são: dor, fadiga, perda de força, dormência, edema de extremidades, sensação de peso, extremidades frias, redução ou perda da sensibilidade, hipersensibilidade e automassageamento constante. As mulheres apresentam DORT em uma proporção duas vezes maior do que os homens. Na avaliação dos sintomas, é fundamental verificar se existe nexo causal entre o seu início e a atividade profissional executada para ser considerado DORT ou se estes distúrbios osteomusculares estão relacionados a atividades desenvolvidas fora do ambiente de trabalho.

Os DORT causam prejuízos individual e coletivo incalculáveis, pela deterioração crônica do ambiente de trabalho. A prevenção e o controle das doenças estão alicerçados na organização ergonômica e na preparação muscular para a atividade a ser executada, pela implantação de uma ginástica laboral e/ou incentivo à prática regular de atividades físicas.

A Figura 7.2 mostra um exercício de força para a musculatura intrínseca e extrínseca das mãos para a prevenção de LER/DORT.

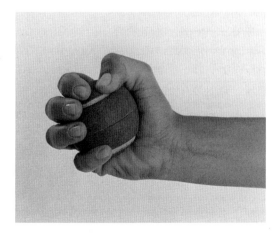

Figura 7.2 – *Execução:* Apertar uma bolinha macia para utilizar a força da flexão dos dedos. O ideal é repetir a atividade de dez a quinze vezes. Em seguida, trocar de mão.

6.2 Lombalgias

As dores lombares apresentam uma prevalência de 80% da população geral em alguma fase da vida. Os fatores que interferem são a idade, as posturas diárias, o nível de atividade física, a composição corporal e os aspectos psicossociais. As causas mais frequentes de lombalgia são: as dores musculares ocasionadas pelas contraturas e utilizações inadequadas dos músculos paravertebrais, iliopsoas e quadrado lombar; as patologias discais, como a hérnia de disco; e as patologias vertebrais, que incluem a presença de osteófitos, fratura, espondilólise e espondilolistese.

A lombalgia é a causa mais frequente de diminuição de capacidade no trabalho, de forma temporária e permanente, com as licenças mais longas do INSS, e está em segundo lugar nos afastamentos do trabalho.[36]

As medidas preventivas para os trabalhadores englobam: informações adequadas; atitude ergonômica representada por uma postura adequada em casa e no trabalho; conscientização sobre os problemas posturais como forma de prevenção de lombalgias e DORT; diminuição das tarefas únicas; incentivo ao aumento da rotatividade nas tarefas; descanso intercalado durante a jornada de trabalho; e pausa ativa representada pela implantação de atividade física durante a jornada de trabalho, com o objetivo de quebrar o ritmo de execução das tarefas, por meio de exercícios que promovam a diminuição da fadiga e do estresse.

O hábito sedentário no tempo livre está relacionado à prevalência de lombalgias ou sintomas associados. Em relação à prática de atividade física, alguns estudos demonstraram um efeito favorável sobre as dores lombares e cervicais. Em contrapartida, a participação esportiva exagerada está associada a efeitos deletérios.[37]

Além de medidas preventivas durante o expediente de trabalho, os trabalhadores devem ser incentivados às práticas adequadas e regulares de atividades físicas fora do ambiente de trabalho, com o objetivo de preparar a musculatura, aumentar a capacidade aeróbia e diminuir o estresse.

---

36 COSTA, Lamartine Pereira da. "Fundamentos do lazer e esporte na empresa". In: QUINTAS, Geraldo (org.). *Esporte e lazer na empresa*. Brasília, MEC/SEED, 1990, p.11-41.

37 HILDEBRANDT, Vincent H. et al. "The relationship between leisure time, physical activities and musculoskeletal and disability in worker populations". *International Archives Occupational Enviroment Health*, n.73, 2000, p.507-18.

6.3 Estresse e padrão de comportamento

O estresse é uma reação natural e espontânea que ocorre em todas as pessoas diariamente, por meio da liberação da adrenalina, hormônio liberado pela glândula suprarrenal, que interfere em todos os sistemas corporais e possibilita o movimento corporal para a luta ou fuga. O objetivo é garantir a sobrevivência e promover a adaptação dos sistemas muscular, nervoso e cardiovascular para manter o equilíbrio interno em situações de medo, raiva, aborrecimento e até de felicidade extrema.

A presença de sinais e sintomas deve ser considerada um aviso do efeito produzido pelo excesso da reação de estresse, e não deve ser desconsiderado, pois, nesse caso, evoluirá para estágios extremos de doenças. Cada indivíduo apresenta diferentes componentes, internos e externos, para o desenvolvimento de uma reação de estresse desfavorável.

De maneira geral, parece difícil delimitar os aspectos emocionais, porque os indivíduos em situações estressantes geralmente adotam hábitos de vida menos saudáveis como a inatividade física e o uso compulsivo de cigarros, álcool, alimentos, cafeína e drogas. Além disso, há uma associação direta entre um nível maior de estresse e o aumento do risco de doenças cardiovasculares.

O estresse no ambiente de trabalho geralmente está relacionado com a organização das tarefas. As principais causas são: o excesso de trabalho, a execução de tarefas sob pressão, a ausência de decisões no processo produtivo, as condições ambientais insatisfatórias, a interferência da empresa na vida particular, a falta de conhecimento no processo de avaliação de desempenho e promoção e a falta de interesse na atividade profissional desempenhada.

O nível de ansiedade e de tensão do indivíduo pode repercutir em sua saúde de forma favorável ou desfavorável. Não é possível eliminar o estresse emocional provocado pelo cotidiano. Por isso, para se alcançar uma vida saudável, é preciso saber administrar os próprios níveis de estresse e achar uma estratégia para minimizar o seu impacto sobre o corpo. O condicionamento físico aeróbio parece exercer um efeito de mediação, pois aumenta a autoestima, reduz o estresse e a ansiedade e facilita a recuperação de episódios de depressão.[38]

---

38 SHARKEY, Brian J. *Condicionamento físico e saúde*. Porto Alegre, Artmed, 1998.

Friedmann e Roseman (1976) estabeleceram dois padrões básicos de comportamento que denominaram tipo A e tipo B. Em relação à propensão ao estresse, os indivíduos do tipo A apresentam traços de personalidade que os tornam excessivamente perfeccionistas, exigentes e competitivos; demonstram senso exagerado de premência de tempo e agressividade, além de uma insatisfação pessoal bastante exagerada; e estão sempre competindo consigo mesmos e com os outros. Ao contrário, os indivíduos de padrão de comportamento do tipo B raramente apresentam desejos de executar várias tarefas ao mesmo tempo. As pessoas de comportamento do tipo B podem até ter pretensões similares às dos indivíduos do tipo A, mas de forma menos obsessiva, o que preserva seu aspecto emocional.[39]

Esses dois pesquisadores correlacionaram os padrões de comportamento com a incidência de doenças cardiovasculares e chegaram à constatação de que os indivíduos do tipo A são significativamente mais suscetíveis a tais doenças que os do tipo B, pois apresentam maior número de sintomas e sinais decorrentes de estresse, como níveis de pressão arterial, de colesterol e de triglicérides mais elevados que os indivíduos do segundo grupo. Quando o padrão de comportamento do tipo A está presente em indivíduos entre 30 e 40 anos, essa patologia facilmente se manifesta.[40]

As características dos padrões de comportamento podem apresentar modificações de acordo com os fatores internos dos indivíduos, como a idade. Os fatores externos, como as características do ambiente de casa e do trabalho, podem reforçar ou atenuar as características comportamentais do indivíduo. A prática de exercícios físicos regulares pode agir positivamente, porque, durante o esforço físico prolongado, o organismo produz um hormônio conhecido como endorfina, que provoca reações bioquímicas que diminuem os níveis de estresse e geram uma sensação de bem-estar.

Nos Capítulos 8 e 9 são descritas algumas pesquisas na área do estresse, inclusive o ocupacional, e apresentadas algumas dicas para combater o estresse dentro e fora das empresas.

---

39 GUEDES, Dartagnan P. & GUEDES, Joana E. R. P., op. cit.
40 BAUK, Douglas A. "Stress". *Revista Brasileira de Saúde Ocupacional*, São Paulo, v.13, n.50, 1985, p.28-36.

8

Estresse no Ambiente de Trabalho

O estresse é uma reação fisiológica associada ao estilo de vida atual, mas ele não é uma característica nova e exclusiva dos tempos modernos, pois sempre esteve presente no ser humano como uma forma de garantir a sobrevivência. O que se tem de novo é o maior conhecimento sobre o assunto, o reconhecimento que a reação existe e a consciência geral de sua expressão. As pesquisas na área têm divulgado os efeitos prejudiciais que o estresse pode ocasionar no dia a dia das pessoas e no ambiente de trabalho.

Este capítulo inicia-se com uma abordagem geral, ressaltando as respostas fisiológicas, as fases e os tipos de estresse. Descreve, também, o estresse que pode aparecer nas organizações, sugerindo algumas técnicas de controle e estratégias para prevenir o seu aparecimento.

1. Respostas Fisiológicas

Nas últimas décadas, a resposta fisiológica do estresse se tornou uma rotina na vida diária dos trabalhadores. A relação homem-trabalho pode gerar um estresse crônico com o aparecimento de sintomas, se o ambiente de trabalho não for prazeroso e o trabalhador não sentir segurança em seu emprego.

O estresse relacionado ao trabalho causa prejuízos de milhões às empresas todos os anos, seja pela falta dos funcionários, seja pelo mau desempenho dos funcionários. Todas as pessoas podem e devem controlar o estresse profissional. Conhecer os principais sinais desse distúrbio favorece a ação rápida e eficaz para proteger a si mesmo, os colegas, os subordinados e os demais funcionários de uma empresa. No ambiente de trabalho e em outros locais do cotidiano, os indivíduos estão continuamente expostos a situações com diversos graus de estresse, o que exige adaptação contínua para manter o equilíbrio.

A palavra "estresse" tem sido associada ao significado de pressão e insistência, e "estar estressado", ao de estar sob pressão ou sob ação de estímulo insistente. As respostas ao agente estressor têm um componente individual e dependem da relação que o organismo tem com o ambiente.

2. Fases do Estresse

As reações ao agente estressor somente começaram a ser estudadas em 1936 por Hans Seyle. Esse pesquisador demonstrou que o organismo humano – quando exposto a um estímulo percebido como ameaçador da homeostase, seja ele físico, químico, biológico ou psicossocial – desencadeia um conjunto de reações uniforme e inespecífico chamado síndrome geral de adaptação (SGA). A SGA é dividida em três fases: alarme, resistência e exaustão.[1]

O organismo pode ficar na primeira fase ou evoluir até a última. Isso varia conforme a interação do indivíduo, do agente estressor e da adaptação da pessoa em manter-se equilibrada. Na fase de alarme, o indivíduo apresenta sintomas iniciais, que muitas vezes não identificam o estresse. Na fase de resistência, ao restabelecer o equilíbrio interno, o indivíduo se adapta à situação, e isso diminui ou causa o desaparecimento dos sintomas iniciais. Se o indivíduo utiliza toda a energia adaptativa nessa segunda fase, ele evolui para a exaustão, que provoca o reaparecimento e agravamento dos sintomas.

Das três fases do estresse, somente a terceira fase constitui o grupo de risco. Nessa fase, com o retorno à reação de alarme, surgem novamente as catecolaminas. Elas diminuem as reservas energéticas e isso constitui o estresse crônico. O organismo sofre de forma crônica com a necessidade de viver em um ritmo de contínua adaptação. Em consequência, aparecem sinais e sintomas de doenças como hipertensão, infarto agudo do miocárdio, acidente

---

1 RODRIGUES, Avelino L. & GASPARINI, Ana Cristina L. F. "Uma perspectiva psicossocial em psicossomática: via estresse e trabalho". In: MELLO FILHO, Júlio de et al. (orgs.). *Psicossomática hoje*. Porto Alegre, Artes Médicas, 1992, p.93-107.
ROSSI, Ana Maria. *Autocontrole: nova maneira de controlar o estresse*. Rio de Janeiro, Rosa dos Tempos, 1992.
ALVES, José G.; MELLO FILHO, Júlio de & CORDEIRO, Hésio. "Mesa redonda: Stress". *JBM*, v.62, n.4, 1992, p.38-47.
SILVA, Alina M. A. Paiva Nogueira et al. "Doença arterial coronária: associação de fatores de risco". *Ars Curandi*, v.26, n.4, 1993, p.12-47.
LIPP, Marilda E. N. et al. *Como enfrentar o stress*. São Paulo, Ícone, 1994.

vascular cerebral, enxaqueca, distúrbios gástricos e intestinais, ansiedade e depressão.

A reação de estresse de um organismo é influenciada por fatores genéticos, pelo tipo de personalidade e pelas experiências anteriores. As causas do estresse podem ser classificadas como de origens externas ou internas. As fontes externas são os diferentes acontecimentos dos meios familiar e ocupacional. Os valores individuais, a forma de pensar e interpretar essas diferentes situações constituem as fontes internas. O mesmo agente estressor pode desenvolver diferentes graus de reações de estresse em cada indivíduo, ou no mesmo indivíduo, e em diferentes situações. Além disso, seu desenvolvimento ocorrerá de acordo com a capacidade da pessoa de enfrentar o evento estressor.

3. Tipos de Estresse

Não é a situação de estresse que afeta a saúde, mas a reação contra ele. O estresse pode ser dividido em dois tipos: o negativo, ou distresse, e o positivo, ou eustresse. O distresse pode ser definido como o estresse causado pelas frustrações e situações diárias que fogem ao controle e são percebidas como ameaça. O estresse ocorre nas situações excitantes do cotidiano, geralmente inesperadas, que são percebidas como um desafio, e representa um menor risco de adoecimento pelo ciclo de estresse.

Diante de um agente estressor, os indivíduos com padrão de comportamento tipo A apresentam ansiedade caracterizada pela incapacidade de relaxar, e não se satisfazem com o que realizam por apresentarem uma ambição acima de sua capacidade. O indivíduo tipo A utiliza mais vezes a autorreferência que o do tipo B, visto que apresenta maior tendência a apresentar comportamento narcísico, maior risco a coronariopatias e níveis de estresse mais elevados.[2]

Essa variação individual na capacidade de enfrentar as dificuldades com sucesso diminui os efeitos bioquímicos e fisiológicos do estresse. Portanto, os mesmos desafios em um determinado local não são igualmente estressantes para as diferentes pessoas. Para compreender o significado dos agentes estres-

---

2 Rossi, Ana Maria, op. cit.
Silva, Alina M. A. Paiva Nogueira et al., op. cit.
Bauk, Douglas A. "Stress". *Revista Brasileira de Saúde Ocupacional*, São Paulo, v.13, n.50, 1985, p.28-36.
Guedes, Dartagnan P. & Guedes, Joana E. R. P. "Atividade física, aptidão física e saúde". *Revista Brasileira de Atividade Física e Saúde*, Londrina, v.1, n.1, 1995, p.18-35.

sores na vida de um indivíduo e como fator no processo de adoecimento, é fundamental considerar esse indivíduo como um todo, dentro do contexto que o rodeia.

4. Estresse Organizacional

O indivíduo, diante de um trabalho estressor, tende a reagir de duas formas: ajuste ativo e ajuste passivo. No ajuste ativo, o indivíduo tenta mudar a estrutura a que está submetido, na tentativa de resgatar o prazer; no ajuste passivo, ele se torna alienado e se desinteressa pelo trabalho, executando-o apenas para sobreviver. É justamente o indivíduo passivo que apresenta maior predisposição a doenças e ao absenteísmo.[3] Quando crônico, o estresse organizacional tem reflexos diretos sobre a saúde do trabalhador.

Outro comportamento observado no ambiente de trabalho é o presenteísmo, que é uma atitude que prejudica a saúde do trabalhador e a produtividade da empresa.[4] Nessa situação o funcionário continua trabalhando mesmo quando está doente e permanece na empresa com receio de ser substituído ou demitido. Diferente do absenteísmo, o indivíduo com presenteísmo cumpre a jornada de trabalho, o que dificulta o diagnóstico. Após o expediente apresenta sintomas como cefaleia, hipertensão, lombalgias, irritação e cansaço, os quais diminuem a motivação e o desempenho profissional. A pessoa trabalha devagar e muitas vezes executa a tarefa totalmente desconectada do ambiente de trabalho, focalizando seus pensamentos em problemas familiares e de saúde.

A avaliação do estresse no ambiente de trabalho pode ser realizada pelo Inventário de Sintomas de Stress (ISS) proposto por Lipp e Guevara.[5] Estes autores validaram um questionário capaz de detectar nos indivíduos um quadro sintomatológico do estresse, as fases do estresse e se a predominância dos sintomas está na área cognitiva ou somática. A utilização do ISS para reconhecimento e avaliação dos indivíduos estressados permite um controle mais adequado das condições de trabalho. Atualmente o questionário faz parte dos instrumentos de uso exclusivo dos profissionais da área de psicologia.

---

3 RODRIGUES, Avelino L. & GASPARINI, Ana Cristina L. F., op. cit.
4 ASSOCIAÇÃO BRASILEIRA DE QUALIDADE DE VIDA (ABQV). Disponível em: www.abqv.org.br. Acessado em: 19/05/2007.
5 LIPP, Marilda E. N. & GUEVARA, Arnaldo J. H. "Validação empírica do inventário de sintomas de stress (ISS)". *Estudos de Psicologia*, Campinas, v.11, n.3, 1994b, p.43-9.

Leite utilizou o ISS para avaliar as modificações ocorridas nas condições de trabalho antes, durante e depois de um plano de incentivo à demissão voluntária (PIDV) de uma empresa de economia mista do Paraná. Nesse estudo, a autora observou que, durante o período de adesão ao PIDV, houve um aumento de trabalhadores na fase de alerta ou resistência e que, após o PIDV, os indivíduos se localizaram na fase de exaustão. Para avaliar essas modificações, os resultados do ISS do ano anterior foram considerados como de controle.[6]

Há diversas maneiras de se relacionar com o estresse, o que torna essa reação fisiológica um problema mundial. Conforme a maneira que a classe patronal encara o estresse organizacional, é possível provocar estresse em seus trabalhadores, e estes em suas famílias, o que resulta em um ciclo vicioso negativo. A ideia é que a valorização dos trabalhadores em todos os níveis produz atitudes melhores e cria um ambiente de trabalho saudável capaz de quebrar esse ciclo vicioso.

A prevenção do estresse organizacional atinge todas as pessoas envolvidas no ambiente de trabalho por meio do aprendizado de comportamentos preventivos. A prevenção primária com a classe patronal controla o comportamento estressante no início, por conseguinte, o trabalhador devolve o estresse para o chefe de maneira adequada, rompendo o ciclo vicioso.

Existem mecanismos que podem transformar o estresse em ações positivas, ou seja, de um lado tem-se um nível de desempenho e, de outro, um nível de estresse. Quando o trabalhador é pouco requisitado, sua motivação diminui, então o nível de estresse é tão baixo que causa a desmotivação e a maior propensão à fadiga central. Em contrapartida, o estresse também é negativo quando ele é altamente exigido no desempenho funcional; o nível de estresse fica maior do que o suportável pelo trabalhador, esgotando suas energias.

O estímulo ideal à resposta ao estresse ocorre quando um grande nível de exigência na execução das tarefas está associado à capacidade interna do trabalhador em responder a essa demanda. O estado de tensão gerado em cada indivíduo interfere na realização de tarefas, e isso forma uma curva que é diferente para cada pessoa, pois as pessoas apresentam diferentes limites: cada uma suporta um nível de exigência diferente.

As pessoas que não conseguem lidar bem com o estresse aumentam o consumo de bebidas alcoólicas, drogas, fumo e cafeína. Em contrapartida, existem aquelas que administram a reação do estresse muito bem, mas isso

---

6 LEITE, Neiva. "Impacto de um plano de incentivo à demissão voluntária sobre a saúde dos trabalhadores". Curitiba, 1995, 50p. Monografia (Especialização em Saúde e Medicina do Trabalhador). Setor de Ciências da Saúde, Universidade Federal do Paraná.

depende de sua experiência pessoal para descobrir formas alternativas de extravasá-lo, como a prática de atividades físicas regulares e de hábitos saudáveis. Além disso, é preciso saber dividir melhor as tarefas nas atividades em equipes e possuir um bom relacionamento com os amigos e com a família.

5. Técnicas de Controle do Estresse

Como já foi descrito, o estresse é uma reação fisiológica em resposta a uma situação diária que exija uma ação imediata de luta ou fuga. A reação do estresse é efetuada pelo movimento corporal. Para isso ocorrer, há a secreção de catecolaminas (adrenalina) – hormônios secretados pela glândula suprarrenal, cujo efeito possibilita mobilizar os estoques energéticos corporais para serem oferecidos como substratos nas reações bioquímicas celulares – que estimulam o sistema cardiorrespiratório e preparam o corpo para a ação de lutar, quando o indivíduo percebe que é mais forte, ou de fugir, ao se sentir ameaçado.

A reação de estresse existe no ser humano para garantir a sobrevivência e a perpetuação da espécie. É claro que nos tempos atuais não é possível utilizar a reação fisiológica de luta ou fuga original como técnica de extravasar ou controlar o estresse em trabalhadores e empresários, sob pena de estimular a luta livre e a fuga em situações de enfraquecimento.

Os tempos modernos exigem outras formas de controlar essa reação fisiológica tão importante que ocorre diariamente em maior ou menor intensidade. Para maior compreensão, no Quadro 8.1 tem-se um paralelo entre as situações do estresse do homem primitivo e as do atual.

Quadro 8.1 – Comparação das situações de estresse entre o homem primitivo e o atual.

	Homem primitivo	Homem atual
Fatores estressores	Animais ferozes e/ou outros homens	Chefe/empregado/família/comunidade
Reação de estresse	Completa, produzindo a adaptação	Não extravasa a reação de estresse
Efeito produzido	Movimento corporal de luta ou fuga	Tensão corporal e sintomas de doenças

Quando se imaginam técnicas para o controle do estresse, a abordagem é sobre a reação negativa, que aparece com maior frequência nos dias de hoje, principalmente em função da diminuição da expressão motora do estresse.

Como abordado no Quadro 8.1, o resultado da reação do estresse no ser humano moderno é a tensão corporal e os sinais e sintomas de doenças. O corpo se prepara para o movimento, porém ele fica estático, sem utilizar toda a carga hormonal fisiológica de adrenalina para reagir com o movimento corporal à situação, o que obriga o indivíduo a uma adaptação.

Existem várias maneiras e/ou tendências de reduzir a quantidade de estresse do dia a dia e do ambiente de trabalho. Seja qual for a hierarquia funcional, é possível tomar providências eficazes em nome da própria saúde e do bem-estar, aumentando, consequentemente, a eficácia no trabalho. O controle do estresse pode ser realizado por estratégias pessoais ou de grupo.

Há algumas sugestões e estratégias pessoais que podem ser compartilhadas com os colegas de trabalho de qualquer hierarquia, como: ter equilíbrio na vida (equilíbrio entre o trabalho e o lazer); fazer relaxamento regularmente; ter algum tipo de atividade recreativa (ajuda a manter o equilíbrio entre casa e trabalho); praticar exercícios físicos regulares; ter um estilo de vida saudável; compartilhar os problemas; dar boas risadas regularmente; dormir bem (regularidade no sono e vigília); acompanhar os próprios progressos (autoconhecimento e vida social); afastar os pensamentos negativos.[7]

A tecnologia também proporciona aos indivíduos relaxamento por meio de programas de informática com músicas e imagens, os quais criam momentos tranquilos de pausa em frente à tela do computador.[8] Além do relaxamento mental produzido por esses programas, há necessidade de movimento corporal para que a adrenalina liberada durante o estresse seja metabolizada de forma rápida. A ginástica laboral é uma técnica de controle do estresse em grupo, que possibilita a diminuição da tensão corporal por meio dos exercícios e das atividades propostas neste programa.

6. Estratégias de Prevenção do Estresse

A prevenção dos efeitos nocivos do estresse pode ser alcançada por meio de quatro estratégias pessoais: 1) identificar os sinais e os sintomas presentes e a frequência com que apareceram; 2) reavaliar a rotina diária e as situações críticas; 3) descobrir maneiras criativas de extravasar o estresse; 4) conviver com a reação do estresse e descobrir os próprios limites para estabelecer o equilíbrio.

---

7 TOWNER, Lesley. *Controlando o estresse na empresa*. São Paulo, Clio, 1998.
8 GREENBERG, Jerrold S. *Administração do estresse*. Barueri, Manole, 2002.

A primeira estratégia visa à identificação dos sintomas corporais, como os sinais de alerta de uma situação inadequada e, conforme a duração dos sintomas, a caracterização das fases do estresse (alarme, resistência ou exaustão). A consciência da existência de sintomas como manifestação de um estresse excessivo exige soluções mais definitivas, pois o corpo deve ser entendido como um todo, não adiantando tratar somente as consequências. É preciso identificar as verdadeiras causas das manifestações corporais de tensão muscular, dores, hipertensão, azia, entre outros sinais e sintomas.

O processo de identificação das causas do desequilíbrio faz parte da segunda estratégia. A reavaliação do cotidiano – para identificar situações, pessoas e sentimentos conflitantes que desencadeiam os mecanismos de defesa – pode exigir reflexão, diálogo com as pessoas mais próximas, leituras especializadas e/ou ajuda especializada (psicólogos, terapeutas corporais, médicos e outros).

A terceira estratégia busca alternativas para extravasar o estresse diário por meio de atividades criativas, que estimulem o movimento corporal e promovam o relaxamento. A manutenção do corpo equilibrado e saudável exige uma alimentação adequada, horas de sono suficientes para repousar, o contato com a natureza, a satisfação pessoal, a diversão com coisas simples e a prática regular de exercícios físicos – exemplificado na Figura 8.1.

O reconhecimento da reação do estresse – como ação fisiológica necessária para garantir a sobrevivência – é a quarta estratégia de controle do estresse. A percepção de que a reação do estresse serve justamente para ajudar as pessoas a alcançarem seus objetivos, tornando-as conscientes dos limites

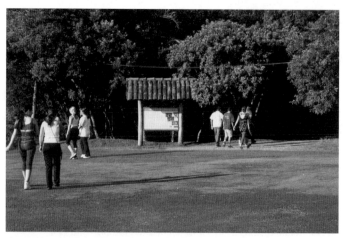

Figura 8.1 – Busca do equilíbrio por meio de caminhada no parque, em contato com a natureza.

que existem em cada etapa da vida – os degraus e os obstáculos a serem superados –, para ultrapassá-los com tranquilidade e equilíbrio. A reflexão dessa fase é a respeito de até onde pode-se ir sem desencadear uma reação negativa e sem ferir a homeostase.

Muitas perguntas poderão ser respondidas quando o indivíduo aprender o que realmente gosta de fazer, administrar melhor o tempo e equilibrar o tempo de descanso e o de trabalho. Esse é um trabalho de busca da autoestima e da autoimagem. O ato de acompanhar os progressos tecnológicos (computador, internet etc.) pode ser incluído como mais uma estratégia pessoal.

Uma estratégia em grupo – muito utilizada para combater o estresse nos últimos tempos em empresas públicas e privadas – é a prática da ginástica laboral (GL), tema principal deste livro. As empresas brasileiras e as multinacionais implantaram os programas de GL com vários objetivos, como a prevenção de LER/DORT e também o combate ao estresse ocupacional.

Os setores que trabalham diretamente com o público – como o serviço de atendimento ao cliente (SAC), departamento de vendas, *telemarketing*, bancos, procons etc., que atendem pessoas o dia inteiro pessoalmente ou por telefone – desenvolvem o estresse negativo se não tiverem estratégias individuais ou coletivas de prevenção.

Isso ocorre porque, ao trabalhar sob a orientação de que "o cliente sempre tem razão", o trabalho gera tensões nos funcionários que necessitam ser extravasadas de alguma forma. O movimento corporal é uma alternativa que pode ser alcançada com atividades físicas organizadas durante o trabalho, como a GL, ou depois do expediente, em atividades físicas e desportivas de manutenção.

Como abordado no primeiro capítulo deste livro, normalmente os trabalhadores praticam a GL no ambiente do trabalho, durante o expediente, todos os dias da semana, com sessões de 10 a 15 minutos e frequência de 1 a 3 vezes por dia. As aulas são planejadas em três fases: aquecimento, parte principal e volta à calma. Se o objetivo for combater e prevenir o estresse, a GL deve ser ministrada no final do expediente de trabalho e priorizar na fase de aquecimento os exercícios de alongamento, principalmente para os locais que acumulam muita tensão, como as regiões cervical e a lombar; atividades lúdico-recreativas na parte principal; e técnica de relaxamento e massagem na volta à calma.

A GL auxilia os trabalhadores a se instrumentalizar e aprender algumas estratégias em grupo para depois praticarem em casa individualmente ou com os familiares, como: fazer relaxamento regularmente; praticar atividades recreativas; praticar exercícios físicos com regularidade; ter um estilo de vida saudável; rir e/ou chorar quando tiver vontade; acompanhar os próprios progressos (autoconhecimento e vida social); pensar positivamente; administrar o tempo eficazmente; aprender a valorizar os próprios sucessos, dos colegas e dos amigos.

A massagem é uma estratégia para reduzir o estresse e pode ser realizada pelo próprio trabalhador (automassagem), em duplas ou com vários trabalhadores ao mesmo tempo formando uma coluna, um atrás do outro. Essa massagem pode ser realizada em casa com os familiares.

A GL pode ser desenvolvida com criatividade no combate ao estresse usando, por exemplo, balões que auxiliam no desenvolvimento da espontaneidade do grupo, como demonstrado na Figura 8.2.

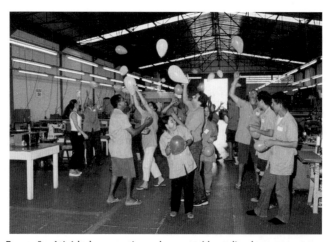

Figura 8.2 – *Execução:* Atividade recreativa e descontraída realizada em grupo com balões.

Para alguns indivíduos, a proposta de atividade física em ambiente de trabalho pode ser encarada como um fator estressor. Os profissionais da área de saúde devem abordar os trabalhadores de forma a quebrar preconceitos e mostrar a GL como um modo de descontrair e quebrar a rotina e o ciclo vicioso do estresse organizacional.

O Capítulo 9 traz sugestões práticas para o controle do estresse no ambiente de trabalho por meio de atividades recreativas que podem ser realizadas pelo profissional que aplica a GL.

9
Controle do Estresse Ocupacional com a Recreação

Ana Claudia V. Osiecki
Graduada em Educação Artística – Licenciatura em Música/FAP
Graduada em Musicoterapia/FEMP
Docente da Disciplina de Recreação e Lazer no
Curso de Educação Física da Faculdade Dom Bosco – CTBA/PR
Brinquedista pela Associação Gaúcha de Brinquedotecas

O estresse relacionado ao trabalho pode ser definido como aquela situação em que a pessoa percebe seu ambiente de trabalho como ameaçador. As necessidades de realização pessoal e profissional, saúde física e psicológica, podem ser prejudicadas pelo estresse. Há uma grande quantidade de estudos sobre o estresse ocupacional, no entanto, são escassos os materiais que abordam o tema utilizando a recreação como terapêutica. A recreação proporciona ao funcionário um ambiente de trabalho mais agradável, estimulando melhores articulações sociais e pessoais. Por isso, o objetivo deste capítulo é abordar o controle do estresse ocupacional por meio do trabalho recreativo nas empresas.

O desempenho profissional pode ser severamente prejudicado, caso o ambiente de trabalho contenha demandas excessivas ou ofereça recursos inadequados para enfrentar as contingências, aumentando o risco de doenças ocupacionais.[1] O desgaste provocado pelo estresse ocupacional pode levar à desmotivação. Quando a pessoa está desmotivada, desiludida ou sem entu-

---
1 FRANÇA, Ana Cristina L. & RODRIGUES, Avelino L. *Stress e trabalho: guia básico com abordagem psicossomática*. São Paulo, Atlas, 1997.

siasmo, constata-se que o desgaste ou "colapso literal do espírito humano" surgiu em sua ocupação. Robbins[2] define motivação como a vontade de empregar altos níveis de esforço em metas organizacionais, condicionada pela capacidade do esforço de satisfazer alguma necessidade do indivíduo. O estresse surge quando há deficiências relacionadas às habilidades, necessidades e expectativas.

O ajuste inadequado entre a pessoa e o meio (relações e necessidades) pode também se traduzir em frustração e causa estresse. Há uma íntima relação entre os fatores ambientais negativos causadores de tensão, excessiva carga de trabalho, ambiguidade/conflitos funcionais, condições precárias de trabalho e várias enfermidades, incluindo cardiopatias.[3]

No estresse ocupacional, os fatores interpessoais têm um papel muito importante. O trabalho depende dessas relações e, como argumenta La Rocco,[4] o suporte social no ambiente de trabalho pode moderar o impacto do estresse sobre a saúde física e mental dos trabalhadores. Muitas condições de trabalho estão relacionadas ao estresse, por exemplo, o trabalho efetivo *versus* o temporário, a cronometragem do tempo e outros aspectos organizacionais.

De acordo com pesquisas realizadas pela American Management Association,[5] as principais necessidades almejadas pelos indivíduos no trabalho são: recompensa material, progresso na carreira, reconhecimento, *status*, satisfação, percepção do desempenho, obtenção de tranquilidade doméstica, preservação da saúde e segurança no trabalho. Não é impossível que esses trabalhadores, ao não atingirem parte de suas necessidades, passem a ter relações muito desgastantes com o ambiente de trabalho.

É menos vulnerável ao estresse o sujeito cuja atividade profissional é medida por boas relações interpessoais, nas quais haja compreensão mútua e os assuntos sejam tratados de forma clara, com humanidade e companheirismo. Ambientes laborais em que as relações permitam boa comunicação e propiciem um sentimento de fraternidade são importantíssimos para a redução do estresse.

---

2 ROBBINS, Stephen P. *Comportamento organizacional*. 8.ed. Rio de Janeiro, LTC, 1998.
3 MINISTERIO DE TRABAJO Y SEGURIDAD SOCIAL. *Automatizacion, organizacion y tension en el trabajo*. Madrid, 1984.
4 LA ROCCO, James M.; HOUSE, James S. & FRENCH, John R. P. "Social support, occupational and health". *Journal of Health and Social Behavior*, 21, 1980, p.202-18.
5 Op. cit.

A cada dia aumenta a procura por programas alternativos que promovam mudanças no panorama relacionado ao estresse ocupacional e, em consequência, as corporações têm viabilizado uma série de benefícios sociais, culturais e recreativos. Encontra-se na recreação uma opção importante na tentativa de melhorar o preparo físico e mental dos funcionários. A recreação empresarial proporciona a melhoria da qualidade de vida e, deste modo, aumenta a produtividade dos trabalhadores, pois se o funcionário se sente valorizado pela empresa sua motivação aumenta, o que fomenta a criatividade e gera melhores resultados.

1. Brincar e Jogar

Nos tempos atuais, o gosto pelo divertimento tem sido, pouco a pouco, resgatado. Têm-se verificado uma necessidade maior de incluir o lazer na vida das pessoas, em contraposição às excessivas e, portanto, preocupantes horas de trabalho. Busca-se na recreação algo que é próprio da natureza humana: o brincar.

É por meio do brincar e do jogar que o ser humano, na mais tenra idade, começa a se relacionar com o mundo. Essas atividades nos permitem experimentar novas situações, propiciam a imaginação, a criatividade, a cooperação, a expressividade e a socialização entre outros aspectos de suma importância. Este brincar não é pertinente apenas à criança, mas ao ser humano em todas as fases da vida.

Entretanto, é importante esclarecer primeiro o significado de alguns termos utilizados na área da recreação, como o lazer, o lúdico e a própria recreação, a fim de facilitar seu entendimento e estimular sua utilização prática.

A palavra "lazer" origina-se do latim *licere* que significa "ser permitido", ou seja, refere-se a atividades praticadas durante o tempo livre das pessoas, depois de satisfazer necessidades básicas e das obrigações de trabalho. Trata-se do aproveitamento do tempo livre que envolve estados de permissão e liberdade, mediante aos quais busca-se, de forma voluntária, a satisfação e o prazer.

Há muitas maneiras de se obter lazer, de acordo com os interesses individuais. Segundo Awad,[6] os campos de interesses de lazer podem ser:

---
6 AWAD, Honi Zehdi A. *Brinque, joque, cante e encante com a recreação: conteúdos de aplicação pedagógica teórico/prático*. Jundiaí, Fontoura, 2004.

Artísticos: abordam manifestações artísticas (teatro, música, dança, artes plásticas e outros).
Intelectuais: busca-se uma maior e melhor compreensão do mundo (leitura, cursos, acesso à internet e outros).
Físicos: prevalecem as atividades corporais (exercícios físicos, esportes, caminhadas entre outros).
Manuais: englobam a capacidade de manipulação e transformação de materiais (artesanato, tricô, desenho, jardinagem e muitos outros).
Turísticos: compreendem a busca por novas culturas, locais e experiências por meio de passeios e viagens.
Sociais: busca-se manter ou adquirir novos relacionamentos em lugares socialmente favoráveis (bailes, clubes, bares, restaurantes entre outros).

A palavra "lúdico" deriva do latim *ludos* e significa "brincar". Sua acepção inclui os jogos e divertimentos e relaciona-se com o comportamento daquele que joga, brinca e se diverte.

O termo "recreação" provém do latim *recreare*, que significa recrear, reproduzir e renovar, ou seja, recuperar as forças para o trabalho de forma lúdica. O indivíduo participa durante seu tempo livre e por escolha própria, buscando satisfação pessoal.

A recreação contribui por atender às necessidades físicas, psíquicas e sociais. No âmbito profissional, o objetivo central é melhorar a interação entre empresa e funcionário, por meio do convívio social, para que o ambiente de trabalho se torne mais proveitoso e produtivo.

A atividade recreativa permite ao funcionário desfrutar de um ambiente de trabalho mais agradável e que melhore suas articulações sociais e pessoais.

A recreação facilita a resolução de entraves pessoais e a reverter situações constrangedoras, justamente porque encontra na pessoa a mais pura e ingênua das ações: a alegria do brincar. Ação esta pertinente a todos os seres vivos e desencadeadora de infinita satisfação.

A recreação empresarial pode ser uma estratégia para tornar o ambiente de trabalho mais humanizado e atraente, proporcionando ao funcionário equilíbrio mental, social e físico. Por ser um fator para realização humana, procura-se evidenciá-la em todos os meios, a fim de criar hábitos saudáveis, em pessoas que respeitem suas limitações e que possam desfrutar do prazer da ludicidade, que é, sem dúvida, o melhor de todos os remédios.

2. Atividades Recreativas Empresariais

As atividades propostas a seguir são estratégias que visam obter uma melhoria na qualidade de vida profissional e, consequentemente, um melhor desempenho e produtividade, além de iniciar um novo processo de reflexão para uma vida melhor.

Deve-se inicialmente considerar alguns detalhes que podem fazer a diferença no resultado das atividades, como a clientela, os objetivos, o local; quando, quanto e como. Estes aspectos precisam ser observados para que se faça um bom planejamento, com criatividade, ética e responsabilidade, conquistando assim êxito na atuação e na obtenção dos resultados.

2.1 Você faz parte

Descrição: Pede-se aos participantes que recortem apenas uma pétala de flor de jornais ou revistas (qualquer flor e qualquer tamanho). Em seguida, o professor solicita aos participantes que colem suas pétalas na borda de um círculo do mesmo material (previamente recortado) e que se visualize o todo: produziu-se uma flor. Depois, pode-se fazer o seguinte comentário: cada pessoa faz parte da flor, independente do tamanho ou do conteúdo, sua participação é imprescindível. Da mesma forma ocorre na empresa, todos os funcionários fazem parte de uma organização que não funciona sem a presença significativa de todos.
Objetivos: Trabalhar a atenção, a valorização e o relaxamento.
Local: Qualquer espaço.
Número de participantes: No mínimo 5.
Material: Jornais e revistas.

2.2 Magia negra

Descrição: Um participante ficará fora da sala, enquanto outro escolherá um objeto de dentro da sala. O professor chamará o participante que estava fora e este adivinhará todos os objetos escolhidos. Antecipadamente, o professor e este participante combinarão que sempre depois de um objeto preto virá o objeto escolhido. O participante é o único que saberá a "magia" (segredo), a qual os outros terão que descobrir.

Objetivos: Desenvolver a atenção, o raciocínio e a descontração.
Local: Qualquer espaço.
Número de participantes: No mínimo 5.
Material: Nenhum.

2.3 Mímica

Descrição: Nesta brincadeira até mesmo os tímidos se sentem estimulados a participar. Após a formação de duas equipes, será sorteado um tema, por exemplo: um animal, um filme, uma novela. O participante deverá fazer a mímica do tema sorteado e todos tentarão adivinhar. Para tornar a brincadeira mais emocionante, um tempo deverá ser estipulado. Quem acertar marcará ponto para a sua equipe.
Objetivos: Trabalhar a criatividade, a desinibição, a atenção, o raciocínio rápido e a expressão corporal.
Local: Qualquer espaço.
Número de participantes: No mínimo 6.
Material: Papel e caneta.

2.4 Jogar fora

Descrição: Esta atividade é realizada em duplas. Cada participante deverá escolher um objeto que tenha em casa e que queira jogar fora, escrever o nome do objeto e três motivos para a escolha. Após todos terminarem, o professor pedirá que cada um substitua o nome do objeto pelo do colega e que leia as três razões para jogá-lo fora. Esta atividade poderá ser feita a partir da adolescência.
Exemplo: Vou jogar fora uma bota.
Três razões: Porque ela é feia, furada e velha.
O professor pede para riscar o objeto, colocar o nome do(a) colega e falar em voz alta, quando solicitado.
Objetivos: Trabalhar a descontração e a socialização do grupo.
Local: Qualquer espaço.
Número de participantes: No mínimo 10.
Material: Papel e caneta.

2.5 Ordem e sequência

Descrição: Divida os participantes em duas equipes e peça que cada uma forme uma coluna. Desenhe, na frente de cada equipe, um círculo no chão e coloque, a alguns metros atrás delas, duas cadeiras. Arrume sobre cada cadeira todos os materiais indicados. Solicite dois fiscais, membros das equipes adversárias, um para cada equipe.

Ao sinal do professor, um participante de cada equipe deve se dirigir até a cadeira e realizar as tarefas na ordem a seguir:
1. Assinar o ponto
2. Colocar o boné
3. Colocar o cachecol
4. Vestir o casaco
5. Calçar o chinelo
6. Acender a vela
7. Fazer um laço
8. Ir até a equipe
9. Colocar o pé no círculo
10. Retornar até a cadeira
11. Desfazer o laço
12. Apagar a vela
13. Tirar o chinelo
14. Tirar o casaco
15. Tirar o cachecol
16. Tirar o boné
17. Correr até a equipe
18. Dar a mão ao próximo participante
19. Ir para o final da fila

Quando cada participante terminar a sequência, deverá voltar até o círculo demarcado no chão e bater na mão do próximo participante, o qual fará a sequência.

Se a vela apagar, ou os objetos estiverem fora do lugar, o fiscal deve chamar o participante da vez para arrumá-los. Os fiscais também podem participar, contanto que o outro participante assuma o seu lugar.

A equipe que primeiro cumprir as tarefas com todos os participantes ganha o jogo.

Objetivos: Trabalhar sob pressão e desenvolver a atenção, a cooperação, a socialização e o raciocínio rápido.

Local: Qualquer espaço.

Número de participantes: Duas equipes (caso haja mais equipes, serão necessários mais objetos).

Material: 2 folhas de papel, 2 bonés, 2 cachecóis, 2 casacos, 2 chinelos, 2 velas, 2 fios de barbante, 2 cadeiras, giz e 2 canetas.

2.6   Iiiiihrr, zooom, plac

Descrição: Pede-se aos participantes que se sentem formando um círculo. O professor começará a brincadeira da seguinte maneira: para a pessoa que está a seu lado ele falará "zooom", como se fosse o barulho de um carro. A pessoa em seguida poderá continuar com o mesmo som, falar "iiiihrr", que seria o som de uma freada, ou "plac", que significa que a próxima pessoa não pode falar nada. Se a pessoa ouvir o ruído de freada, ela deverá fazer um dos três ruídos. Por exemplo: as pessoas 1, 2, 3, 4, 5 e 6 estão jogando. A pessoa 1 fala "zooom", a 2 também, a 3 fala "plac", a 4 fica quieta e a 5 deve ficar atenta pois é a vez dela; em seguida a pessoa 5 fala "zooom" e a 6 fala "iiiihrr", voltando para a 5 que falará algo escolhido para a 4.

Objetivos: Desenvolver a atenção, a descontração e a rapidez de raciocínio.

Local: Qualquer espaço.

Número de participantes: Indeterminado.

Material: Nenhum.

2.7   Círculos/linhas

Descrição: Cada participante receberá uma folha com círculos ou linhas (como nas ilustrações a seguir). Depois, com tempo pré-determinado, deverá fazer o máximo de desenhos a partir dos círculos ou linhas e, ao final, contará quantos desenhos fez. Ganha o participante que fizer mais desenhos em menos tempo.

Objetivos: Desenvolver a criatividade, a agilidade, o raciocínio e o trabalho sob pressão.

Local: Qualquer espaço.

Número de participantes: Indeterminado.
Material: Papel com círculos ou linhas verticais, caneta ou lápis.

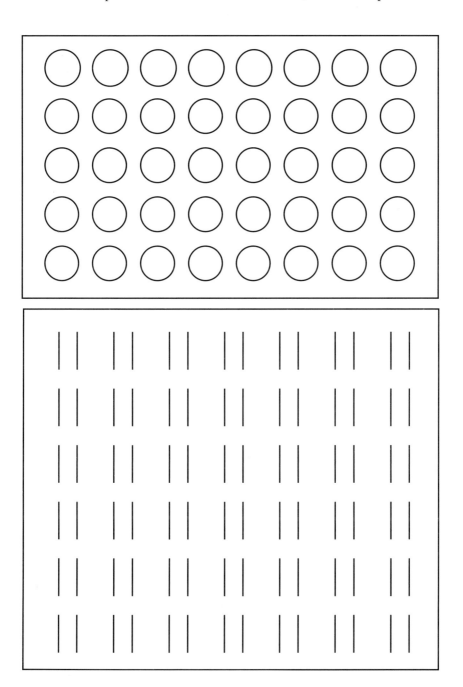

2.8 Seguir instruções

Descrição: Entregar aos participantes cópias contendo uma sequência de ações (descritas a seguir). Ao final da atividade é importante ressaltar que muitas pessoas não percebem detalhes, até mesmo cotidianos, e que isto pode prejudicar a qualidade de suas ações e torná-las mais vulneráveis a equívocos. A paciência, a calma e a concentração são ingredientes importantes para se realizar tarefas com sucesso.

Como seguir as instruções:

1. Leia tudo antes de fazer qualquer ação, mas trabalhe o mais rápido possível.
2. Coloque seu nome no canto superior direito do papel, o último nome primeiro.
3. Faça um círculo ao redor da palavra "nome" na sentença dois.
4. Sublinhe as palavras "canto superior direito" na sentença dois.
5. Agora, trace um círculo ao redor do título da folha.
6. Assine seu nome sob o título.
7. Na sentença quatro, trace um círculo ao redor da palavra "sublinhe".
8. Sublinhe toda a sentença sete.
9. Faça um "X" no canto inferior esquerdo da folha.
10. Desenhe um círculo ao redor do "X" que você fez.
11. Escreva o nome de sua cidade natal.
12. Fale em voz alta o seu nome quando chegar a este item.
13. Se você seguiu todas as instruções até este item, levante-se e diga "segui".
14. Feche seus olhos e levante sua mão esquerda sobre a cabeça.
15. Escreva sua profissão.
16. Conte em voz alta, em seu tom de voz normal, de dez a zero.
17. Agora que você leu as instruções cuidadosamente, faça apenas aquilo que as sentenças um a três pedem para fazer. Ignore todas as outras instruções.
18. Por favor, não faça comentários ou dê explicações a seus companheiros. Se você leu até este item faça de conta que ainda está escrevendo. Vamos ver quantas pessoas seguem as instruções corretamente.

Objetivos: Desenvolver a atenção, o raciocínio lógico e a descontração.
Local: Qualquer espaço.
Número de participantes: No mínimo 4.
Material: Papel e caneta ou lápis.

2.9 Me lembra...

Descrição: O professor pronunciará o nome de uma pessoa, animal ou objeto, por exemplo: "queijo"; seu colega do lado repetirá a palavra dita pelo professor e encadeará, com lógica, outra palavra, por exemplo: "queijo me lembra pizza". O próximo participante, seguindo o sentido, deverá falar outra palavra: "pizza me lembra amigos" e assim sucessivamente, sempre acrescentando uma palavra relacionada com a anterior e esquecendo as demais.

O professor dará um limite de tempo (aproximadamente 10 segundos) para que o participante consiga desencadear a palavra. Aquele que ultrapassar o limite de tempo para responder será eliminado temporariamente do jogo. Vence o participante que permanecer mais tempo no jogo.

Objetivos: Desenvolver a atenção, o raciocínio, a descontração e a criatividade.
Local: Qualquer espaço.
Número de participantes: No mínimo 6.
Material: Nenhum.

2.10 Palavra no quadro

Descrição: Fazem-se duas filas de frente para um quadro negro. O professor escreverá uma palavra no quadro (a mesma para as duas equipes), cada participante deverá escrever uma outra palavra que comece com a letra inicial daquela já escrita. Por exemplo, o professor escreve "carne", os primeiros participantes das equipes, ao sinal dado, deverão escrever uma palavra que comece com "c", os próximos escreverão palavras que comecem com "a", e assim sucessivamente. Ganha ponto a equipe que terminar primeiro.

Objetivos: Desenvolver a atenção, o raciocínio lógico, a agilidade e o trabalho em equipe.
Local: Qualquer espaço.
Número de participantes: No mínimo 10.
Material: Quadro negro e giz.

2.11 Perguntas e respostas

Descrição: Divida os participantes sentados em duas equipes e disponha-os em círculo. Prepare diversos pedaços de papel com respostas como "debaixo do pé de manga", "em cima da casa", "dentro da casa do cachorro", "no mato", "debaixo da cama", "depois da missa" e perguntas do tipo "você trabalha?", "você gosta de estudar?", "você gosta de ver TV?", "você me ama?", "você dorme cedo?", "você tem muitos amigos?", "você gosta de passear?", "você já pratica algum esporte?". Sorteie as perguntas para uma equipe e as respostas para a outra. Cada membro da equipe das perguntas lê uma delas em voz alta para um colega da outra equipe e este responderá conforme o seu papel.

Objetivos: Desenvolver a descontração e a atenção.
Local: Qualquer espaço.
Número de participantes: No mínimo 10.
Material: Papel e caneta.

2.12 "Pá!"

Descrição: Explique aos participantes que um número e seus múltiplos são "fatais". Cada participante na ordem em que estiver sentado dirá um número em ordem crescente a partir do 1. Ao chegarem os números fatais deverá ser dito "pá"! Por exemplo, digamos que seja o número 5 e seus múltiplos; os participantes então contarão: 1, 2, 3, 4, "pá!!", 6, 7, 8, 9, "pá!!" e assim por diante. Quem errar sairá do jogo ou pagará uma prenda. Quem responder pelo outro também será penalizado. Cada vez que alguém errar, o próximo participante reiniciará a contagem.

Objetivos: Desenvolver a atenção, o raciocínio lógico e a descontração.
Local: Qualquer espaço.
Número de participantes: No mínimo 6.
Material: Nenhum.

2.13 Jornada nas estrelas

Descrição: Imagine que você e seus amigos devem preparar-se para empreender uma longa viagem espacial.

Em meio aos preparativos, percebe-se que a bagagem deverá ser sensivelmente reduzida, devido ao excesso de peso. Cria-se um grande dilema: o que levar e o que deixar?

Uma decisão drástica é tomada pelo comandante: poderão ser levados apenas 6 objetos da lista previamente elaborada (veja a seguir). Nesse instante, a tripulação é dividida em pequenos grupos e cada grupo procurará um consenso sobre os itens mais necessários. A lista deverá ser feita em apenas dez minutos.

Depois que fizerem suas escolhas, os grupos deverão se reunir e cada um tentará convencer os demais de que a sua lista é a melhor. Cada grupo disporá de três minutos para expor sua opinião, que estará sujeita à refutação dos demais. Após quinze minutos de discussão, todos deverão votar para decidir qual será a lista escolhida por toda a tripulação e somente depois poderão iniciar a viagem tão esperada.

Não há vencedor.

A lista apresentada inicialmente é a seguinte:

Lápis e papel	Agulhas e seringas
Três pistolas calibre 38	Um rolo de papel higiênico
Uma bússola	Um pára-quedas
Cinco galões de água	Um aquecedor portátil
Dois tanques de oxigênio	Dez latas de cerveja
Um estojo de primeiros socorros	Uma faca afiada
Um rádio transmissor e receptor	Um mapa estrelar
Uma caixa de fósforos	Vinte sabonetes
Um toca-fitas	Duas lanternas e pilhas
Uma máquina filmadora	Uma televisão
Um aparelho celular	Uma bateria para os equipamentos

Objetivos: Desenvolver o raciocínio, a cooperação, a atenção e a resolução de problema.
Local: Qualquer espaço.
Número de participantes: No mínimo 4 por equipe.
Material: Canetas e papel.

2.14 Jogo das virtudes

Descrição: Os participantes sentam-se em círculos e escrevem alguma qualidade de quem está sentado a sua direita. A qualidade deve ser escrita da seguinte forma: em vez de honesto – honestidade, sincero – sinceridade e assim por diante. Depois de todos terem escrito, um voluntário ou o professor recolhe e mistura os papéis, sorteia um, lê e pergunta aos participantes a quem eles acham que pertence tal qualidade. Feito isto, o representante entrega o papel ao escolhido até que todos tenham recebido. Só então a pessoa a seu lado diz qual qualidade lhe foi atribuída e por quê.

Objetivos: Desenvolver a socialização, a valorização, a atenção e a autoestima.
Local: Qualquer espaço.
Número de participantes: Indeterminado (desde que já se conheçam).
Material: Uma caneta e um pedaço de papel para cada participante.

2.15 Caixa de fósforos

Descrição: Formam-se duas filas, uma para cada equipe com no mínimo cinco participantes. O primeiro de cada fila fica com uma caixa de fósforos na mão. Dado o sinal pelo professor, o primeiro participante deverá tirar um fósforo da caixa por um lado, colocá-lo pelo outro e passar para o segundo que fará o mesmo e assim sucessivamente até chegar ao último que, após ter tirado o fósforo e colocado de novo como os outros participantes, devolve a caixa ao participante anterior, retornando a brincadeira de trás para frente até chegar ao participante que iniciou a brincadeira. Vence a equipe que acabar primeiro.
Objetivos: Desenvolver a descontração, a cooperação, a agilidade e a atenção.
Local: Qualquer espaço.
Número de participantes: Indeterminado.
Material: Uma caixa de fósforos para cada equipe.

2.16 Quem vai à Lua?

Descrição: O professor solicitará um voluntário e o levará para longe dos demais, a fim de explicar a brincadeira. Ao voltarem, o voluntário deverá perguntar o que cada um vai levar à Lua. O participante deverá pensar em algum objeto; se ele disser algum que comece com a primeira letra do nome dele (por exemplo: Ana, a Ana vai levar um abacaxi; Rodrigo, o Rodrigo vai levar um rodo, e assim por diante) o voluntário dirá que ele vai à Lua, caso escolha um objeto que não comece com a letra do próprio nome, o voluntário dirá: "você não vai à Lua". Os participantes não saberão do acordo entre o professor e o voluntário e precisarão prestar atenção para descobrir o enigma.
Objetivos: Desenvolver a socialização, a descontração e a atenção.
Local: Qualquer espaço.
Número de participantes: No mínimo 5.
Material: Nenhum.

2.17 Nomes parecidos

Descrição: Formam-se algumas equipes com número igual de componentes. O professor dirá uma palavra, por exemplo "parto", e as equipes, em um determinado tempo, deverão escrever palavras semelhantes àquela proferida pelo professor, por exemplo: "prato", "pato", "rato", "ato" etc., acrescentar qualquer vogal ou consoante que não esteja na palavra. Por exemplo, se a palavra descrita for "parto", deverão escrever somente palavras que contenham as letras p, a, r, t, o. Quando uma equipe achar que já escreveu o maior número de palavras possível, pode solicitar que todas as outras parem para contar as palavras. A equipe que tiver o maior número de palavras vence.

Objetivos: Desenvolver a socialização, a descontração, a agilidade, a memória e a atenção.
Local: Qualquer espaço.
Número de participantes: No mínimo 3 por equipe.
Material: Papel e caneta para cada equipe.

2.18 Joquempô da floresta

Descrição: Duas equipes formarão duas filas, uma de frente para a outra, com uma distância de aproximadamente três metros. Cada equipe escolherá um animal e, ao sinal do professor, os grupos se virarão imitando-o. A equipe vencedora será aquela que escolher o animal capaz de eliminar o outro.

Regra: Caçador – quebra a espingarda (imitar um caçador com uma das mãos sobre os olhos, como se estivesse procurando algo).
Espingarda – elimina o leão.
Leão – come o caçador.
Objetivos: Desenvolver o trabalho em equipe, a desinibição, a estratégia, a percepção e a atenção.
Local: Qualquer espaço.
Número de participantes: No mínimo 3 participantes para cada equipe.
Material: Nenhum.

2.19 Cruzado ou descruzado

Descrição: Forma-se um círculo com os participantes. O professor apresenta dois objetos que possam ser cruzados, dois lápis, por exemplo, os quais serão passados ao colega do lado. A pessoa que passa os lápis deverá cruzá-los ou descruzá-los e declarar "cruzado" ou "descruzado", momento em que o professor julgará e dirá "certo" ou "errado". O enigma é: quem passa os lápis diz "cruzado" ou "descruzado" referindo-se as suas pernas (que estarão cruzadas ou descruzadas e deverão coincidir com os lápis cruzados ou des-

cruzados). A brincadeira prossegue até todos descobrirem o enigma. Quem descobrir o segredo não poderá contar aos outros, mas auxiliará o professor no julgamento.
Objetivos: Desenvolver a atenção e a descontração.
Local: Qualquer espaço.
Número de participantes: No mínimo 7.
Material: Dois lápis.

2.20 Corrida dos desenhos

Descrição: Em equipes, cada participante terá a sua vez de correr até a base, olhar uma gravura ou um desenho, voltar rapidamente, desenhar para os amigos o que viu. Somente depois que os colegas adivinharem o próximo da equipe poderá sair.
Objetivos: Desenvolver a agilidade, a criatividade e a memória.
Local: Qualquer espaço.
Número de participantes: No mínimo 5.
Material: Revistas, recortes, papel e caneta.

2.21 Discurso

Descrição: Divide-se os participantes em duas equipes. Dois participantes, um de cada equipe, colocam-se de pé, um em frente ao outro e também para os demais, fazendo rapidamente, um ao outro, um discurso sobre um tema escolhido. Não é permitido fazer gestos. O primeiro jogador que fizer uma pausa ou rir perde. Se nenhum dos dois conseguir isto, passados dois minutos, os que observam decidirão, por votação, quem triunfou.
Objetivos: Desenvolver a criatividade, a desinibição e a concentração.
Local: Qualquer espaço.
Número de participantes: Pares.
Material: Nenhum.

2.22 Baralho de história

Deve-se cortar cartões (cartolina ou outro papel resistente) com tamanho aproximado ao das cartas de baralho. Em seguida, colam-se nesses cartões figuras (por exemplo, fotos de pessoas famosas, animais, carros, alimentos) recortadas de revistas, jornais ou folhetos. É recomendável fixar fita adesiva nas bordas para dar mais resistência às cartas. O número de cartas deve ser maior que o número de participantes.

Descrição: Uma pessoa inicia o jogo tirando uma carta do baralho e começa a contar uma história a partir da figura contida na carta. Em seguida, outra pessoa tira outra carta e continuará a história começada incluindo a nova figura.

Objetivos: Desenvolver a criatividade, o raciocínio, a atenção e o estímulo da expressão oral.

Local: Qualquer espaço.

Número de participantes: No mínimo 6.

Material: Figuras, cartolina, fita adesiva, cola e tesoura.

3. Sugestões de Charadas e Enigmas

As charadas a seguir podem ser usadas em grupos adversários, para conseguir um ganhador, por exemplo: a equipe que responder as questões mais rapidamente ganha. Na verdade, o importante deste tipo de atividade não é o vencedor, mas a cooperação entre as equipes para atingir um objetivo (respostas). Deve-se sempre variar a composição das equipes, para que se possa ter um trabalho em conjunto e buscar a conscientização de que todos têm relevância e são peças fundamentais.

1. Uma balança de pratos tem, de um lado, uma torta de palmito e, do outro, 3/4 de uma torta idêntica. O equilíbrio se obtém quando se acrescenta ao lado mais leve 3/4 de quilo. Em 3/4 de segundo, responda: quanto pesa a torta?

Resposta: Falta 1/4 de torta (ou 3/4 de quilo) para que haja equilíbrio. Logo a torta inteira pesa quatro vezes isso, ou seja, 3 kg.

2. Um grupo de garotos resolveu que cada um ficaria com seis balas; acabaram sobrando oito. Porém, se cada um ficasse com sete, faltariam nove. Rapidamente, sem usar álgebra, quantos garotos havia no grupo?

Resposta: Se cada garoto ficasse com uma bala a mais (sete em vez de seis), seriam necessárias tantas balas excedente quantos fossem os meninos, ou seja, as oito que sobraram mais as nova que faltariam. Assim o grupo tinha 8 + 9 = 17 garotos.

3. Todo dia, João vai trabalhar a pé e volta de bicicleta ou vai de bicicleta e volta a pé, levando sempre uma hora entre a ida e a volta. Se ele fosse e voltasse de bicicleta levaria trinta minutos. Quanto tempo levaria se ele fosse e voltasse a pé?

   Resposta: 1 hora e 30 minutos.

4. Oito carros, de marcas diferentes, estão dispostos lado a lado para uma corrida. Estabeleça a ordem em que os carros se encontram, baseando-se nas seguintes informações:
   1) A *Ferrari* está entre os carros vermelho e cinza.
   2) O carro cinza está à esquerda da *Lotus*.
   3) A *McLaren* é o segundo carro à esquerda da *Ferrari* e o primeiro à direita do carro azul.
   4) A *Tyrrell* não tem carro à sua direita e está logo depois do carro preto.
   5) O carro preto está entre a *Tyrrell* e o carro amarelo.
   6) A *Shadow* não tem carro à sua esquerda e está à esquerda do carro verde.
   7) À direita do carro verde está a *March*.
   8) A *Lotus* é o segundo carro à direita do carro creme e o segundo à esquerda do carro marrom.
   9) A *Lola* é o segundo carro à esquerda da *Benetton*.

   Resposta: *Shadow, McLaren, March, Ferrari, Lola, Lotus, Beneton* e *Tyrrell*.

5. Você foi a uma festa e foi apresentado a quatro casais. Na confusão você conseguiu apenas guardar o nome das pessoas, esquecendo com quem elas eram casadas. Ao passar o tempo você percebeu que:
   - A mulher de Hugo não dança com o marido, mas com o de Irene.
   - Anita e Ricardo não dançam.
   - Paulo toca piano, acompanhado por Miriam, que canta.
   - Anita não é mulher de Paulo.

   Depois de algum tempo você se indaga: quem é a mulher de Ricardo?

   Resposta: Anita.

6. Um estudante em férias passou 29 dias com a namorada numa praia do litoral. Durante esse período, em meio a outras atividades, observou que sempre que chouveu de manhã, também choveu à tarde e houve 7 manhãs e 4 tardes sem chuva.
Ao voltar, em conversa com os amigos, tentou calcular:
1) Em quantos dias não choveu?
2) Quantos haviam sido os dias inteiros de chuva?

    Resposta: Não choveu 4 dias e choveu 22 dias inteiros.

7. Adivinhe quantos clipes existem dentro deste copo.

    Resposta: O professor deve contar o número de clipes antes de colocar no copo.

8. Os 30 participantes de uma classe promoveram uma festa. A menina que menos dançou fê-lo com 5 rapazes. A seguinte dançou com 6, a outra com 7 e assim por diante, até que a última, a mais dançadeira, bailou com todos os rapazes. Quantas eram as moças e quantos os garotões?

    Resposta: 13 moças e 17 garotões.

9. Quais foram os técnicos da seleção brasileira de futebol nas copas de 70, 74, 82 e 86?

    Resposta: 70 e 74 = Zagalo; 82 e 86 = Telê Santana.

10. Tenho 41 anos e meu filho tem 12. Daqui a quantos anos terei o dobro da idade dele?

    Resposta: 17 anos.

11. Se o chefe Touro Sentado der a seu amigo Touro em Pé um de seus arcos, ambos ficarão com a mesma quantidade. Porém, se Touro em Pé der um dos seus a Touro Sentado, este ficará com o dobro do que tem seu amigo. Quantos arcos tem cada um?

Resposta: Touro Sentado tem sete arcos e Touro em Pé, cinco.

12. Se você prestar atenção neste grupo de palavras, verá que uma delas não faz parte do mesmo conjunto. Indique qual delas é a intrusa.

ALFACE	TÊNIS
MILHO	VÔLEI
AGRIÃO	FUTEBOL
REPOLHO	BASQUETE

Resposta: Milho (é grão) e tênis (é um jogo individual).

13. Um homem chega à margem do rio e precisa passar para o outro lado um lobo, uma cabra e um pé de couve. Mas para fazer este transporte só dispõe de um pequeno barco que permite levar ao mesmo tempo o homem e um dos animais ou o pé de couve. Como levar tudo para o outro lado de modo que não fique em nenhum momento a cabra só com o pé de couve ou o lobo só com a cabra? Qual a melhor solução?

Resposta: Leva a cabra e volta vazio, leva a couve e volta com a cabra, leva o lobo e volta vazio e leva a cabra.

14. Um garoto achou uma carteira com R$ 150,00 em duas cédulas, mas uma delas não era de R$ 50,00. Quais eram elas?

Resposta: Uma delas não era de R$ 50,00, mas a outra necessariamente sim. A primeira valia R$ 100,00.

15. Durante o almoço, Ana sentou-se imediatamente à esquerda de Bernardo. Camila não ficou ao lado de Daniel, nem imediatamente à direita de Estela; em compensação, ficou em frente de Fernando, com quem trocou inúmeros olhares. Como era constituída esta mesa?

Resposta: Em sentido horário, a partir de Ana, sentaram-se Fernando, Daniel, Estela, Camila e Bernardo.

16. Suponha que você fosse o motorista de um ônibus que saiu de São Paulo às 16h com destino a Belém com 43 passageiros. Na primeira parada, na cidade de Diamantina, desceram 15 passageiros e subiram 7; na segunda parada, em Cruzeiro, desceram 23 e subiram 19. Na últi-

ma parada, já no estado do Pará, numa cidadezinha chamada Tibiriçá, desceram 4 passageiros e subiram 9. E depois de uma longa viagem o ônibus chega a Belém. Qual é o nome do motorista?

Resposta: O nome da pessoa que está resolvendo o passatempo.

17. Formar uma nova palavra de quatro letras, sabendo que ela possui, obrigatoriamente, duas letras em comum com cada uma das palavras a seguir.

    - RIJO
    - TREM
    - PUMA
    - LOAS

    Resposta: ROMA.

18. Uma venda no interior possui uma velha balança de pratos, com pesos de metal. Um dia um ladrão roubou os pesos. O dono da venda arrumou, então, quatro pedras que, podendo ser colocadas alternadamente e simultaneamente no seu total ou parcialmente, permitem-lhe pesar todos os pesos de 1 a 40 quilos, cada qual com uma única operação (pesos unitários não fracionários).
    Dica: Uma das pedras pesa 1 kg.
    Usando seu raciocínio lógico, coloque a seguir o peso de cada pedra.

    Resposta: Pedra 1 – 1 kg
    Pedra 2 – 3 kg
    Pedra 3 – 9 kg
    Pedra 4 – 27 kg

19. Um político, famoso por nomear parentes, convocou uma reunião entre seus favorecidos. Não especificou quem deveria comparecer, mas exigiu que houvesse entre os presentes, fora ele, as seguintes relações de parentesco: pai, mãe, filho, filha, irmão, irmã, primo, prima, sobrinho, sobrinha, tio e tia. Como a família não é muito dada ao trabalho, compareceu o mínimo de pessoas necessárias para que se verificassem tais relações. Todos têm um antepassado comum e não há casamentos consanguíneos entre eles. Como fizeram?

Resposta: Compareceram ao gabinete um homem e sua irmã, mais o filho de um e a filha do outro.

20. Complete o início dos provérbios:

1) Quem com ferro fere...
2) Quem não tem cão...
3) Quem tem pressa...
4) Mais vale um pássaro na mão...
5) Água mole em pedra...
6) De grão em grão...
7) Deus ajuda...
8) O que os olhos não veem...
9) Cavalo dado...
10) A pressa...

Respostas:
1) Com ferro será ferido.
2) Caça com gato.
3) Come cru.
4) Do que dois voando.
5) Dura tanto bate até que fura.
6) A galinha enche o papo.
7) Quem cedo madruga.
8) O coração não sente.
9) Não se olha os dentes.
10) É inimiga da perfeição.

21. Complete o final dos provérbios:

1) A esperança é...
2) Antes só...
3) Antes tarde...
4) A ociosidade é...
5) A união...
6) Cão que ladra...
7) Quem tem boca...
8) Depois da tempestade...

9) Em boca fechada...
10) Diga-me com quem andas...

Respostas:
1) A última que morre.
2) Do que mal acompanhado.
3) Do que nunca.
4) A mãe de todos os vícios.
5) Faz a força.
6) Não morde.
7) Vai a Roma.
8) Vem a bonanza.
9) Não entra mosquito.
10) Que te direi quem és.

No próximo capítulo são apresentadas as conceituações de qualidade, qualidade de vida e qualidade de vida no trabalho e, em seguida, as pesquisas que permeiam as principais questões e relações da qualidade de vida dentro e fora da empresa, bem como a importância da implantação de um programa de qualidade de vida no mundo do trabalho.

10

Qualidade de Vida nas Empresas

A avaliação de qualidade de vida é subjetiva e individual, pois depende das expectativas, das perspectivas e do projeto de vida de cada um. Assim, o que é considerado uma vida com boa qualidade para uma pessoa poderá não ser para outra, por possuírem diferentes projetos de vida e diferentes sensações de felicidade.

Como as empresas modernas têm se preocupado muito com o bem-estar do seu trabalhador, elas procuram implantar programas de qualidade de vida para alcançar melhores condições de trabalho, de forma a deixar seus funcionários plenamente realizados. Portanto, este capítulo traz o conceito e a discussão sobre a qualidade, qualidade total, qualidade do trabalho, qualidade de vida e qualidade de vida do trabalhador, além de destacar algumas pesquisas dessa área.

1. Definição de Qualidade

Qualidade é definida no dicionário como "propriedade, atributo ou condição das coisas e das pessoas que as distingue das outras e lhes determina a natureza" e também como "dote e virtude".[1] Essa definição abrange as características que diferenciam o ser humano e as coisas. Outros conceitos ressaltam que a qualidade é "aquilo que caracteriza uma coisa; propriedade;

---

1 FERREIRA, Aurélio Buarque de Holanda. *Minidicionário da língua portuguesa*. 2.ed. Rio de Janeiro, Nova Fronteira,1989.

modo de ser; disposição moral; caráter ou índole; predicado; jaez; casta, espécie; gravidade; aptidão; nobreza; título; posição".[2]

No mundo do trabalho, a qualidade tem conotação mais voltada para a qualidade total e para a qualidade do produto. A qualidade no trabalho significa diminuir os custos ao eliminar defeitos, desperdícios e/ou o não trabalho, que encarecem a produção.[3]

A qualidade deveria ser incorporada ao produto durante o processo da produção, em vez de controlada apenas no final. Dessa forma, a qualidade seria de responsabilidade de todos os trabalhadores e não somente de um departamento.

2. Programas de Qualidade Total

O mercado atual é mais exigente e globalizado, por isso as empresas brasileiras tiveram de se adaptar a essas condições. Além disso, elas buscaram a melhoria de seu processo produtivo e reduziram os custos em todas as fases de confecção do produto. Esses procedimentos são facilitados com a implantação de programas de qualidade total (PQT).

Deming referiu que os PQT representam uma revolução administrativa, que tem como objetivo tornar a economia mais competitiva, produtiva e lucrativa.[4] Para isso, é necessário eliminar o desperdício (o maior deles é a subutilização das pessoas, fator considerado responsável pela elevação dos custos da fabricação de qualquer produto) e aproveitar as potencialidades do empregado, e não somente adquirir novas máquinas. A nova administração deve ajudar as pessoas a trabalharem de modo mais inteligente, e não a trabalhar mais.

A qualidade total é, hoje, uma exigência básica imposta por todas as empresas estrangeiras quando buscam parcerias com as empresas nacionais. Estas procuram, cada vez mais, a certificação ISO 9000 ou algo similar, ou seja, almejam a qualidade e a implementação de mudanças organizacionais que favoreçam o desenvolvimento da tecnologia e do potencial humano.

---

2 FERNANDES, Francisco; LUFT, Celso Pedro & GUIMARÃES, F. Marques. *Dicionário brasileiro da língua portuguesa*. 30.ed. São Paulo, Globo, 1993.
3 LARANGEIRA, Sonia M. G. "Programa de qualidade total". In: CATTANI, Antonio David (org.). *Trabalho e tecnologia: dicionário crítico*. 2.ed. Petrópolis, Vozes, 1999, p.183-90.
4 Ibidem.

3. Qualidade de Vida

As conceituações sobre a qualidade e sobre a vida surgiram nesse cenário para facilitar o entendimento sobre o que é qualidade de vida. A vida é um "estado de atividade funcional, peculiares aos animais e vegetais; existência; tempo decorrido entre o nascimento e a morte; modo de viver; animação; vitalidade; subsistência; origem; sustentáculo etc.".[5]

Com a união das definições sobre qualidade e vida é possível conceituar a qualidade de vida como a característica, a essência ou a aptidão da existência, do modo de viver peculiar aos animais racionais, pois somente esses buscam melhorar sua maneira de viver.

Contudo, qualidade de vida e saúde são ideias que muitas vezes se confundem. O consenso da literatura da área define saúde com o conceito de boa qualidade de vida. A definição de saúde feita pela Organização Mundial da Saúde (OMS),[6] que também poderia ser uma definição de qualidade de vida, é:

> [...] uma condição de bem-estar que inclui não apenas o bom funcionamento do corpo, mas também o vivenciar uma sensação de bem-estar espiritual (ou psicológico) e social, entendido este último – o bem-estar social – como uma boa qualidade nas relações que o indivíduo mantém com as outras pessoas e com o meio ambiente.

As necessidades do homem foram colocadas em diferentes níveis por Maslow. Em situações normais, só se busca a saciedade de uma necessidade superior quando a anterior for atendida. Por isso, o nível de qualidade de vida ideal está relacionado ao atendimento das necessidades existentes e do projeto de vida de cada indivíduo.

O ser humano somente buscará o afeto, a autoestima e a autorrealização se as necessidades básicas como as carências fisiológicas e de segurança estiverem satisfeitas. O trabalho, na vida do homem, aumenta a sua importância cada vez mais e somente quem tem um emprego é que terá condições de alcançar a hierarquia das necessidades básicas do homem.

---

5 BUENO, Francisco da Silveira. *Dicionário escolar da língua portuguesa*. 11.ed. Rio de Janeiro, Fename,1980.

6 SILVA, Marco Aurélio Dias da & MARCHI, Ricardo de. *Saúde e qualidade de vida no trabalho*. São Paulo, Best Seller, 1997.

4. Qualidade de Vida no Trabalho

Na década de 1950, alguns pesquisadores estudaram um modelo macro para agrupar o trinômio: indivíduo, trabalho e organização. Essa nova técnica foi denominada de qualidade de vida no trabalho (QVT).[7]

A QVT é definida como a qualidade de vida relacionada somente ao trabalho, mas a satisfação no trabalho não pode estar isolada da vida do indivíduo como um todo. Assim, a QVT apresenta uma relação entre a qualidade de vida dentro e fora do trabalho. Por exemplo, os trabalhadores que têm uma vida familiar insatisfatória e que têm no trabalho o meio para obter a satisfação das necessidades estarão mais receptivos e menos exigentes em seus critérios para receber a satisfação.

Existem muitas correlações possíveis entre a satisfação no trabalho e em outras tarefas fora do trabalho, que contribuem para a qualidade de vida. É possível analisar a relação entre a satisfação no trabalho e as tarefas da vida diárias por meio de três situações de comportamento: na primeira, o indivíduo escolhe atitudes e atividades semelhantes dentro e fora do ambiente de trabalho; na segunda, o indivíduo é privado em algo no trabalho ou fora dele, e assume comportamentos opostos em cada local; na última situação, não há uma relação entre os atos executados na esfera profissional ou na vida diária. A situação ideal é a primeira, em que existe uma relação positiva entre as duas atitudes, o que indica uma satisfação no trabalho e na vida.[8] O grau de satisfação no trabalho também está relacionado ao contrato psicológico, que se traduz no conjunto de expectativas entre o indivíduo e a empresa que não está explicitado no contrato de trabalho.[9] Essa expectativa psicológica é fator determinante no processo adaptativo quanto à satisfação do indivíduo na empresa.

Leite[10] analisou o nível de estresse e o grau de satisfação no trabalho em 2.267 trabalhadores de uma empresa de economia mista situada no Paraná, a qual mudou suas regras de forma abrupta e estimulou a demissão voluntária.

---

7   RODRIGUES, Marcus Vinícius Carvalho. *Qualidade de vida no trabalho*. Petrópolis, Vozes, 1994.
8   COURY, Helenice Jane Cote Gil. "Satisfação no trabalho e satisfação na vida: questões teóricas e metodológicas". In: NERI, Anita Liberalesso (org.). *Qualidade de vida e idade madura*. 2.ed. Campinas, Papirus, 1999, p.137-56.
9   RODRIGUES, Avelino L. & GASPARINI, Ana Cristina L. F. "Uma perspectiva psicossocial em psicossomática: via estresse e trabalho". In: MELLO FILHO, Júlio de et al. (orgs.) *Psicossomática hoje*. Porto Alegre, Artes Médicas, 1992, p.93-107.
10 LEITE, Neiva. "Impacto de um plano de incentivo à demissão voluntária sobre a saúde dos trabalhadores". Curitiba, 1995, 50p. Monografia (Especialização em Saúde e Medicina do Trabalhador). Setor de Ciências da Saúde, Universidade Federal do Paraná.

A pesquisadora ressaltou que houve uma quebra do contrato psicológico de trabalho, que alterou de forma negativa a percepção do trabalhador quanto ao clima ocupacional e, consequentemente, a sua satisfação junto à empresa em comparação às percepções do ano anterior.

Qualquer mudança no ambiente de trabalho gera um impacto negativo ou positivo sobre a percepção na qualidade de vida do trabalhador, pois o trabalho ocupa o centro da vida das pessoas. Portanto, ele deve promover a saúde, o equilíbrio físico e psicoemocional, visto que para o trabalhador ter uma boa QVT é necessário ter boas condições de trabalho.

Os trabalhadores devem receber cuidados quanto a seu bem-estar físico e mental. Além disso, o trabalho deve ser encarado não apenas como um meio de subsistência para o homem, mas um meio para que possa expressar sua criatividade, adquirir sua identidade e buscar seu equilíbrio. A partir da premissa de que o trabalho assume grandes proporções na vida do homem atual, Rodrigues[11] destacou três pesquisas importantes, as quais relacionaram a qualidade de vida dentro e fora do mundo do trabalho e serão descritas a seguir.

Vredenburgh e Sheridan[12] verificaram as relações existentes entre os aspectos individuais (pessoais) e de trabalho na qualidade de vida do indivíduo. Os resultados da pesquisa, além de fornecerem subsídios para afirmar que as atitudes gerais das pessoas em relação à vida e ao seu trabalho estão intimamente ligadas, mostraram a importância da satisfação com o trabalho para a satisfação com a vida. Ao fazer a análise desse estudo, é possível afirmar que a QVT é um ponto vital, não só para a realização do homem no trabalho, mas também em toda a sua existência. O estudo de Kahn identificou a família e/ou a vida fora do trabalho como os principais motivos para a qualidade de vida. Para isso, foi realizado um levantamento sobre a qualidade de vida dos indivíduos, o qual apresentava os seguintes resultados em ordem de maior importância: as atividades fora do trabalho; a vida familiar; o padrão de vida (que depende do trabalho) e o trabalho. Apesar de considerar as atividades fora do trabalho e a vida familiar como primeiras opções, 50% da amostra concordou que a maioria dos eventos que acontecem em suas vidas envolve direta ou indiretamente seus empregos.[13]

A qualidade de vida é definida não só pelo que é feito para as pessoas, mas também pelo que elas fazem por si próprias e pelos outros. Há uma rela-

---

11 RODRIGUES, Marcus Vinícius Carvalho, op. cit.
12 VREDENBURGH, Donald J. & SHERIDAN, John E. "Individual and occupational determinants of life satisfaction and alienation". *Human Relations*, v.32, n.12, 1979, p.1023-5.
13 RODRIGUES, Marcus Vinícius Carvalho, op. cit.

ção inseparável entre QVT e a qualidade de vida global. Por isso, fica claro que existe uma angústia do trabalhador quanto à interferência, cada vez maior, do trabalho em seu espaço de vida.

Um outro aspecto a ser investigado é o uso da tecnologia, como o computador, que prolongou a jornada de trabalho de alguns trabalhadores e invadiu o espaço destinado à família, no qual se teria uma união entre a vida no lar e a vida no trabalho. Essa nova tendência nas organizações modernas fez com que o expediente se prolongasse à medida que as consultas à internet perpetuam as tarefas de trabalho mesmo após a mudança do ambiente físico.

A respeito disso, Shamir e Salomon utilizaram a expressão QVT referindo-se "a um bem-estar relacionado ao emprego do indivíduo e a extensão em que sua experiência de trabalho é compensadora, satisfatória e despojada de estresse e outras consequências negativas".[14]

Essa tendência tem crescido consideravelmente em vários países. No Brasil, essa propensão concentra-se principalmente nas indústrias de confecções. O trabalho realizado em casa pode levar ao aperfeiçoamento da QVT somente em certas condições, como: a opção da variação do local de trabalho e as vantagens físicas, que favorecem certos indivíduos que acham difícil ou impossível trabalhar fora de casa.

Se de um lado o trabalho em casa possibilitou um efeito positivo na relação entre o indivíduo e o trabalho, pois minimizou os conflitos existentes no ambiente de trabalho, de outro lado o trabalho voltou a invadir o ambiente familiar e pode ultrapassar a tolerância do trabalhador. Isso porque o limite entre lazer e trabalho fica estreito e quase imperceptível, pois os ambientes de casa e trabalho se misturam. Muitos trabalhadores não conseguem se desligar das tarefas pendentes e continuam no mesmo ritmo de trabalho, e isso diminui o tempo dedicado à família. A busca da qualidade de vida tem mobilizado várias empresas brasileiras com o objetivo de obter não só a qualidade, mas também a produtividade e a competitividade. Na implantação de programas com esses objetivos nas empresas, há necessidade de manter o equilíbrio entre as dimensões tecnológicas, econômicas e sociais.[15]

O próximo capítulo tem por objetivo mostrar a importância do planejamento das aulas de ginástica laboral e sugerir séries de exercícios e atividades a serem realizadas nesses programas.

---

14 Ibidem.
15 FERNANDES, Eda Conte. *Qualidade de vida no trabalho*. Salvador, Casa da Qualidade, 1996.

11

Planejamento das Aulas de Ginástica Laboral

Este capítulo tem por objetivo mostrar a importância de se fazer um planejamento das aulas de ginástica laboral (GL), considerando as diferentes estratégias, os materiais que podem ser utilizados no programa e a importância da variação das séries de exercícios físicos. Todo e qualquer programa de ginástica deve ser planejado a partir dos objetivos principais e específicos a longo, médio e curto prazo, ou seja, um planejamento anual (ou semestral), mensal, semanal ou diário.

As aulas de GL podem ser ministradas para diferentes grupos de trabalhadores, principalmente para aqueles considerados grupos de risco de doenças ocupacionais. Dessa forma, torna-se importante planejar aulas variadas para se alcançar os objetivos dos diversos setores das empresas, evitando a prescrição somente de alongamentos ou de exercícios sem muita variação, o que geralmente acontece nas aulas dos instrutores com menor experiência e nos profissionais não atualizados na área de GL.

A implantação de um programa de ginástica laboral (PGL) deve ser precedida de uma avaliação diagnóstica. Para haver sucesso na avaliação, o profissional deve buscar um referencial teórico e estar atualizado sobre o mundo do trabalho, sobre as tecnologias e as doenças que deseja prevenir ou reabilitar na empresa que implantará a GL.

A partir dessa avaliação inicial, surgem as necessidades do grupo e o(s) principal(is) objetivo(s) do programa, como: prevenir as lombalgias, cervicalgias e tendinites; combater o estresse ocupacional; combater a fadiga central e periférica do trabalhador; prevenir e detectar as doenças ocupacionais (como LER/DORT); promover a sociabilização e a integração do grupo de trabalho e outros.

O planejamento do PGL pode ser dividido em quatro partes:
1) Planejamento geral.
2) Planejamento mensal.
3) Planejamento semanal.
4) Plano de aula.

Para se iniciar o planejamento geral do PGL deve-se ter ideia de qual será a duração do mesmo. Essa duração dependerá: a) do objetivo principal do programa; b) da duração do projeto piloto; c) do número de funcionários da empresa e do número de trabalhadores envolvidos com a GL; d) do tempo combinado no momento da contratação do profissional de GL (ou da equipe de GL) com o empresário.

Os objetivos principal e específicos serão definidos no planejamento geral. Com todos os objetivos levantados, eles serão distribuídos nos planejamentos mensal e semanal.

O texto a seguir é um exemplo de como pode ser escrito um objetivo principal (geral) bem amplo:

> Proporcionar ao trabalhador uma prática de GL segura e eficiente, com duração de 10 a 15 minutos, que visa à prevenção e à reabilitação de doenças ocupacionais. Dessa forma, promove-se maior adaptação às tarefas e condições do ambiente de trabalho por meio de atividades físicas e lúdicas que ampliam os movimentos corporais e as capacidades físicas, mas respeitam suas necessidades e limites, possibilitando um momento de integração, sociabilização, lazer e humanização.

Os objetivos específicos são os passos de como chegar à concretização do objetivo principal e variam de acordo com as necessidades específicas de cada grupo de trabalhadores.

O planejamento geral pode ser de no mínimo 4 meses e no máximo 12 meses, tempo necessário para que a GL possa apresentar resultados positivos para os trabalhadores e um retorno para a empresa. Para se alcançar os objetivos e consequentemente os benefícios e resultados da GL, são necessárias avaliações periódicas (antes, durante e depois) do tempo previsto no planejamento.

Quando a empresa tem mais de 100 funcionários, a GL é implantada por setores, com duração de 4 meses de desenvolvimento do programa para cada pequeno grupo, até chegar o momento em que a GL será implantada em toda a empresa. Já nas empresas com até 100 funcionários, pode-se fazer uma única implementação, com um planejamento que dure de 6 a 12 meses. Atualmente, evita-se ministrar aulas de GL para mais de 20 funcionários. Por isso, o profissional de GL vai até os diferentes locais para ministrar aula específica e planejada para cada setor. Mesmo na área de produção, na qual geralmente há mais trabalhadores, indica-se a aula específica para cada célula de trabalho, sempre evitando ultrapassar 20 alunos por aula.

No planejamento mensal, o objetivo principal e os objetivos específicos encontram-se separados em semanas. Dessa forma, fica mais fácil planejar a aula. As aulas (o plano de aula) podem ser estruturadas em três partes:

> a) Aquecimento: exercícios de alongamento e exercícios de mobilização articular para todo o corpo.
> b) Parte principal: exercícios de fortalecimento (localizados), atividades lúdico-recreativas, exercícios de coordenação, equilíbrio e/ou dinâmicas de grupo.
> c) Volta à calma: alongamento, massagem e/ou relaxamento.

No aquecimento, os exercícios de alongamento estarão presentes sempre enfatizando os segmentos corporais mais utilizados na atividade laboral, mas também é possível prescrever exercícios de mobilização articular que envolvam grandes grupos musculares. Já na parte principal, pode-se executar exercícios de fortalecimento (localizados), atividades lúdico-recreativas, exercícios de coordenação, equilíbrio e/ou dinâmicas de grupo. Finalmente, na volta à calma, deve-se prescrever, inicialmente, alongamento seguido de massagem e/ou relaxamento.

1. Estratégias Utilizadas nas Aulas de Ginástica Laboral

Durante o planejamento das aulas de GL, diferentes estratégias podem ser usadas, por exemplo:

1) Atividades em pequenos grupos	7) Em colunas
2) Atividades em grandes grupos	8) Em fileiras
3) Individualmente	9) Com mímicas
4) Em círculos	10) Parado ou em deslocamento
5) Em duplas	11) Com ou sem materiais
6) Em trios	12) Com ou sem música

A GL, quando planejada com diferentes estratégias, aumenta o grau de satisfação e a adesão de seus participantes. Além de aumentar o campo de informação, ela atua como uma forma educativa para os trabalhadores, que levam os conhecimentos aprendidos no programa sobre saúde e atividade física para o âmbito familiar. Com isso, os trabalhadores começam a mudar o comportamento fora do ambiente de trabalho, por exemplo:

1) A prática regular de exercícios físicos
2) A prática de relaxamento regular
3) A valorização e a prática de atividades recreativas
4) Maior preocupação com a saúde, buscando um estilo de vida ativo e mais saudável
5) Preocupação e expressão das emoções (rir e chorar)
6) Maior autoconhecimento
7) Maior preocupação com a vida social
8) Pensamento mais positivo
9) Melhor administração do tempo
10) Valorização dos sucessos próprios, dos colegas e dos amigos

2. Materiais que Podem Ser Utilizados nas Aulas de Ginástica Laboral

Todos os materiais/equipamentos que são utilizados nas aulas de educação física podem ser usados, com criatividade, nas aulas de GL. Normalmente, estas são realizadas na posição em pé ou sentada. Esporadicamente, elas podem ser realizadas na posição deitada em eventos especiais, como: nas Semanas Internas de Prevenção de Acidentes de Trabalho (SIPAT) ou em outras oportunidades.

Os materiais mais utilizados nas aulas de GL são:

1) Balões (bexigas) de várias cores
2) Bolinhas de borracha ou de tênis
3) Bastões (pequenos e grandes)
4) Extensores (diferentes formas e tamanhos)
5) Colchonetes
6) Aparelho de som
7) CDs e/ou fitas cassetes
8) Bolas coloridas (plásticas e/ou de borracha)
9) Cordas
10) Aquatubo
11) Halteres (diferentes pesos)
12) Caneleiras
13) Arcos
14) Materiais que podem ser criados ou reciclados
15) Cadeiras e outros materiais aproveitados do próprio ambiente de trabalho

Alguns desses materiais podem ser visualizados na Figura 11.1.

Serão apresentadas sugestões de exercícios, muitas vezes em forma de uma série ou progressão pedagógica e na forma de atividades que podem ser incluídas no plano de aula com o objetivo de trabalhar o equilíbrio, a coordenação, a respiração, a força, a agilidade e combater a fadiga muscular e mental do trabalhador.

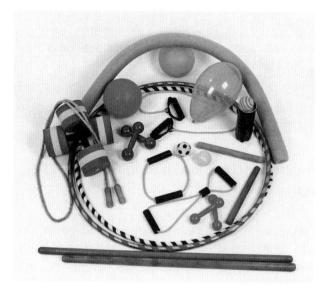

Figura 11.1

3. Exercícios para o Equilíbrio

Objetivo principal: propiciar experiências motoras de equilíbrio de forma progressiva.

1) Em pé, abduzir o quadril direito (articulação coxo-femoral) aproximadamente em 30° a 45°, com joelho estendido. Manter essa posição por 15 segundos sem contato com o solo. Logo após, fazer o mesmo movimento com o membro inferior esquerdo. Se necessário, poderão ser utilizados os membros superiores, com abdução dos ombros, para melhorar o equilíbrio.

2) Fazer o exercício anterior com os olhos fechados.

3) Em pé, flexionar o quadril direito, aproximadamente em 90°, com o joelho estendido. Manter a posição por 15 segundos. Realizar o mesmo exercício com o membro inferior esquerdo.

4) Realizar o exercício anterior com os olhos fechados.

5) Em pé, flexionar o tronco à frente, estender o membro inferior esquerdo para trás e realizar uma abdução dos ombros, como um formato de avião. Manter a posição por 15 segundos. Esse exercício está demonstrado na Figura 4.3 (Capítulo 4).

6) Fazer o exercício anterior com os olhos fechados.

7) Caminhar normalmente, de frente, em cima de uma linha imaginária ou uma corda por toda a extensão da sala. Esse exercício pode ser realizado com ou sem calçados, conforme a Figura 11.2.

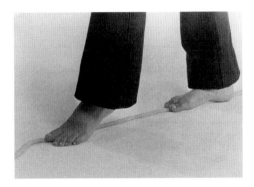

Figura 11.2

8) Realizar o exercício anterior, mas caminhando de costas.

9) Caminhar para frente em cima de uma linha imaginária ou uma corda com passadas do tamanho de um pé, encostando o calcanhar de um pé na ponta dos dedos do outro pé. Podem ser utilizados os membros superiores em abdução de ombro para melhorar o equilíbrio.

10) Repetir o exercício anterior, mas caminhando de costas.

11) Realizar o mesmo exercício da atividade nove, mas com os olhos fechados.

12) Repetir o exercício da atividade dez com os olhos fechados.

4. Exercícios de Coordenação

Objetivo principal: desenvolver a coordenação individual e em grupos de forma progressiva.

1) Segurar a ponta do próprio nariz com dois dedos (polegar e indicador) da mão esquerda, depois, simultaneamente, segurar a orelha esquerda com dois dedos (polegar e indicador) da mão direita. A partir do aviso (comando)

do professor, trocar a posição das mãos e encostar simultaneamente a mão esquerda na orelha direita e a mão direita na ponta do nariz.

2) Como variação do exercício anterior, o professor comanda mais rápido as trocas de posições.

3) Colocar a mão direita aberta em cima do abdome e a mão esquerda aberta em cima da cabeça. A partir do aviso do professor, começar a alisar a cabeça em círculos e a bater no abdome. Esse exercício pode ser visualizado na Figura 11.3.

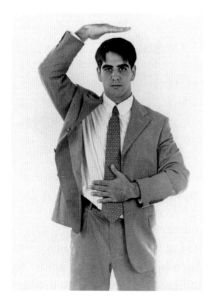

Figura 11.3

4) Variação do exercício anterior, mas o professor pede para trocar a posição e colocar a mão direita em cima da cabeça alisando-a e a mão esquerda batendo no abdome. A partir de um novo aviso do professor, o aluno começará a trocar as posições rapidamente, mas deve manter a batida no abdome e o alisamento em círculos da cabeça.

5) Colocar a mão direita em cima da cabeça e a mão esquerda no abdome. Desenvolver, com a mão direita, um movimento circular sobre a cabeça ao mesmo tempo que realiza um movimento em forma de quadrado com a mão esquerda no abdome.

6) Variação do exercício anterior; o aluno deve trocar rapidamente as mãos ao aviso do instrutor, sempre realizando um quadrado no abdome e um círculo na cabeça.

7) Mesmo exercício anterior, mas modificando os desenhos.

8) Em pé, colocar as duas mãos na região da nuca, ombros em abdução de 180° e os cotovelos flexionados. A partir do aviso do professor, executar uma rotação do tronco para a direita e, ao mesmo tempo, elevar o joelho direito na direção (encostando ou não) do cotovelo esquerdo, e depois voltar à posição inicial. Em seguida, fazer uma rotação do tronco para a esquerda e elevar o joelho esquerdo em direção do cotovelo direito. Repetir 10 vezes para cada lado.

9) Variação: o exercício anterior poderá ser realizado sentado e depois deitado em um colchonete ou em outro local confortável.

10) Colocar as mãos abertas encostadas no tronco e bater no peito e depois no abdome com as mãos como se o corpo fosse um tambor.

11) Repetir o exercício anterior, mas movimentar as pernas e bater os pés no chão no mesmo ritmo das mãos que batem no peito e/ou no abdome.

12) Em pé, abduzir os membros superiores ao mesmo tempo que faz a abdução dos membros inferiores. Em seguida, inverter com adução. O movimento de abduzir e aduzir (abrir e fechar) os membros superiores e inferiores é igual ao movimento de polichinelo.

13) Variação: quando se afasta os braços, une-se as pernas; e vice-versa, igual ao polichinelo ao contrário.

4.1 Exercícios de coordenação com balão

4.1.1 Atividades individuais

1) Segurar um balão em uma das mãos. Trocar o balão de uma mão para outra.

2) Segurar dois balões, um em cada mão. Trocar os balões simultaneamente de uma mão para outra.

3) Segurar dois balões, um na mão direita e outro no pé direito (lado dominante). Movimentar os balões simultaneamente – com a mão jogar o balão para cima e com o pé chutar o balão para cima – para trabalhar a coordenação e o equilíbrio ao mesmo tempo.

4) Variação: colocar e movimentar os balões na mão esquerda e pé esquerdo.

5) Variação: realizar a atividade anterior, mas com um balão na mão direita e outro balão no pé esquerdo. Movimentar os balões simultaneamente com a mão direita e com o pé esquerdo.

6) Variação: segurar os dois balões, um na mão esquerda e outro no pé direito. Movimentar os balões simultaneamente com a mão e com o pé.

7) Três balões, um para cada mão e um para o pé direito. Movimentar os balões simultaneamente com as mãos e com o pé direito. Essa atividade pode ser visualizada na Figura 11.4.

8) Variação: mesma atividade anterior, mas o balão fica no pé esquerdo.

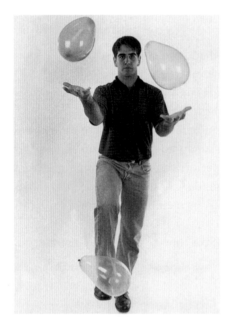

Figura 11.4

Poderão ser criadas outras atividades com balões. Sempre se deve prescrever atividades que a maioria dos trabalhadores consiga realizar com uma certa facilidade em função das roupas utilizadas no ambiente de trabalho e de suas habilidades e coordenação motora.

4.1.2 Atividades em duplas

1) Duas pessoas paradas com um balão, uma de frente para a outra. Elas passam o balão entre si com as mãos, com os pés e/ou utilizando o corpo inteiro.

2) Mesmo exercício anterior, mas as pessoas passam o balão em deslocamento lateral.

3) Variação: mesma atividade anterior, mas as pessoas passam o balão em deslocamento lateral e trocam de posição (lugar).

4) Duas pessoas abraçadas lateralmente passam um balão, com o braço direito da pessoa A por trás do corpo da pessoa B e o braço esquerdo da pes-

soa B por trás do corpo da pessoa A. Como se fosse uma pessoa só, a pessoa A passa o balão com a mão esquerda para a mão direita da pessoa B. A Figura 11.5 exemplifica essa atividade executada em duplas com um balão.

5) Mesmo exercício anterior, mas as pessoas ficam abraçadas lateralmente, de tal forma que a pessoa A passa o balão com a mão direita para a mão esquerda da pessoa B.

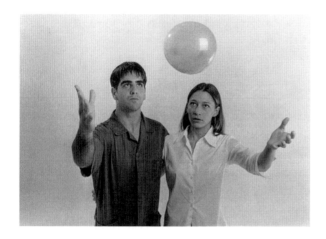

Figura 11.5

6) Duas pessoas paradas, com dois balões, uma de frente para a outra. Elas passam os dois balões entre si, com os pés, com as mãos e/ou utilizam todo o corpo.

7) Mesmo exercício anterior, mas as duas pessoas ficam em deslocamento lateral, com dois balões, uma de frente para a outra, e passam os dois balões entre si.

8) Variação: as duas pessoas ficam em deslocamento lateral, com dois balões, uma de frente para a outra, e passam os dois balões entre si trocando de lugar.

Outras atividades em dupla com balões podem ser criadas a partir das atividades que foram apresentadas com diferentes estratégias: com ou sem música, acompanhando ou não o ritmo da música, batendo palmas etc.

4.1.3 Atividades em trios

1) Duas pessoas em deslocamento (trocando de lugar) passam dois balões entre si e uma terceira pessoa cruza na frente para atrapalhar o deslocamento das duas pessoas.

2) Duas pessoas em deslocamento (trocando de lugar) passam dois balões e uma terceira pessoa cruza na frente para atrapalhar a passagem dos dois balões.

3) Três pessoas abraçadas lateralmente; as pessoas das pontas passam os dois balões e a pessoa do meio, envolvendo com os dois braços as pessoas que estão do seu lado direito e esquerdo, não participa da troca dos balões.

4) Mesmo exercício anterior, mas a pessoa que está no meio participa da passagem dos balões ao se deslocar para as pontas, primeiro para o lado direito e depois para o lado esquerdo.

4.2 Exercícios de coordenação com malabares

1) As mesmas atividades realizadas com os balões podem ser realizadas individualmente, em duplas e em trios, com bolas de malabares.

2) As atividades com malabares podem ser trabalhadas com uma, duas ou três bolas. Deve-se atentar para o tempo da queda da bola de malabares, o que torna a atividade mais difícil inicialmente.

3) Pode-se acrescentar um balão entre as bolas ou um véu, para ocorrer a passagem de materiais com diferentes tamanhos e pesos, o que aumenta a exigência de adaptação para o domínio motor da pessoa que está realizando a atividade.

4.3 Exercícios de agilidade e coordenação oculomanual

Objetivo principal: desenvolver o tempo de reação e lateralidade.

Materiais: uma bolinha de pingue-pongue ou bola de meia, de tênis ou de borracha, e uma lata vazia onde caibam as bolas (por exemplo, lata de bolinha de tênis vazia).

4.3.1 Atividades individuais

1) Uma pessoa segura uma bolinha e tenta arremessá-la em uma lata vazia que está a sua frente, em cima de uma mesa a uma certa distância.

2) Uma pessoa, com quatro bolas na mão, fica entre duas latas dispostas em mesas diferentes. De frente para uma das latas, ela arremessa a primeira bola e gira 180° rapidamente, para arremessar a segunda bola de frente para a outra lata e assim sucessivamente até terminarem as bolas. Na Figura 11.6 pode-se visualizar a atividade a ser executada.

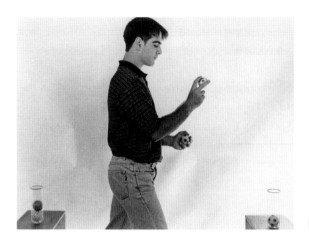

Figura 11.6

3) Mesmo exercício anterior, mas a pessoa ficará de costas para arremessar a primeira bola dentro da lata e em seguida girará 180°, rapidamente, para arremessar a segunda bola de costas em direção da outra lata, até terminarem as bolinhas.

4) Mesma atividade anterior, mas o instrutor determinará o lado para o qual o indivíduo vai girar, se para a esquerda ou direita.

5) Variação: antes de arremessar a bolinha, a pessoa flexiona os joelhos e encosta uma das mãos no chão. Importante: sempre tentar fazer os movimentos com velocidade.

6) Para aumentar ou diminuir o grau de dificuldade, pode-se utilizar diferentes bolas, com diferentes pesos e tamanhos.

4.3.2   Atividades em duplas

1) Duas pessoas, uma de frente para a outra. Uma segura uma lata vazia e a outra, a uma certa distância, tenta arremessar a bolinha de pingue-pongue dentro da lata, ora com a mão direita, ora com a mão esquerda. Importante: quem segura a lata tenta ajudar para que o arremesso tenha sucesso.

2) Mesmo exercício anterior, mas quem era o arremessador passa a segurar a lata e quem segurava a lata passa a ser o arremessador.

3) Mesmo exercício anterior, mas o arremessador fica de costas para a lata e tenta arremessar a bolinha para dentro da lata vazia. Depois de certo número de tentativas determinado pelo professor, troca-se a posição das pessoas.

4) Brincadeira aqui denominada *pedra, papel, tesoura* – pedra (mão fechada), papel (palma da mão aberta) e tesoura (indicador e dedo médio afastados em formato de tesoura). A pedra ataca a tesoura, o papel ataca a

pedra e a tesoura ataca o papel. As pessoas ficam dispostas uma de frente para a outra, com uma das mãos nas costas formando várias duplas; ao aviso do professor, as pessoas colocam uma das três opções com a mão. Importante: essa atividade normalmente é denominada *joquempô*. As representações das mãos estão dispostas na Figura 11.7.

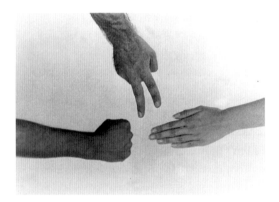

Figura 11.7

5) Mesma atividade anterior, mas o professor provoca mudanças e/ou inclusão de novas regras no jogo, ao contrário do que se está acostumado normalmente. Por exemplo, depois de haver um vencedor e um perdedor da brincadeira *pedra, papel, tesoura*, o vencedor ataca rapidamente e tenta encostar a sua mão direita ou esquerda no ombro do perdedor, que tenta fugir.

6) Variação da atividade anterior: o perdedor da brincadeira *pedra, papel, tesoura* tenta encostar a sua mão no ombro direito ou esquerdo do vencedor, que tenta fugir.

7) Duas pessoas com uma bolinha de pingue-pongue. Uma pessoa fica de costas para o companheiro. A outra pessoa larga a bola de pingue-pongue no chão no lado direito, no centro ou na esquerda das costas desse indivíduo. Ao som da bola, ele deve girar o corpo rapidamente, para o lado de onde ele percebe que vem o som.

8) Mesmo exercício anterior, mas a pessoa de costas, quando ouve a bolinha quicar à esquerda ou à direita, tenta pegá-la rapidamente antes do segundo quicar. Em seguida, troca-se os indivíduos.

5. Exercícios de Alongamento

Quando se fala em GL, logo as pessoas fazem associações com o alongamento. Na verdade, o alongamento pode fazer parte do aquecimento e da volta à calma de uma aula de GL. Pode-se dizer que o alongamento é um dos principais exercícios da GL, mas não pode ser o único. Ele deve ser integrado na aula da GL de acordo com o objetivo, e o instrutor deve variá-lo.

A seguir serão descritos exercícios de alongamento e de mobilização. Nessa parte consta também a sequência elaborada pela autora Neiva Leite, planejada em 1995 para a produção de um vídeo e de um fôlder do Banco do Brasil, que visava à prevenção de LER/DORT em seus funcionários.

1) Em pé ou sentado, manter a região cervical flexionada durante 20 segundos, com ou sem auxílio das mãos.

2) Repetir a posição inicial anterior, mas rotacionar a região cervical para a esquerda, tentar encostar o queixo no ombro esquerdo e manter a posição de rotação máxima durante 20 segundos. Inverter o movimento, realizar a rotação para a direita e manter a posição durante 20 segundos.

3) Em pé ou sentado, executar uma flexão lateral direita da região cervical e permanecer na posição máxima por 20 segundos. Fazer o mesmo movimento para a esquerda e manter a posição por 20 segundos. O exercício está exemplificado na Figura 11.8 e pode ser executado com ou sem o auxílio das mãos. É importante a permanência do executante na posição de alongamento máximo.

4) Em pé ou sentado, fazer uma circundução completa da região cervical, que inicialmente fica flexionada à frente e o queixo encosta no tórax. A circundução inicia pelo lado esquerdo, evita a hiperextensão exagerada da região cervical, finaliza o movimento no lado direito e, em seguida, o queixo

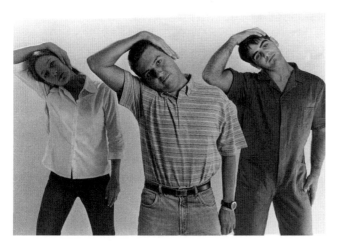

Figura 11.8

chega no tórax novamente. O movimento de retorno inicia pelo lado direito. Este exercício poderá ser repetido duas vezes para cada lado e, nele, o instrutor deve tomar cuidado com os trabalhadores que apresentam alterações vertebrais e nos discos intervertebrais na região cervical, problemas de labirinto e vasculares cerebrais (diminuição do fluxo sanguíneo nas artérias basilares cerebrais com o movimento de hiperextensão da região cervical – insuficiência vertebrobasilar).

5) Em pé ou sentado, iniciar o movimento com a elevação e depressão do ombro esquerdo. Em seguida, executar com o lado direito. Repetir 10 vezes de cada lado. Esses movimentos dinâmicos da musculatura do ombro são fundamentais para o bom desempenho da região, que é requisitada diariamente na função muscular estática. A Figura 11.9 representa a elevação de um ombro e a depressão do outro.

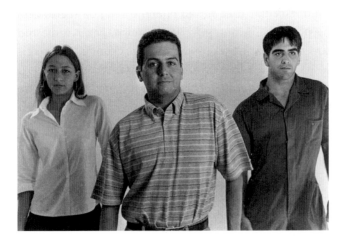

Figura 11.9

6) Em pé ou sentado, fazer o movimento com a projeção simultânea dos ombros para frente, no plano sagital e depois para trás. Essa mobilização está representada na Figura 11.10. Repetir o exercício 10 vezes.

7) Em pé ou sentado, realizar a circundução dos ombros para trás 10 vezes e depois 10 vezes para frente.

8) Em pé ou sentado, fazer uma flexão horizontal do ombro, cruzar e alongar o braço esquerdo na altura do tórax com o cotovelo estendido. Em seguida, tracionar o cotovelo do mesmo braço com a mão direita. Manter a posição desse exercício durante 20 segundos. Repetir o exercício com o braço direito. A demonstração desse exercício está na Figura 11.11.

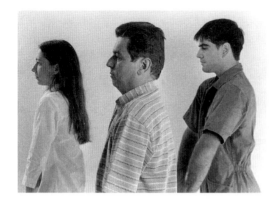

Figura 11.10

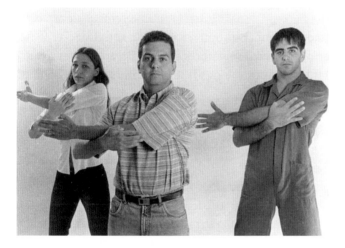

Figura 11.11

9) Em pé ou sentado, abduzir o ombro direito a 180°, flexionar o cotovelo e colocar a palma da mão direita aberta nas costas. Com o auxílio da outra mão, tracionar o cotovelo em direção à linha média do corpo. Manter o exercício na posição alongada máxima por 20 segundos. Repetir o mesmo movimento com o membro superior esquerdo. Esse exercício está representado na Figura 11.12.

10) Em pé ou sentado, posição inicial do membro superior direito igual ao exercício anterior. Iniciar o alongamento com uma rotação interna do membro superior esquerdo e fazer uma flexão do cotovelo para encostar a mão esquerda na mão direita na altura da região dorsal (posterior). Se isso não for possível, pode-se utilizar uma toalha, pedaço de pano ou vestuário (casaco) para facilitar a união das duas mãos, ou, ainda, o professor tenta encostar uma mão na outra para auxiliar aquelas pessoas que não conseguiram realizar o exercício.

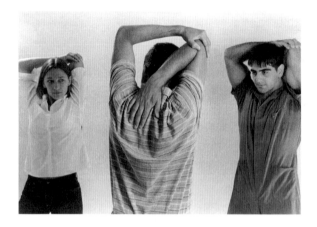

Figura 11.12

11) Em pé ou sentado, flexionar os ombros a 180° e entrelaçar os dedos das mãos. Movimentar os membros superiores em direção ao teto (espreguiçar-se ao máximo). Manter a posição alongada máxima durante 20 segundos. Repetir o exercício 3 vezes.

12) Em pé ou sentado, exercício semelhante ao anterior, flexionar o ombro a 90° e entrelaçar os dedos das mãos. Movimentar os membros superiores em direção à frente (espreguiçar-se ao máximo). Manter a posição alongada máxima durante 20 segundos. Repetir o exercício 3 vezes.

13) Em pé ou sentado, exercício semelhante ao anterior, fazer uma hiperextensão do ombro e entrelaçar os dedos das mãos atrás do corpo. Movimentar os membros superiores para trás (espreguiçar-se ao máximo). Manter a posição alongada máxima durante 20 segundos. Repetir o exercício 3 vezes. Essa atividade está representada na Figura 11.13.

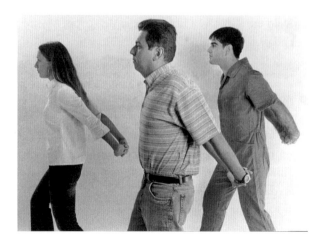

Figura 11.13

14) Em pé ou sentado, colocar as duas mãos na nuca, forçar os dois cotovelos para trás e alongar a região peitoral. Manter a posição por 20 segundos e repeti-la 3 vezes.

15) Sentado, colocar a mão direita na nuca. O membro superior esquerdo ficará com o cotovelo flexionado e o antebraço apoiado sobre a coxa esquerda. Executar uma flexão lateral do tronco para a esquerda. O peso do tórax do aluno fica apoiado pelo membro superior esquerdo. Dessa forma, alonga-se a região lateral direita ao permanecer na posição alongada máxima durante 20 segundos. Depois de realizar o alongamento, flexionar lateralmente o tronco para a direita, alongando o outro lado.

16) Sentado, flexionar o tronco à frente, encostar o queixo no tórax, flexionar os cotovelos e apoiar os antebraços sobre a coxa. Manter a posição durante 20 segundos e realizar 3 repetições. Esse exercício alonga a região lombar, pois a flexão de tronco é sustentada pelo apoio dos cotovelos na região anterior da coxa, e o alongamento pode ser intensificado por meio da contração da musculatura abdominal (Figura 11.14).

17) Em pé ou sentado, flexão do ombro direito a 90° e o cotovelo estendido. Realizar uma hiperextensão do punho direito próximo a 90°. Os cinco dedos da mão direita serão tracionados pela mão esquerda para uma hiperextensão máxima. Manter a posição alongada máxima durante 20 segundos. Realizar o mesmo exercício com a mão esquerda. Repeti-lo 3 vezes.

18) Mesma posição inicial. Realizar uma flexão do punho direito próximo a 90°. Os cinco dedos serão tracionados para uma flexão máxima pela mão esquerda. Manter a posição durante 20 segundos. Realizar o mesmo exercício com a mão esquerda. Repetir o movimento 3 vezes.

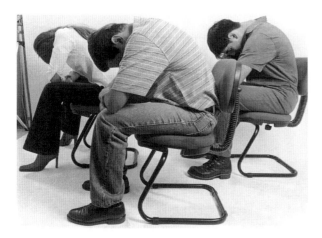

Figura 11.14

19) Em pé ou sentado, flexionar os cotovelos na altura da região torácica. Unir as mãos com os dedos entrelaçados e flexionados. Girar os punhos para o lado direito e manter a posição durante 20 segundos. Em seguida, fazer o mesmo movimento para o lado esquerdo. Manter a posição durante 20 segundos. Repetir o exercício 2 vezes. Essa posição está demonstrada na Figura 11.15.

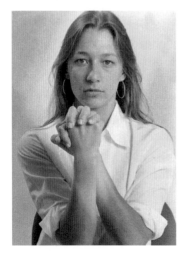

Figura 11.15

20) Em pé ou sentado, ombros e cotovelos flexionados a 90°. Unir as mãos com os dedos estendidos (posição de reza) na altura do tórax. Abduzir os punhos (ponta dos dedos na direção torácica). Manter a posição durante 20 segundos. Depois, aduzir o punho (pontas dos dedos para frente). Manter a posição durante 20 segundos. Repetir o exercício 3 vezes. Essa posição está representada na Figura 11.16.

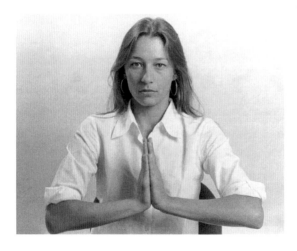

Figura 11.16

21) Em pé ou sentado, ombros e cotovelos flexionados a 90°. Unir as mãos com os dedos estendidos (posição de reza) na altura do tórax. Flexionar a mão direita empurrando a mão esquerda para uma hiperextensão (pontas dos dedos para o lado esquerdo). Manter a posição durante 20 segundos. Repetir o exercício 3 vezes. Realizar o mesmo movimento para o lado direito. Repetir o exercício 3 vezes.

22) Em pé ou sentado, ombros e cotovelos flexionados a 90°. Unir as mãos com os dedos estendidos (posição de reza) na altura do tórax e levemente afastados entre si. Pressionar as pontas dos dedos umas contra as outras e realizar um exercício de força para a musculatura intrínseca das mãos. Repetir o movimento 10 vezes. Esse exercício está demonstrado na Figura 11.17.

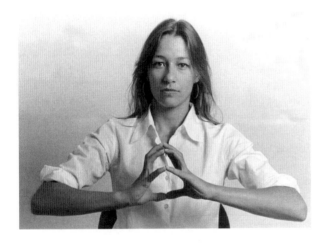

Figura 11.17

23) Em pé, membro inferior direito semiflexionado e apoiado à frente e o membro inferior esquerdo em hiperextensão de quadril com joelho estendido. O alongamento das musculaturas da região posterior da perna (músculos gastrocnêmios) pode ser obtido com a posição demonstrada na Figura 11.18. Manter a posição alongada máxima por 20 segundos. Em seguida, trocar o lado a ser alongado.

24) O mesmo exercício anterior realizado em duplas, representado pela Figura 11.19. Esse exercício visa, além do alongamento das musculaturas dos membros inferiores, à integração entre os participantes. Manter a posição alongada máxima por 20 segundos. Em seguida, trocar o lado a ser alongado.

25) Em pé, com o membro inferior direito semiflexionado e apoiado à frente, o membro inferior esquerdo em hiperextensão de quadril com joelho levemente flexionado e planta do pé totalmente apoiada no solo. Esse

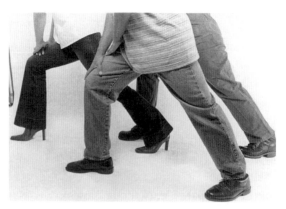

Figura 11.18 – *Execução:* O indivíduo em pé, com as duas mãos apoiadas no membro inferior direito flexionado à frente. Alongamento do gastrocnêmio (musculatura posterior da perna) do membro inferior esquerdo que está estendido atrás.

alongamento é para a região posterior da perna (músculo sóleo). Manter a posição alongada máxima por 20 segundos. Em seguida, trocar o lado a ser alongado.

26) O exercício que alonga as musculaturas posteriores da coxa (grupo muscular isquiotibial) pode ser realizado com a utilização de uma cadeira do ambiente de trabalho para apoiar o tornozelo. Manter a posição alongada máxima por 20 segundos. Em seguida, trocar o lado a ser alongado. Na Figura 11.20, os indivíduos alongam o membro inferior direito.

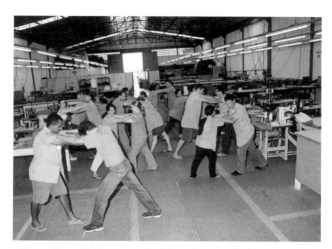

Figura 11.19 – *Execução*: Indivíduos em pé, dois a dois, um de frente para o outro. As mãos apoiadas nos ombros do colega, membro inferior direito estendido atrás e membro inferior esquerdo flexionado à frente.

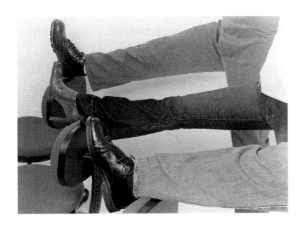

Figura 11.20

6. Exercícios Respiratórios (Ginástica Respiratória)

Objetivo principal: promover a educação e a reeducação respiratória.

6.1 Atividades realizadas na posição em pé

Principais instruções referentes aos exercícios respiratórios:

- Antes de iniciar os exercícios respiratórios, serão ministrados exercícios de alongamento na coluna cervical e nos membros superiores, visto que são regiões que acumulam muitas tensões, principalmente na cervical e nos ombros. Executar os movimentos lentamente até o alongamento máximo e permanecer por 20 segundos nessa posição.

Quanto à execução dos exercícios respiratórios recomenda-se:

a) A respiração (inspiração e expiração) deve ser executada lentamente.

b) Durante a inspiração pelo nariz, deve-se levar o ar para o abdome, enchê-lo e esvaziá-lo durante a expiração pela boca.

c) Durante os movimentos respiratórios deve-se realizar movimentos de abertura do corpo (por exemplo: abdução dos ombros com cotovelos semiflexionados), inspirar pelo nariz e fazer movimentos de fechamento (adução dos ombros) na expiração pela boca.

d) Conforme a disponibilidade de tempo, os exercícios respiratórios devem ser repetidos de 5 a 10 vezes.

6.1.1 Exercícios respiratórios

1) **Ombros** – Inspirar pelo nariz e ao mesmo tempo realizar a elevação do ombro. Em seguida, expirar pelo nariz com a depressão do ombro.

2) **Rotação dos ombros** – Inspirar pelo nariz e realizar a rotação externa do ombro. Retornar fazendo a expiração com a rotação interna.

3) **Abdução e adução dos ombros** – Inspirar pelo nariz e ao mesmo tempo realizar a abdução do ombro. Em seguida, expirar pelo nariz com a adução do ombro.

4) **Bastão** – Segurar o bastão com as duas mãos na posição anatômica. Expirar o ar ao mesmo tempo em que realiza a flexão dos cotovelos. Inspirar realizando a extensão dos cotovelos.

5) **Bastão** – Segurar o bastão com as duas mãos na posição anatômica. Inspirar o ar flexionando o ombro até 180° e em seguida expirar o ar estendendo o ombro.

6) **Bastão** – Segurar o bastão com as duas mãos na altura do ombro. Inspirar o ar realizando simultaneamente a abdução do ombro a 180° e a extensão do cotovelo. Em seguida, realizar expiração do ar com a adução do ombro e a flexão do cotovelo.

7) **Abraço** – Inspirar executando uma extensão horizontal bilateral do ombro (abrir os braços simultaneamente). Em seguida, expirar o ar associado a uma flexão horizontal bilateral do ombro (abraçar o próprio corpo).

8) **Cruzar os braços** – Membros superiores cruzados anteriormente, cotovelos flexionados, com a mão direita apoiada no ombro esquerdo e a mão esquerda no ombro direito. As mãos servem como uma sobrecarga respiratória. Inspirar e expirar o ar para o abdome.

9) **Cruzar os braços** – Membros superiores cruzados anteriormente, cotovelos flexionados, mãos abraçando as últimas costelas basais. As mãos servem como uma sobrecarga respiratória. Inspirar e expirar o ar para o abdome.

10) **Cruzar os braços** – Membros superiores cruzados anteriormente, cotovelos flexionados, mãos abraçando o abdome. As mãos servem como uma sobrecarga respiratória. Inspirar e expirar o ar para o abdome.

11) **Suspiro de alívio** – Inspirar o ar pelo nariz e realizar uma expiração prolongada pela boca, como um suspiro.

12) **Pneu furado** – Inspirar o ar pelo nariz e expirar pela boca imitando um pneu furado (freio labial).

13) **Respiração diafragmática** – Em pé, o aluno coloca as duas mãos no abdome. Os pés ficarão afastados na largura dos ombros e joelhos flexionados. Inspirar pelo nariz, levar o ar para a região abdominal, realizando a respiração diafragmática. Em seguida, realizar a expiração pela boca e o esvaziamento de ar do abdome. Repetir o exercício 10 vezes. Essa atividade respiratória é demonstrada na Figura 11.21.

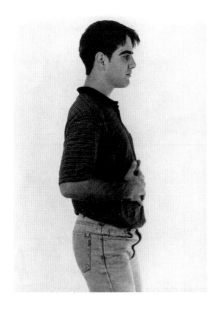

Figura 11.21

6.2 Atividades realizadas na posição sentada

Todos os exercícios respiratórios descritos anteriormente podem ser realizados na posição sentada, além de outros exercícios que podem ser criados. Os mesmos cuidados e recomendações devem ser seguidos, como ressaltar a coordenação da inspiração do ar pelo nariz em direção ao abdome (com abdução dos ombros e cotovelos flexionados) e expiração do ar pela boca (realizar adução dos ombros).

- **Exemplo** – Sentado em um banco ou uma cadeira, o aluno coloca as duas mãos no abdome, faz a inspiração pelo nariz e leva o ar para a região abdominal, ao mesmo tempo que executa a abdução dos ombros (abertura) com cotovelos flexionados. Em seguida expira o ar pela boca, realizando a adução dos ombros. Repetir o exercício 10 vezes. Essa atividade respiratória está demonstrada na Figura 11.22.

6.3 Atividades realizadas na posição deitada em decúbito dorsal

Normalmente, as aulas de ginástica no trabalho são realizadas na posição sentada ou em pé, mas nada impede que, em alguma condição especial ou quando algum aluno necessitar de atendimento individualizado, possam ser

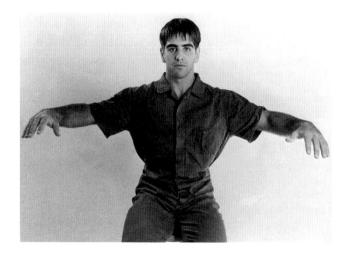

Figura 11.22

utilizados exercícios respiratórios, de relaxamento ou qualquer outro exercício na posição deitada.

A execução dos exercícios respiratórios inicia com o indivíduo na posição deitada, em decúbito dorsal, com flexão dos joelhos, apoio dos pés no solo para melhor posicionamento e proteção da região lombar. O monitor deve pedir para que as pessoas fiquem com todos os segmentos corporais bem relaxados.

1) **Respiração diafragmática** – Em decúbito dorsal, as duas mãos são colocadas em cima do abdome. Inspirar pelo nariz e expirar pela boca. Na expiração, o ar será levado até o diafragma (abdominal). Repetir o exercício 10 vezes. No momento da expiração, fazer leve pressão no abdome para facilitar a expiração.

2) **Respiração costal superior** – Colocar a mão direita na região peitoral esquerda. Realizar a inspiração e a expiração, conduzindo o ar até o ápice pulmonar (apical). Depois, trocar o lado, colocando a mão esquerda na região peitoral direita. Repetir o exercício 5 vezes.

3) **Respiração costal lateromedial** – Colocar a mão direita na região torácica medial esquerda. Inspirar e expirar conduzindo o ar até a região central (costal superior). Repetir 5 vezes. Depois, trocar o lado.

4) **Respiração costal inferior** – Colocar a mão direita na região torácica basal esquerda. Exercer leve pressão nas costelas com a mão. Realizar inspiração e expiração e conduzir o ar até a região inferior (costal inferior). Depois, trocar de lado e repetir o exercício 5 vezes.

5) **Respiração costal e diafragmática (completa)** – Em decúbito dorsal, com a mão esquerda na região peitoral direita e a mão direita no abdome. Realizar a inspiração conduzindo o ar até o ápice pulmonar (apical) e depois para o abdome. No momento da expiração, fazer leve pressão na região torácica e no abdome para facilitar a saída do ar. Esse exercício está representado na Figura 11.23.

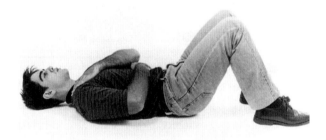

Figura 11.23

7. Série de Exercícios de Criatividade

Objetivo principal: propiciar atividades e brincadeiras que estimulem a criatividade dos trabalhadores.

1) **Massagem** – Pedir para os trabalhadores realizarem uma massagem no próprio corpo. Devem utilizar as palmas das mãos, abertas ou em formato de concha, alternadamente, para massagear o rosto, pescoço, tórax, enfim, toda a parte anterior do corpo até chegar nos pés. Em seguida, retornar pela parte posterior do corpo, da panturrilha até a cabeça – começar devagar e depois acelerar o contato das mãos no corpo (maior velocidade).

Além de ser executada de forma individual, a massagem pode ser realizada em duplas ou em grupo, com os participantes formando filas. Pode-se variar a posição das mãos, utilizando sua região lateral no momento do contato com o corpo, como se fosse um golpe de caratê.

2) **Percussão corporal** – Mesmo exercício anterior, mas desta vez atingindo outras partes, como o peito, abdome, próximo da boca etc., tentando tirar som do corpo. A Figura 11.24 ilustra um exercício de percussão corporal. Os trabalhadores podem ser incentivados a provocar bastante ruído durante o contato das mãos com o corpo.

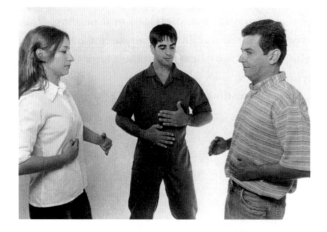

Figura 11.24

3) **Exercícios faciais** – Os exercícios faciais podem ser realizados por meio de caretas que exercitem os músculos do rosto. Elevação das sobrancelhas, abrir e manter a boca aberta ou abri-la e fechá-la repetidamente. Com a boca fechada fazer movimentos circulares com os lábios para o lado direito e para o esquerdo.

A face pode ser alvo de massagens com as mãos, visando ao relaxamento e à retirada das tensões faciais, como está demonstrado na Figura 11.25.

4) **Expressão dos sentimentos** – O instrutor poderá solicitar que os praticantes de GL expressem, durante as sessões, modificações faciais por meio dos sentimentos de alegria, tristeza, raiva, medo, entre outros.

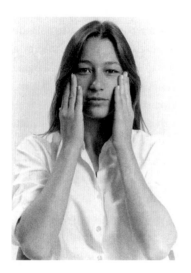

Figura 11.25

5) **Coelho sai da toca** – São necessários grupos de três pessoas. Duas pessoas ficam de frente uma para a outra, de mãos dadas formando uma toca ou uma casa. A terceira pessoa fica no meio da toca e é denominada "coelho". Quando o instrutor de GL comandar "coelho sai da toca", todos os coelhos saem de suas casas e entram bem rápido em outra. Quando o número de pessoas for múltiplo de três, não sobram participantes, havendo somente a troca.

6) **Variação de coelho sai da toca** – Trabalhar com grupos múltiplos de três pessoas mais uma. Dessa forma, sempre sobrará uma pessoa, e os participantes deverão agir com mais atenção, velocidade e criatividade para não sobrar.

7) **Toca sai do coelho** – O comando do instrutor é direcionado para as pessoas que compõem a toca, ou seja: "toca sai do coelho" ou "toca procura outro coelho". As duplas que formam as tocas saem para pegar outro coelho o mais rápido possível. Quando o total dos participantes for múltiplo de três, há somente a troca das tocas.

8) **Variação de toca sai do coelho** – Para aumentar a motivação e a atenção dos participantes, o instrutor de GL tirará um coelho da brincadeira e, com isso, sempre sobrará uma toca.

9) **Variação do coelho sai da toca e toca sai do coelho** – Nessa variação não é necessário dar os comandos "coelho sai da toca" ou a "toca sai do coelho". O instrutor dá números aos participantes, sendo os coelhos 1 e os participantes que compõem a toca, 2 ou 3. Quando o instrutor disser "número 1", somente os coelhos trocam de toca. Quando for anunciado o número 2, somente um dos participantes que compõem a toca troca de lugar e assim consecutivamente.

Como demonstrado neste capítulo, os exercícios a serem aplicados nas aulas de GL apresentam uma grande diversidade, que pode ser aproveitada para criar atividades mais atrativas e motivadoras. As escolhas dos exercícios dependerão das necessidades da população-alvo e dos objetivos gerais e específicos a serem alcançados nos planejamentos geral, mensal, semanal e plano de aula.

A seguir, tem-se um exemplo de plano de aula. Contudo, durante o planejamento semanal, os planos de aula deverão ser modificados, embora alguns exercícios da aula anterior devam permanecer.

8. Exemplo de Plano de Aula de Ginástica Laboral

Duração da aula: Dez minutos.

Objetivo da aula: Compensar os grupos musculares mais exigidos durante a execução das tarefas, bem como desenvolver a confiança entre os colegas de trabalho.

Materiais: Uma bolinha de borracha macia para cada trabalhador.

A) Aquecimento

1) **Mobilização do pescoço** – Flexionar a cabeça lateralmente, sem parar, ora para esquerda, ora para direita (10 repetições).

2) **Mobilização do pescoço** – Fazer a rotação da cabeça para a direita e depois para a esquerda, sem parar (10 repetições).

3) **Alongamento dos braços** – Flexionar o ombro em 180°, com os dedos das mãos entrelaçados e os cotovelos estendidos (15 segundos).

4) **Alongamento dos braços** – Cruzar o braço direito na altura do peito e puxá-lo com a mão esquerda pelo cotovelo (15 segundos). Repetir o exercício cruzando o braço esquerdo.

5) **Alongamento dos braços** – Colocar a mão esquerda na nuca, flexionar o cotovelo e puxá-lo com a mão direita (15 segundos). Repetir o exercício com a mão direita na nuca (15 segundos).

6) **Alongamento da região cervical** – Elevar os braços para frente (flexão de ombro em 90°), com os cotovelos estendidos, os dedos das mãos entrelaçados e a cabeça flexionada à frente (15 segundos).

7) **Alongamento da região peitoral** – Estender os dois braços para trás com duas mãos unidas (15 segundos).

B) Parte localizada e exercícios alternativos

8) **Fortalecimento da panturrilha** – Individualmente, com os dois pés unidos, ficar na ponta dos pés e voltar a ficar com a planta de todo o pé no chão (10 repetições).

9) **Fortalecimento da musculatura anterior das pernas** – Individualmente, com os dois pés unidos, elevar as pontas dos pés e voltar a ficar com toda a planta do pé no solo (10 repetições).

10) **Fortalecimento dos dedos** – Apertar a bolinha com a ponta dos dedos.

11) **Trabalho de confiança e força** – "João bobo" – três a três – Dois colegas seguram o terceiro colega que fica no meio parado, com os olhos fechados.

12) **Equilíbrio** – Ficar parado, flexionar o joelho direito à frente, com os braços afastados lateralmente, por 15 segundos, sem encostar no chão. Fazer o mesmo com a perna esquerda.

C) Volta à calma

13) **Alongamento da panturrilha (dois a dois)** – De frente para o colega, encostar cada mão em cada ombro dele. A perna direita fica na frente flexionada e a perna esquerda fica atrás, estendida (alongando). Manter a posição (15 segundos) e em seguida trocar a posição das pernas.

14) **Alongamento da coxa (dois a dois)** – Um colega fica de lado para o outro, segurando-o no ombro. Cada um puxa a ponta do pé direito para trás, para flexionar o joelho e alongar a coxa direita (manter essa posição por 15 segundos). Depois, trocar e puxar a perna esquerda.

15) **Alongamento dos dedos** – Braço direito estendido à frente e punho flexionado. Puxar os cinco dedos com a mão esquerda (15 segundos). Repetir o mesmo exercício com a mão esquerda.

16) **Massagear todo o corpo com a bolinha.**

Vale ressaltar que quanto menor for o tempo disponível às atividades de ginástica laboral, maior deverá ser a preocupação com o tempo dispendido para um bom planejamento. Isso porque os planejamentos inadequados, os planos de aula repetitivos ou a inexistência dos mesmos não alcançarão os resultados esperados e acarretarão em desmotivação dos trabalhadores na participação das aulas de ginástica laboral.

No próximo capítulo são apresentadas as considerações finais, as quais tentam abranger todos os aspectos abordados neste livro.

12

Considerações Finais

A abordagem da ginástica laboral (GL) realizada neste livro fundamenta-se no conhecimento teórico sobre os temas envolvidos na GL e na saúde ocupacional, em conexão com as nossas experiências práticas como profissionais e pesquisadores da área da saúde ocupacional, e como professores universitários, professores de educação física, instrutores e coordenadores de programas de ginástica laboral (PGL).

Após vários anos de experiência na área, é possível afirmar que existem algumas etapas a serem vencidas para implantar um PGL. A **primeira etapa** é o conhecimento e o poder de convencimento que o profissional de GL terá para demonstrar para os diretores, empresários e/ou chefia da empresa para convencê-los da importância de investir no capital humano, pois só assim se conseguirá maior produtividade.

Além disso, a maioria das empresas ainda não possui um PGL por desconhecimento, por valorizar mais a tecnologia do que o ser humano e/ou por não achar importante investir na qualidade de vida dos trabalhadores.

Sempre que realiza um investimento, a empresa deseja conhecer as perspectivas de retorno. Cabe ao profissional de GL ressaltar que os resultados mais significativos para as empresas são atingidos a longo prazo, e que a curto prazo os resultados são diretos para os trabalhadores participantes do programa.

Existem empresas que contratam temporariamente um funcionário e aumentam as exigências e as tarefas para ocorrer a maior produtividade. Antes que adquira alguma doença ocupacional, o trabalhador é despedido. Essa forma de agir de alguns empresários é o contrário do que este livro propõe, porque acreditamos que as boas condições de trabalho, a implantação de programas de qualidade de vida e de GL poderão prevenir ou reabilitar possíveis doenças ocupacionais que estejam relacionadas a essa maior produtividade.

Uma **segunda etapa** para a implementação desse programa nas empresas é a **associação da GL** com os **setores de recursos humanos (RH), medicina ocupacional e segurança do trabalho** (Serviço Especializado em Segurança e Medicina do Trabalho – SESMT), sendo aplicada em conjunto com os outros programas de promoção de saúde e qualidade de vida desenvolvidos pela empresa.

A massagem corporal, o relaxamento, a academia de ginástica, musculação e dança oferecidos pelas empresas e voltados somente aos trabalhadores são considerados programas de qualidade de vida e/ou programas de promoção de saúde realizados no ambiente do trabalho.

Os resultados desses programas associados à GL voltados somente aos trabalhadores devem ser divulgados dentro da empresa, na mídia e pelo próprio profissional através de trabalhos científicos em congressos e outros eventos da área de educação física e saúde.

O profissional responsável pela GL verificará se existem outros programas de qualidade de vida e promoção de saúde, além da GL, pois a associação de intervenções junto aos trabalhadores certamente dará consistência aos benefícios alcançados pelos trabalhadores e pela empresa.

A **terceira etapa** da implantação é o **planejamento** das atividades físicas, tão preconizadas nos PGL, em forma de plano de aula, de planejamento mensal, semestral e anual. Planejar é a melhor forma de objetivar e ampliar os benefícios. Dessa forma, haverá a maior aceitação do programa de GL pela empresa e consequentemente a maior adesão dos trabalhadores e empresários.

Em nossa experiência, observou-se que o planejamento das atividades é a melhor forma de alcançar os benefícios compatíveis às duas classes trabalhistas. Muitos fazem confusão na prescrição dos exercícios de GL, selecionam somente exercícios de alongamentos e, muitas vezes, repetem sempre as mesmas atividades. Essa distorção restringe os objetivos e os resultados esperados das atividades da GL com os trabalhadores e empresários.

A diversidade das atividades aplicadas garante o sucesso da GL. As atividades selecionadas no planejamento podem envolver exercícios de fortalecimento, coordenação, alongamento, atividades lúdico-recreativas e relaxamento. Os materiais disponíveis à prática de GL incluem bolas de diferentes tamanhos e texturas, bandas de borracha, bastões, bambolês, cordas, bexigas coloridas, fitas, halteres, entre outros equipamentos.

A **quarta etapa** na implantação de um projeto de GL está relacionada com a **participação efetiva** de todas as pessoas nas sessões da GL. A falta de participação da chefia e dos trabalhadores significará o não comprometimento. Isso é uma situação crítica e, muitas vezes, de difícil solução. Somente com o exemplo de participação efetiva da chefia é que os trabalhadores entenderão a importância da GL.

Além disso, a falta de obrigatoriedade no referido programa torna as sessões dependentes da vontade individual. O interesse em praticar atividades físicas varia de acordo com as aprendizagens motoras prévias, bem como com o estilo de vida de cada um. A modificação do hábito sedentário arraigado na cultura exige uma mudança no comportamento interno e individual e também da sociedade atual. Para algumas pessoas, o exercício físico é percebido como um fator estressor negativo, logo é necessário um trabalho paralelo de reeducação do comportamento das pessoas diante da proposta da GL.

Sugere-se que a GL seja obrigatória por um período de 4 a 6 meses, até que se faça uma reavaliação e se verifiquem os resultados. Esse período é suficiente para que os instrutores realizem um trabalho de educação e/ou reeducação corporal e ressaltem a importância da saúde do trabalhador, dos colegas e do comprometimento de todos para que o programa tenha resultados significativos. Então, a partir desse momento, poderia ser implantada uma GL de participação não obrigatória e/ou voluntária.

O instrutor deverá estimular e despertar a motivação dos praticantes da GL com estratégias, principalmente para aquelas pessoas que ainda não participam do programa. O profissional responsável pela GL deverá verificar se existem outros programas de qualidade de vida, além do PGL, pois certamente um será o complemento do outro e dará consistência aos benefícios alcançados pelos trabalhadores e pela empresa.

A **quinta etapa** está associada à **manutenção do PGL**. Ela avalia o grau de comprometimento de todos os participantes, desde a coordenação, instrutor, trabalhadores e empresários. A reavaliação constante do programa, agregado ou não a outros programas que promovam a saúde, a qualidade de vida e a educação dos trabalhadores, revela resultados que, divulgados dentro da empresa, funcionam como retroalimentação e uma forma de continuidade do programa. Quanto maior o grau de formação e informação dos participantes, maior será o seu grau de consciência, e isso aumenta a possibilidade de o PGL alcançar sucesso.

A fase de manutenção divulga resultados aos trabalhadores e às organizações que possuem a GL. Se os trabalhadores estiverem com boa qualidade de vida dentro e fora da empresa, conseguirão se preocupar com a qualidade do produto, do processo, da matéria-prima e dos demais itens relacionados à implantação e ao desenvolvimento do programa de qualidade total.

A qualidade de vida também depende de estarem saciadas as necessidades básicas das pessoas, como sede, fome, sono e também segurança na família e no trabalho. Após atingir essas necessidades, o ser humano poderá buscar outros anseios importantes e imprescindíveis para a qualidade de vida, como a autoestima, a autoimagem e a autorrealização.

O novo paradigma de administração preconiza que as empresas devem criar planos para colocar as pessoas certas nos lugares certos, trabalhar a motivação e o treinamento do capital humano e estabelecer a divisão dos lucros e/ou incentivos por meio de prêmios, como a criação e a promoção de uma gestão participativa.

Infelizmente, muitas empresas não oferecem facilidades para os seus empregados, como programas de educação e saúde, porque a classe patronal possui o receio de que se o trabalhador aumentar muito o seu conhecimento, aumentará o seu poder.

No velho paradigma, o empresário investia somente na tecnologia, nas máquinas, nos equipamentos e se esquecia totalmente do ser humano, da sua saúde e de seu bem-estar. Atualmente, os empresários chegaram à conclusão de que, para aumentar sua produtividade e seus lucros, deverão investir tanto na tecnologia como no capital humano. Nesse contexto, a implantação da GL e de outros benefícios que as empresas têm oferecido aos trabalhadores são alternativas para o resgate da união do trabalho com o lazer.

A GL deve ser um momento de descontração, relaxamento, distração e uma forma de se exercitar. Com isso, ela promove a interação entre os funcionários e proporciona um momento para que o indivíduo seja um ser mais integral, deixando o ambiente de trabalho mais descontraído.

Ao conseguir alcançar as cinco etapas de implantação da GL, o profissional poderá avaliar os resultados e divulgá-los para a empresa e os trabalhadores, mas deve ressaltar que os resultados da GL extrapolam o trabalho e vão para a vida do trabalhador.

A divulgação dos resultados deve ser realizada de forma clara e objetiva. Às vezes, os resultados não podem ser mensurados, como o aumento de produtividade (é difícil medir e apresentar aos empresários de forma numérica e direta).

Nesse caso, é mais seguro ressaltar que a imagem da empresa melhorará perante seus clientes e, provavelmente, isso aumentará a venda de seus produtos. A GL entrará como um valor agregado ao produto, ou seja, as pessoas, ao saberem que a empresa oferece benefícios a seus empregados, inclusive a GL, comprarão mais produtos por causa dessa boa imagem.

A GL ministrada por profissionais qualificados tem maior chance de sucesso. Deve-se evitar o funcionário facilitador como instrutor de GL. As empresas utilizam a estratégia do facilitador para diminuir o investimento com o PGL. No entanto, se for uma imposição da empresa, o facilitador deve ser assessorado e treinado pelo profissional de GL. Além disso, o instrutor de GL deverá planejar e ensinar o plano de aula para os facilitadores, assim como deverá ministrar uma aula de ginástica, pelo menos, de uma a duas vezes por semana.

Sugerimos às empresas e aos profissionais envolvidos com a implantação da GL que realizem uma revisão constante das estratégias de envolvimento e comprometimento dos responsáveis pela empresa com a prática, a implantação e o desenvolvimento da GL. Isso garantirá melhor apoio ao programa.

A GL deve ser amplamente divulgada entre os funcionários antes e durante a sua implementação. A decisão da implantação da GL não pode ser uma determinação de cima para baixo, da chefia para os funcionários. O ideal é envolver, no mínimo, os representantes dos trabalhadores, para que a decisão sirva para o interesse de todos.

A promoção da saúde nas empresas brasileiras não deve se limitar apenas ao atendimento médico. Todo programa implantado em uma organização, que vise à prevenção de doenças, é considerado um programa de promoção de saúde e consequentemente de qualidade de vida dos trabalhadores. A GL, por suas características intrínsecas, é um programa de promoção de saúde e qualidade de vida que, por meio do exercício físico, favorece as pessoas, a empresa e a sociedade como um todo.

Em resumo, a ginástica laboral aparece como um caminho para humanizar as organizações, e as evidências pesquisadas e observadas na prática mostram esse direcionamento. Com isso, juntos, o trabalhador e a empresa, só têm a ganhar.

Referências Bibliográficas

A

ACADEMIA AMERICANA DE PEDIATRIA. "Diabetes do tipo 2 em crianças e adolescentes". *Pediatrics* (edição brasileira), v.4, n.6, 2000, p.357-69.

ACHOUR JUNIOR, Abdallah. *Avaliando a flexibilidade*. Londrina, Editora Midiograf, 1997.

ALBUQUERQUE, André Martins; CIESLAK, Fabrício; MARTINES, I. C.; VILELA JÚNIOR, Guanis B. & LEITE, Neiva. "Fatores de risco cardiovasculares em trabalhadores de uma empresa de Curitiba (PR)". *Anais do 6º Congresso Brasileiro de Atividade Física e Saúde*, 2007, p.108.

ALVES, Evanise Angela. "A ginástica laboral relacionada a aspectos da qualidade de vida e dores corporais". Curitiba, 1999, 50p. Monografia (Graduação em Educação Física). Setor de Ciências Biológicas, Universidade Federal do Paraná.

ALVES, José Galvão; MELLO FILHO, Júlio de & CORDEIRO, Hésio. "Mesa Redonda: Stress". *JBM*, v.62, n.4, 1992, p.38-47.

AMERICAN ACADEMY OF PEDIATRICS. "Prevention of pediatric overweight and obesity". *Pediatrics*, v.112, n.2, 2003, p.424-30.

AMERICAN COLLEGE OF SPORTS MEDICINE (ACSM). "Position stand: the recommended quantity and quality of exercise for developing and maintaining cardiorespiratory and muscular fitness, and flexibility healthy adults". *Medicine Science Sports Exerc*ise, v.30, 1998, p.975-91.

AMERICAN COLLEGE OF SPORTS MEDICINE (ACSM). *Guidelines for exercise testing and prescription*. 7th edition. Baltimore, Lippincott Williams & Wilkins, 2006.

AMERICAN COLLEGE OF SPORTS MEDICINE (ACSM). *Guidelines for exercise testing and prescription*. 8th edition. Baltimore, Lippincott Williams & Wilkins, 2010.

AMPESSAN, Yael Picolo Alves. "A ginástica laboral e sua contribuição à saúde dos trabalhadores". Curitiba, 2002, 59p. Monografia (Pós-graduação em Exercício e Qualidade de Vida). Departamento de Educação Física, Universidade Federal do Paraná.

ASSOCIAÇÃO BRASILEIRA DE QUALIDADE DE VIDA (ABQV). Disponível em: http://www.abqv.org.br Acessado em: 19/05/2007.

AWAD, Honi Zehdi Amine. *Brinque, jogue, cante e encante com a recreação: conteúdos de aplicação pedagógica teórico/prático*. Jundiaí, Fontoura, 2004.

AZEVEDO, Maurício Dias de; MENDES, Ricardo Alves; ALBUQUERQUE, André Martines & LEITE, Neiva. "Mudanças encontradas nos trabalhadores participantes de programa de ginástica laboral em indústria de bolsas de Curitiba/PR". *Revista Brasileira de Ciência e Movimento*, v.17, n.4, supl. especial, 2009, p.276.

B

BASTOS, João Augusto de Souza Leão A. "Educação e tecnologia". *Educação & Tecnologia*, Curitiba, v.1, n.1, jul./1997, p.5-29.

BASTOS, Juliana Flores. "A ginástica laboral como conteúdo curricular do ensino fundamental". In: OLIVEIRA, Heleise F. R.; VILELA JÚNIOR, Guanis de B. & OLIVEIRA JUNIOR, Constantino R. *Qualidade de vida, esporte e sociedade*. Ponta Grossa, UEPG, 2006, p.419.

BAUK, Douglas A. "Stress". *Revista Brasileira de Saúde Ocupacional*, São Paulo, v.13, n.50, 1985, p.28-36.

BERGAMASCHI, Elaine Cristina; DEUTSCH, Silvia & FERREIRA, Eliane Polito. "Ginástica laboral: possíveis implicações para as esferas física, psicológica e social". *Revista Atividade Física & Saúde*, v.7, n.3, 2002, p.23-9.

BLAIR, Steven N. et al. "How much physical activity is good for health?". *Amnu. Rev. Publ. Health.*, n.13, 1992, p.99-129.

BUCKLE, P. "Epidemiological aspects of back pain within the nursing profession". *Int. J. Nurs. Stud.*, v.24, 1987, p.319-324.

BUENO, Francisco da Silveira. *Dicionário escolar da língua portuguesa*. 11.ed. Rio de Janeiro, Fename, 1980.

C

CACIATORI, Kelin A. & LEITE, Neiva. "Níveis de auto-estima e auto-imagem em cardiopatas e sedentários de acordo com o gênero". *Revista Brasileira de Medicina do Esporte*, v.7, supl.3, 2001, p.100.

CAÑETE, Ingrid. *Humanização: desafio da empresa moderna; a ginástica laboral como um caminho*. Porto Alegre, Foco Editorial, 1996.

CARVALHO, Marília Gomes de. "Tecnologia, desenvolvimento social e educação tecnológica". *Educação & Tecnologia*, Curitiba, v.1, n.1, jul./1997, p.70-89.

CASPERSEN, Carl J. "Physical inactivity and coronary heart disease". *Physician Sportsmed.*, n.15, 1987, p.43-4.

CATTANI, Antonio David. *Trabalho e tecnologia: dicionário crítico*. 2.ed. Petrópolis, Vozes, 1999. p.247-9.

COHN, Amélia & MARSIGLIA, Regina Giffoni. "Processo e organização do trabalho". In: ROCHA, Lys Esther; RIGOTTO, Raquel Maria & BUSCHINELLI, José Tarcísio P. *Isto é trabalho de gente? Vida, doença e trabalho no Brasil*. Petrópolis, Vozes, 1994.

CONSENSO BRASILEIRO SOBRE DISLIPIDEMIAS. *Arquivos Brasileiros de Cardiologia*, São Paulo, v.77, supl.3, nov/2001, p.1-48.

COSTA, Lamartine Pereira da. "Fundamentos do lazer e esporte na empresa". In: QUINTAS, Geraldo (org.). *Esporte e lazer na empresa*. Brasília, MEC/SEED, 1990, p.11-41.

COSTA, Ovídio. "Desporto e qualidade de vida". *Anais das Jornadas Científicas Desporto, Saúde e Bem-estar*. Porto, JNICT, Universidade do Porto, 1988, p.53-9.

COURY, Helenice Jane Cote Gil. "Satisfação no trabalho e satisfação na vida: questões teóricas e metodológicas". In: NERI, Anita Liberalesso. (org.). *Qualidade de vida e idade madura*. 2.ed. Campinas, Papirus, 1999, p.137-56.

COUTO, Hudson de Araújo. "Adeus, Henry Ford". *Revista Proteção*, Novo Hamburgo, n.49, jan./1996, p.7-15.

_____. *Ergonomia aplicada ao trabalho: o manual técnico da máquina humana*. Belo Horizonte, Ergo, 1995.

COUTO, Hudson de Araújo; NICOLETTI, Sérgio J. & LECH, Osvandré. *Como gerenciar a questão das LER/DORT: lesões por esforços repetitivos/distúrbios osteomusculares relacionados ao trabalho*. Belo Horizonte, Ergo, 1998.

D

De Marchi, Ricardo. "Empresa e estilo de vida no novo milênio". *xxiv Simpósio Internacional de Ciências do Esporte*. São Paulo, 2001.

De Masi, Domenico. *Desenvolvimento sem trabalho*. São Paulo, Esfera, 1999, 103p.

De Rose, Eduardo Henrique. "Qualidade de vida no terceiro milênio". In: *I Jornada Paranaense de Medicina Desportiva*. Curitiba, 15/10/1996.

IV Diretrizes Brasileiras sobre Dislipidemias e Prevenção da Aterosclerose. *Arquivos Brasileiros de Cardiologia*, São Paulo, v.88, supl.I, abr./2007, p.1-19.

VI Diretrizes Brasileiras de Hipertensão Arterial (2010). *Arquivos Brasileiros de Cardiologia*, São Paulo, v.95, supl.1, 2010, p.1-51.

V Diretrizes de Hipertensão Arterial (2006). Disponível em: http://www.sbh.org.br/documentos Acessado em 19/05/2007.

Doneda, Lígia. "Ginástica laboral: benefícios e resultados da implantação de um programa para os funcionários de serviços gerais de uma escola pública estadual do município de Chopinzinho (pr)". Palmas, 2004, 55p. Monografia (Pós-graduação *lato sensu* em Educação Física – Saúde e Qualidade de Vida). Centro Universitário Diocesano do Sudeste do Paraná, unics.

D'oria, Ladoro; Giraldi, Francesca P.; Torre, M. D. et al. "Saúde abalada". *Revista Proteção*, Novo Hamburgo, v.162, ano xviii, 2005, p.82-9.

E

Escobar, Maria Ingrid Cañete. "A experiência com a ginástica laboral nas empresas do Rio Grande do Sul". Porto Alegre, 1995. Dissertação (Mestrado em Administração). Faculdade de Administração, Universidade Federal do Rio Grande do Sul.

F

Faria Junior, Alfredo G. "Educação física no mundo do trabalho: ginástica de pausa, em busca de uma metodologia". In: Quintas, Geraldo. *Esporte e lazer na empresa*. Brasília, mec/seed, 1990, p.105-18.

Fernandes, Eda Conte. *Qualidade de vida no trabalho*. Salvador, Casa da Qualidade, 1996.

FERNANDES, Francisco; LUFT, Celso Pedro & GUIMARÃES, F. Marques. *Dicionário brasileiro da língua portuguesa*. 30.ed. São Paulo, Globo, 1993.

FERREIRA, Aurélio Buarque de Holanda. *Minidicionário da língua portuguesa*. 2.ed. Rio de Janeiro, Nova Fronteira,1989.

FONSECA, Candida C. O. P. "O adoecer psíquico no trabalho do professor de ensino fundamental e médio da rede pública no estado de Minas Gerais". Florianópolis, 2001, 231p. Dissertação (Mestrado em Engenharia de Produção). Universidade Federal de Santa Catarina.

FRANÇA, Ana Cristina L. & RODRIGUES, Avelino L. *Stress e trabalho: guia básico com abordagem psicossomática*. São Paulo, Atlas, 1997.

FRANCISCHETTI, Antonio C. *Trabalho sedentário: um problema para a saúde do trabalhador*. Campinas, Unicamp, 1990.

G

GREENBERG, Jerrold S. *Administração do estresse*. Barueri, Manole, 2002.

GUEDES, Dartagnan P. & GUEDES, Joana E. R. P. "Atividade física, aptidão física e saúde". *Revista Brasileira de Atividade Física e Saúde*, Londrina, v.1, n.1, 1995, p.18-35.

GUS, Iseu; FISCHMANN, Airton & MEDINA, Cláudio. "Prevalence of risk factors for coronary artery disease in the Brazilian state of Rio Grande do Sul". *Arquivos Brasileiros de Cardiologia*, São Paulo, v.78, n.5, maio/2002, p.484-90.

H

HILDEBRANDT, Vincent H. et al. "The relationship between leisure time, physical activities and musculoskeletal and disability in worker populations". *International Archives Occupational Enviroment Health*, n.73, 2000, p.507-18.

I

INSTITUTO BRASILEIRO DE GEOGRAFIA E ESTATÍSTICA – IBGE – PESQUISA DE ORÇAMENTOS FAMILIARES – POF, 2004. Disponível em: http://portalweb01.saude.gov.br/alimentacao/redenutri/dezembro/21-1211.pdf Acessado em: 17/01/2005.

INSTITUTO BRASILEIRO DE GEOGRAFIA E ESTATÍSTICA – IBGE – PESQUISA DE ORÇAMENTOS FAMILIARES 2008-2009 – POF, 2010. Disponível em: http://portalweb01.saude.gov.br/alimentacao/redenutri/pdf Acesso em: 20/03/2011.

K

KALININE, Iouri & GÖLLER, Dari F. "Ginástica laboral para a saúde psíquica dos alunos na escola do ensino fundamental". *Fit. & Perform. J.*, v.1, n.4, 2002, p.37-41.

KOLLING, Aloysio. "Estudo sobre os efeitos da ginástica laboral compensatória em grupos de operários de empresas industriais". Porto Alegre, 1982. Dissertação (Mestrado em Educação). Faculdade de Educação, Universidade Federal do Rio Grande do Sul.

_____. "Ginástica laboral compensatória: uma experiência vitoriosa da FEEVALE". *Revista de Estudos*, Novo Hamburgo, v.3, n.2, 1980, p.47-52.

KOZAK, Carlos G.; LEITE, Neiva & LADEWIG, Iverson. "A prevenção das lesões por esforços repetitivos (LER) através de exercícios físicos orientados". *Anais do IV Congresso Latino Americano*, Quito, ICHPER.SD, 1998, p.147-54.

L

LA ROCCO, James M.; HOUSE, James S. & FRENCH, John R. P. "Social support, occupational and health ". *Journal of Health and Social Behavior*, 21, 1980, p.202-18.

LARANGEIRA, Sonia M. G. "Programa de qualidade total". In: CATTANI, Antonio David (org.). *Trabalho e tecnologia: dicionário crítico*. 2.ed. Petrópolis, Vozes,1999, p.183-90.

LEITE, Neiva. "Atividade física na criança com asma". In: NÓBREGA, Antônio Cláudio & OLIVEIRA, Marcos Aurélio B. *Tópicos especiais em medicina desportiva*. São Paulo, Atheneu, 2003, p.100-20.

_____. "Impacto de um plano de incentivo à demissão voluntária sobre a saúde dos trabalhadores". Curitiba, 1995, 50p. Monografia (Especialização em Saúde e Medicina do Trabalhador). Setor de Ciências da Saúde, Universidade Federal do Paraná.

_____. "Obesidade infanto-juvenil: efeitos da atividade física e da orientação nutricional sobre a resistência insulínica". Curitiba, 2005, 148p. Tese de doutorado. Setor de Ciências da Saúde, Universidade Federal do Paraná.

_____. "Projeto de ginástica laboral compensatória apresentado ao Centro de Assistência Médica (CEASP) do Banco do Brasil S/A". Porto Alegre, 1992.

_____. "Projeto de ginástica laboral compensatória no Banco do Brasil S/A". Porto Alegre, 1992.

LEITE, Neiva; CIESLAK, Fabrício; OSIECKI, Ana Claudia Vecchi; BIZINELLI, Juan Alexandre; TIMOSSI, Luciana da Silva & VILELA JUNIOR, Guanis de Barros. "Estilo de vida e prática de atividade física em colaboradores paranaenses". *Revista Brasileira de Qualidade de Vida*, v.1, n.1, 2009, p.1-14.

LEITE, Neiva; MILANO, Gerusa E.; CIESLAK, Fabrício; LOPES, Wendell A.; RODACKI, André F. & RADOMINSKI, Rosana B. "Efeito do exercício físico e da orientação nutricional na síndrome metabólica em adolescentes obesos". *Revista Brasileira de Fisioterapia*, São Carlos, v.13, n.1, jan./fev. 2009, p.73-81.

LEITE, Neiva; RADOMINSKI, Rosana B.; LOPES, Wendell A. et al. "Prevalência de asma induzida pelo exercício em asmáticos e não-asmáticos, obesos e não-obesos". *Arquivo Brasileiro de Endocrinologia e Metabologia*, v.48, n.5, 2004, p.S624.

LEITE, Paulo Fernando. *Fisiologia do exercício, ergometria e condicionamento físico*. 2.ed. Rio de Janeiro, Atheneu,1986.

LIMA, Deise Guadalupe; PAVAN, André L. & MICHELS, Glaycon. "Estudo comparativo de implantação de ginástica de pausa em empresas alimentícias do sul do país". *Anais do II Congresso Sul Brasileiro e II Congresso Paranaense de Medicina Desportiva*, Curitiba, SMDP, 1998, p.29.

LIMA, Valquíria de. *Ginástica laboral: atividade física no ambiente de trabalho*. 3. ed. São Paulo, Phorte, 2007, p.349.

LIPP, Marilda E. N. et al. *Como enfrentar o stress*. São Paulo, Ícone, 1994.

LIPP, Marilda E. N. & GUEVARA, Arnaldo J. H. "Validação empírica do Inventário de Sintomas de Stress (ISS)". *Estudos de Psicologia*, Campinas, v.11, n.3, set.-dez./1994b, p.43-9.

LIPP, Marilda E. N. & ROCHA, J. C. *Stress, hipertensão e qualidade de vida*. Campinas, Papirus, 1996.

M

MAIHAFER, G. C. & ECHTERNACH, J. L. "Reliability of a method of measuring backward bending of the thoracolumbar spine". *J. Orthop. Sports Phys. Ther.*, v.8, n.12, 1987, p.574-7.

MANFROI, Waldomiro C. et al. "Acute myocardial infarction. The first manifestation of ischemic heart disease and relation to risk factors". *Arquivos Brasileiros de Cardiologia*, São Paulo, v.78, n.4, maio/2002, p.392-5.

MANSON, Joann E. et al. "The primary prevention of myocardial infarction". *New England Journal of Medicine*, v.326, n.21, 1992, p.1406-16.

MARTINS, Caroline Oliveira. "Efeitos da ginástica laboral em servidores da reitoria da UFSC". Florianópolis, 2000. Dissertação (Mestrado em Ergonomia). Engenharia de Produção e Sistemas, Universidade Federal de Santa Catarina.

MARTINS, Caroline Oliveira & MICHELS, Glaycon. "Saúde x lucro; quem ganha com um programa de saúde do trabalhador". *Revista Brasileira de Cineantropometria e Desempenho Humano*, v.3, n.1, 2001, p.95-101.

MATSUDO, Victor Keihan R. "Empresa e estilo de vida no novo milênio". *XXIV Simpósio Internacional de Ciências do Esporte*. São Paulo, 2001.

MENDES, Ricardo Alves. "Fatores de risco cardiovasculares e percepção da saúde ocupacional entre os trabalhadores praticantes e não-praticantes de atividade física regular". Curitiba, 1995, 83p. Monografia (Especialização em Saúde e Medicina do Trabalhador). Setor de Ciências da Saúde, Universidade Federal do Paraná.

_____. "Ginástica laboral (GL): implantação e benefícios nas indústrias da Cidade Industrial de Curitiba (CIC)". Curitiba, 2000, 165p. Dissertação (Mestrado em Tecnologia). Programa de Pós-graduação em Tecnologia, Centro Federal de Educação Tecnológica do Paraná.

MENDES, Ricardo Alves & PIANARO, Suzana. "Resultados e benefícios de um programa de ginástica laboral (GL) em uma empresa de telefonia de Curitiba". *Revista Brasileira de Ciência e Movimento*, v.15, n.4, supl. especial, 2007, p.86.

MENDES, Ricardo Alves et al. "A ginástica laboral na visão dos representantes das indústrias". *Revista Brasileira de Medicina do Esporte*, v.7, n.3, 2001, p.103.

MENDES, Ricardo Alves et al. "A saúde e a prática de atividade física em trabalhadores". *Anais do XXIV Simpósio Internacional de Ciências do Esporte: vida ativa para o novo milênio*. São Paulo, 2001, p.69.

MENDES, Ricardo Alves; ALBUQUERQUE, André Martins; GOES, Suelen Meira; ROSSI, M. B. & LEITE, Neiva. "A influência de um programa de ginástica laboral sobre as algias corporais de trabalhadores de indústria de bolsas de Curitiba/PR". *Revista Brasileira de Ciência e Movimento*, v.17, n.4, supl. especial, 2009, p.257.

MENDES, Ricardo Alves; COLPANI, Fabiano; DONINI, Humberto D. & LEITE, Neiva. "Ginástica laboral e a flexibilidade em trabalhadores administrativos". *Revista Brasileira de Ciência e Movimento*, São Paulo, v.13, n.4, 2005, p.48.

MENDES, Ricardo Alves; NASCIMENTO, Vitor Bertoli & QUADROS, Luciana de. "Mudanças e benefícios da ginástica laboral (GL) na percepção de trabalhadores de indústrias da cidade industrial de Curitiba-PR". *Revista Brasileira de Ciência e Movimento*, v.18, n.4, supl. especial, 2010, p.83.

MENDES, Ricardo Alves; REIS JÚNIOR, Dálcio Roberto dos & LEITE, Neiva. "Programa de qualidade de vida no trabalho para funcionários e professores de uma escola municipal de Curitiba". *Revista Brasileira de Ciência e Movimento*, v.16, n.4, supl. especial, 2008, p.195.

MINISTERIO DE TRABAJO Y SEGURIDAD SOCIAL. *Automatizacion, organizacion y tension en el trabajo*. Madrid,1984.

MORAES, Andreza Caramori et al. "Qualidade de vida no trabalho". *Anais do IV Congresso Latino Americano*, Quito, ICHPER.SD, 1998, p.200-7.

MORRIS, Jerry N. et al. "Coronary heart-disease and physical activity of work". *Lancet*, n. II, 1953, p.1053-7.

N

NAHAS, Markus V. *Atividade física, saúde e qualidade de vida*. Londrina, Midiograf, 2001.

O

OLIVEIRA, Marcos Aurélio Brazão & LEITE, Neiva. "Asma brônquica, doença obstrutiva pulmonar e exercício físico". In: GHORAYEB, Nabil & DIOGUARDI, Giuseppe S. *Tratado de cardiologia do exercício e do esporte*. São Paulo, Atheneu, 2007, p.443-54.

OLTMANN, Cláudio. "Estresse, jornada de trabalho e atividade física". Curitiba, 1999. Monografia (Graduação em Educação Física). Setor de Ciências Biológicas, Universidade Federal do Paraná.

P

PAMPUCH, Danielle Cristine Guimarães. "A prevenção da LER através da prática da ginástica laboral compensatória nos setores de medidores elétricos, bobinas e registradores da empresa Landys Gyr Inepar S/A". Curitiba, 1999. Monografia (Especialização em Ciências do Esporte e Medicina Desportiva). Pontifícia Universidade Católica do Paraná.

PEGADO, Paulo. "Saúde e atividade física na empresa". In: QUINTAS, Geraldo (org.). *Esporte e lazer na empresa*. Brasília, MEC/SEED,1990, p.75-84.

_____. *Método de auto-suficiência para a prática de exercícios físicos em casa, na rua e no trabalho*. Rio de Janeiro, Qualitymark, 1995.

PEREIRA, Tony Izaguirre. "Atividades preventivas como fator de profilaxia das lesões por esforços repetitivos (LER) de membros superiores". Porto Alegre,

1998. Dissertação (Mestrado em Ciências do Movimento Humano). Escola de Educação Física, Universidade Federal do Rio Grande do Sul.

PILLATI, Luiz Alberto. "Qualidade de vida e trabalho: perspectivas na sociedade do conhecimento". In: VILARTA, Roberto et al. *Qualidade de vida e novas tecnologias*. Campinas, Ipês Editorial, 2007, p.41-50.

PINHEIRO, Carla Tatiani Mendes & SILVA, Rodrigo Pereira. "Atividades físicas laborais na melhoria dos aspectos de saúde, lazer e produção dos trabalhadores de uma empresa de bebidas". *Revista Brasileira de Ciência e Movimento*, v.15, n.4 supl. especial, 2007, p.105.

PIRES, Ana Maria. "Saúde vocal: mais atenção aos profissionais da voz". *Revista Proteção*, Novo Hamburgo, v.156, ano XVIII, 2004, p.30-42.

POIRIER, Paul & DESPRES, Jean-Pierre. "Exercise in secondary prevention and cardiac rehabilitation". *Cardiology Clinics*, v.19, supl.3, 2001.

POLLOCK, Michael L.; WILMORE, Jack H. & FOX III, Samuel M. *Exercícios na saúde e na doença: avaliação e prescrição para prevenção e reabilitação*. Rio de Janeiro, Medsi, 1993.

PROENÇA, Lucas J. L.; MENDES, Ricardo Alves & LEITE, Neiva. "Os efeitos de um programa de ginástica implantado no ambiente de trabalho". *Anais do II Congresso Sul Brasileiro e II Congresso Paranaense de Medicina Desportiva*, Curitiba, SMDP, 1998, p.29.

PULCINELLI, Adauto João. "A visão das empresas gaúchas sobre as atividades físico-desportivas na empresa". Santa Maria, 1994. Dissertação (Mestrado em Educação Física). Faculdade de Educação Física, Universidade Federal de Santa Maria.

R

REIS JÚNIOR, Dálcio Roberto dos & MENDES, Ricardo Alves. "Relatório do Projeto Escola Universidade: Programa de qualidade de vida na escola e qualidade de vida no trabalho". Prefeitura de Curitiba (PR), 2006.

REIS JÚNIOR, Dálcio Roberto dos; MENDES, Ricardo Alves & LEITE, Neiva. "Programa de qualidade de vida em escolares de escola municipal de Curitiba". *Revista Brasileira de Ciência e Movimento*, v.16, n.4, supl. especial, 2008, p.27.

RIBAS, Carla Juliana; LEITE, Neiva & VILELA JÚNIOR, Guanis B. "Consistência interna do questionário QVS-80: avaliação de qualidade de vida no trabalho". *The FIEP Bulletin*, v.79, 2009, p.71-3.

ROBBINS, Stephen P. *Comportamento organizacional*. 8.ed. Rio de Janeiro, LTC, 1998.

ROCHA, Heloise H. P. "Inspecionando a escola e velando pela saúde das crianças". *Educar em revista*, Curitiba, UFPR, v.25, 2005, p.91-109.
ROCHA, Ivan. *Ciência, tecnologia e inovação: conceitos básicos*. Brasília, SEBRAE,1996.
RODRIGUES, Avelino L. & GASPARINI, Ana Cristina L. F. "Uma perspectiva psicossocial em psicossomática: via estresse e trabalho". In: MELLO FILHO, Júlio de et al. (orgs.). *Psicossomática hoje*. Porto Alegre, Artes Médicas, 1992, p.93-107.
RODRIGUES, Marcus Vinícius Carvalho. *Qualidade de vida no trabalho*. Petrópolis, Vozes, 1994.
ROSSI, Ana Maria. *Autocontrole: nova maneira de controlar o estresse*. Rio de Janeiro, Rosa dos Tempos, 1992.

S

SALIBIAN, Juliane. "Ginástica laboral: resultados e benefícios de um programa para educadores e servidores dos Centros Municipais de Educação Infantil (CMEIS) de Curitiba". Curitiba, 2005, 91p. Monografia (Especialização *lato sensu* em Educação Física Escolar). Departamento de Educação Física, Universidade Federal do Paraná.
SALIBIAN, Juliane & MENDES, Ricardo Alves. "Ginástica laboral: resultados de um programa para educadores e servidores dos Centros Municipais de Educação Infantil de Curitiba". *Revista Brasileira de Ciências e Movimento*, v.14, n.4, supl. especial, 2006, p. 114.
SANTOS, Keila Donassolo & RIBEIRO, Roberto Regis. "Os benefícios da prática regular de ginástica laboral no ambiente de trabalho". *Anais do XXIV Simpósio Internacional de Ciências do Esporte*, São Paulo, CELAFISCS, 2001, p.111.
SANTOS, Neri dos & FIALHO, Francisco. *Manual de análise ergonômica no trabalho*. Curitiba, Genesis, 1995.
SANTOS, Raul et al. "Excesso de peso no Brasil: fator de risco do novo milênio". *Arquivos Brasileiros de Cardiologia*, v.78, sup.1, 2002, p.3-13.
SHARKEY, Brian J. *Condicionamento físico e saúde*. Porto Alegre, Artmed, 1998.
SHEPHARD, Roy J. & BALADY, Gary J."Exercise as cardiovascular therapy". *Circulation*, n.99, 1999, p.963-72.
SILVA, Alina M. A. Paiva Nogueira et al. "Doença arterial coronária: associação de fatores de risco". *Ars Curandi*, v.26, n.4, maio/1993, p.12-47.
SILVA, Marco Aurélio Dias da & MARCHI, Ricardo de. *Saúde e qualidade de vida no trabalho*. São Paulo, Best Seller, 1997.

SILVA, Taline Poltronieri; VILELA JÚNIOR, Guanis B.; LEITE, Neiva; CIESLAK, Fabrício & ALBUQUERQUE, André Martins. "Qualidade de vida e saúde no trabalho: ganhos para a empresa e para o trabalhador". *Revista Metrocamp Pesquisa*, v.1, supl.1, 2007, p.82.

SLIWIANY, Regina Maria et al. *A produtividade social e o impacto da qualidade de vida na produtividade do trabalho da indústria do Paraná*. Curitiba, SESI-PR/IBQPQ-PR, v. 1 e 2, 2000.

SOTHERN, Melinda. "Obesity prevention in children: physical activity and nutrition". *Nutrition*, v.20, 2004, p.704-8.

T

TARGA, Jacintho F. *Teoria da educação físico-desportiva-recreativa*. Porto Alegre, ESEF-IPA, 1973.

TIMOSSI, L. S.; PEDROSO, B.; PILATTI, L. A. & FRANCISCO, A. C. "Adaptação do modelo de Walton para avaliação da Qualidade de Vida no Trabalho". *Revista de Educação Física UEM*, v.20, n.3, 2009. DOI: 10.4025/reveducfis.v20i3.5780

TOWNER, Lesley. *Controlando o estresse na empresa*. São Paulo, Clio, 1998.

V

VIKTOR, Mariana. *Vendendo saúde: Inovação empresarial*. São Paulo, Segmento, 1998.

VILELA JÚNIOR, Guanis B. "Novas tecnologias, inclusão digital e qualidade de vida". In: VILARTA, Roberto et al. *Qualidade de vida e novas tecnologias*. Campinas, Ipês Editorial, 2007, p.129-38.

VILELA JÚNIOR, Guanis B. & LEITE, Neiva. "Qualidade de vida e saúde: avaliação pelo QVS-80". In: VILARTA, Roberto & GUTIERREZ, Gustavo Luís (orgs.). *Qualidade de vida no ambiente corporativo*. Campinas, Ipês Editorial, v.1, 2008, p.71-80.

VREDENBURGH, Donald J. & SHERIDAN, John E. "Individual and occupational determinants of life satisfaction and alienation". *Human Relations*, v.32, n.12, 1979, p.1023-5.

W

WANKEL, Leonard M. "Personal and situational factors affecting exercise involvement: the importance of enjoyment". *Research quarterly for exercise and sport*, v.56, n.3, 1985, p.275-82.

WILLIAMS, Paul T. et al. "Changes in lipoprotein subfractions during diet-induced and exercise-induced weight loss in moderately overweight men". *Circulation*, v.81, n.4, 1990, p.1293-304.

WILMORE, Jack H. & COSTILL, David L. *Fisiologia do esporte e do exercício*. Barueri, Manole, 2001.

WOOD, Peter D. et al. "Changes in plasma lipids and lipoproteins in overweight men during weight loss through dieting as compared with exercise". *New England Journal of Medicine*, v.319, n.18, 1988, p.1173-9.

Índice Remissivo

A
absenteísmo 12, 15
acidentes de trabalho 7, 16
afastamento do trabalho 20
algia 23
alongamento 6, 7
atividade física 2, 9
   empresa 2
   regular 94
atividades 183
   de vida diária 5
   em duplas 184
   em trios 185
   individuais 183
   recreativas 179
aulas de ginástica laboral 20

B
balão 103
benefícios 2, 98
brincar 100

C
capacidade 3, 6
circunferência abdominal 129
colesterol 126
contrato psicológico do trabalho 30
coordenação 111
   balão 103
   em duplas 112
custos e retornos financeiros 74

D
decúbito dorsal 199
diabetes 119, 124
diagnóstico 117
dislipidemias 119, 124
distúrbios osteomusculares relacionados ao trabalho (DORT) 20
divulgação da ginástica laboral 80
doenças cardiovasculares 19, 93, 129
doenças coronarianas 119
doenças hipocinéticas 92

doenças ocupacionais 2, 4, 11, 13, 15, 21-22, 32
doenças osteomusculares 130
doenças respiratórias 9, 11
dor 7, 22-23
   avaliação da 23
     escala da 23
     topografia da 23, 27, 29

E
empresa 1, 9, 12, 13, 30
   qualidade de vida 3, 12, 13, 31
energia 7
   ácido láctico 7
   adenosina trifosfato 7
   mecânica 7
equilíbrio 27, 111
ergonomia 13, 89
escola 2, 15, 101
   programa de ginástica laboral 14
estilo de vida 12, 85, 179
   ativo 85, 179
   saudável 179
estratégias 178
estresse 7, 12, 15, 93
   fases 27
   no ambiente de trabalho 27
   ocupacional 12, 27, 176
   respostas fisiológicas 18
exercícios 3, 4, 103
   de agilidade 186
   de alongamento 6, 7, 23, 188
   de criatividade 36, 201
   físicos 3, 4, 5, 9, 24
     aeróbios 9
     localizados 9, 10
     respiratórios 197
expediente de trabalho 21, 35

F
fadiga 6, 7, 15
   central 12, 16
   mental 6
   muscular 6
   periférica 12, 16
fatores de risco 93, 118
força 3, 4
função endotelial 126

G
ginástica
   corretiva 8
   de pausa 1, 4
   do trabalho 3
   laboral 1
     classificação 3
     compensatória 3, 4
     definição 2
     de manutenção 9
     estratégias 176
     exercícios 178
     histórico 1
     horário de execução 10
     implementação 12
     materiais/equipamentos 179
     objetivo de execução 4
     planejamento 176
     plano de aula 178
     preparatória 4
     prevenção 3
     relaxante 7

H
HDL 126
hiperlipidemia 92
hipertensão 119
   arterial 118, 120, 122

I

implantação 69
  de um programa 42
  fases de 70
impressões 35
instrumentos de avaliação 40
  questionário de avaliação da ginástica laboral 61
  questionário de topografia e intensidade da dor 42
instrutor 77
  de ginástica laboral 14

J

jogos 97

L

LDL 126
lesões por esforços repetitivos (LER) 20
local da prática 78
lombalgia 78, 134

M

malabares 186
massagem 7
metodologia 15
modelo de projeto 40
movimentos repetitivos 6
músculos 195
  alongamento 195
  fortalecimento 204

O

obesidade 9, 128
  abdominal 129
    circunferência abdominal 129
organização de trabalho 131
óxido nítrico 127

P

pesquisas em ginástica laboral 15
  tipos 15
planejamento 70, 176
  geral 177
  mensal 177
  semanal 177
plano de aula 178, 204
posição deitada 199
posição sentada 199
postura 11
prescrição 122
pressão organizacional 12
  processo de trabalho 12
  produtividade 12
prevenção 177
"produto" ginástica laboral 80
programa de ginástica laboral (PGL) 69
  descrição do campo de atuação 16
  fases 70
    primeira fase 70
    quarta fase 73
    segunda fase 70
    terceira fase 72
  implantação 69, 70
programa de qualidade de vida 1

Q

qualidade 1
  de vida 1, 3, 21
  total 12
questionário 42
  de avaliação da ginástica laboral para os trabalhadores 61
  de avaliação da qualidade de vida 48

R

reabilitação 3
relaxar 7

respostas fisiológicas e psicológicas dos
    trabalhadores 18
  efeitos sobre a qualidade de vida 31
  prevenção 20
resultados das pesquisas 14
Revolução Industrial 86
ritmo de trabalho 12
roupa ideal para a prática 79

S
saúde 36, 101, 116
  dos escolares 96
  dos professores 99
  física 12
  mental 12
  vocal 100
sedentarismo 9, 84, 91
síndrome de Burnout 99

T
tabagismo 93, 127
tecnologia 12, 89
tensões musculares 6
tipos de pesquisa 15
  em ginástica laboral
    campo de atuação 16
    metodologia da aula 16
    qualidade de vida 19
    respostas fisiológicas 18
trabalho 19
  qualidade de vida 19
  repetitivo 19

V
velocidade 3